Foen Tjoeng Lie

Akupressur

Foen Tjoeng Lie

Chinesische
Punktmassage
Akupressur

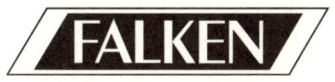

Im FALKEN Verlag sind vom selben Autor erschienen:
„Chinesische Naturheilverfahren" (Nr. 4247)
„Tai-Ji-Quan" (Nr. 850)

CIP-Titelaufnahme der Deutschen Bibliothek

Chinesische Punktmassage: Akupressur / Foen Tjoeng Lie.
Zeichn. : Gerhard Scholz ; 2. Aufl. − Niedernhausen/Ts. : [FALKEN, 1991]
  (FALKEN Bücherei)
  ISBN 3−8068−1231−4
NE: Lie, Foen Tjoeng; Scholz, Gerhard

ISBN 3 8068 1231 4

© 1988/1991 by Falken-Verlag GmbH, 6272 Niedernhausen/Ts.
Titelbild: Photo-Design-Studio Gerhard Burock, Wiesbaden-Naurod
Zeichnungen: Gerhard Scholz, Dornburg
Die Ratschläge in diesem Buch sind vom Autor und vom Verlag
sorgfältig erwogen und geprüft, dennoch kann eine Garantie
nicht übernommen werden. Eine Haftung des Autors bzw. des Verlags
und seiner Beauftragten für Personen-, Sach- und Vermögens-
schäden ist ausgeschlossen.
Satz: Grunewald Satz + Repro GmbH, Kassel
Druck: Konkordia Druck GmbH, Bühl

817 2635 4453 62

Inhalt

Vorwort

Das vorliegende Buch ist ein praktischer Ratgeber für alle, die sich im Falle einer Gesundheitsstörung mit Akupressur selbst helfen wollen. Damit die Selbsthilfe in Form der Selbstbehandlung fachgerecht, das heißt ohne Schaden, durchgeführt werden kann, benötigt man neben der technischen Voraussetzung (Massage-Technik und Kenntnis der Meridiane mit ihren Punkten), die richtige Diagnose, die geeignete Behandlungsmethode und auch die Fähigkeit zu beurteilen, ob man sich selbst behandeln kann oder ob man sich in ärztliche Behandlung begeben muß.

In diesem Buch werden die häufigsten Krankheiten und Beschwerden verständlich dargestellt, ihre Behandlung durch Akupressur genau beschrieben und die eventuellen kritischen Situationen sowie andere notwendige Informationen ausführlich gegeben, damit die oben genannten Kriterien der Selbstbehandlung erfüllt werden. Ferner wird das erforderliche Wissen über die in diesem Buch angewandten Punkte und Massagegriffe durch zahlreiche Zeichnungen so vermittelt, daß die fachliche Voraussetzung zur Akupressurbehandlung gegeben ist. Darüber hinaus werden die theoretischen Grundlagen und Prinzipien der chinesischen Medizin kurz erläutert, damit Sie einen Einblick in die ganzheitliche Betrachtungsweise der chinesischen Medizin, die Krankheitsentstehung, die Wirkungsweise der Akupressur und die Wichtigkeit vorbeugender Maßnahmen und frühzeitiger Behandlung bekommen.

Dieses Buch erhebt nicht den Anspruch, die notwendige Behandlung bei einem Arzt, Heilpraktiker oder Psychotherapeuten ersetzen zu können. Im Gegenteil, es will dem Leser – neben den Möglichkeiten zur Selbsthilfe – auch zeigen, wann die oben genannte fachliche Hilfe in Anspruch genommen werden sollte. Allerdings ist das Wissen in der Medizin schon heute sehr umfangreich, und es kommen ständig neu gewonnene Erkenntnisse hinzu. Und auch hier treffen, wie in anderen Fachbereichen auch, unterschiedliche Meinungen und Richtungen aufeinander. So kann dieses Buch, auch beim besten Willen, nicht alle möglicherweise auftretenden Fragen beantworten, und deswegen sollte der Leser eine fachliche Beratung einholen, sobald Zweifel oder Unklarheiten auftauchen. Diese aktive Mitarbeit bedeutet zugleich ein Zeichen von Verantwortungsbewußtsein und Mündigkeit seitens des Betroffenen, das unter anderem eine partnerschaftliche Zusammenarbeit mit den im Medizinbetrieb tätigen Betreuern (Ärzte, Heilpraktiker, Psychotherapeuten, Psychologen, Apotheker, Sozialarbeitern usw.) ermöglicht.

Ich danke Frau Brigitte Brunner (Wien) und Herrn Johannes Pfeil (Innsbruck) für die Durchsicht und sprachliche Korrektur des Textes sowie für fachliche Anregung und Kritik. Ebenfalls danke ich der Verlagsleitung und der Redaktion des FALKEN Verlags für die Zusammenarbeit.

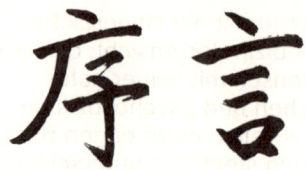

Einleitung

Akupressur ist neben der Akupunktur die bekannteste chinesische Heilmethode in den westlichen Ländern, die dank ihrer hohen Wirksamkeit, ihrer guten Verträglichkeit und einfachen Handhabung zu Recht immer beliebter wird. In östlichen Ländern nimmt die Akupressur – neben anderen traditionellen Methoden wie Arzneimitteln, Diät und Atemübungen und der modernen Schulmedizin – eine bedeutende Stellung ein. Je nach Notwendigkeit wird sie entweder allein oder in Kombination mit anderen Maßnahmen in der Behandlung oder zur Vorbeugung eingesetzt.

Auch wenn die Akupressur nur ein kleiner Teil des gesamten chinesischen Heilsystems ist, ist es doch notwendig, etwas mehr über die traditionelle chinesische Medizin zu erfahren, nicht nur, um die Wirkungsweise der Akupressur begreifen zu können, sondern auch, um unter anderem die chinesischen Lehrmeinungen hinsichtlich der Ganzheitlichkeit, der Krankheitsentstehung und der Behandlungs- und Vorbeugungsmöglichkeiten verstehen zu können: Erst dann ist die fachgerechte und richtige Anwendung der Akupressur gewährleistet.

Charakteristiken der traditionellen chinesischen Medizin

Wesentliche Aspekte der traditionellen chinesischen Medizin sind die ganzheitliche Betrachtungsweise und die Vorbeugung. Immer wieder entdeckt man diese beiden Merkmale mit unterschiedlich starker Ausprägung, sobald man sich mit der chinesischen Medizin oder mit einem ihrer Teilbereiche beschäftigt.

Die ganzheitliche Betrachtungsweise

Der Mensch wird in der chinesischen Medizin als komplexe Einheit angesehen, die aus gegenpoligen Teilen zusammengesetzt ist (siehe auch Kapitel „Yin und Yang", Seite 14 f.). Ihrer Ansicht nach bestehen sowohl zwischen den inneren Organen, wie Herz, Lunge, Niere und Leber, als auch zwischen diesen inneren Organen, den Sinnesorganen, wie Auge, Ohr, Nase und Zunge, und anderen Körpergeweben, wie Haut, Muskeln und Knochen, Wechselbeziehungen (siehe auch Kapitel „Wu-Xing", Seite 15 ff.).

Jedes Organ bzw. jede Organgruppe ist für bestimmte Funktionen zuständig, so z. B. Herz und Blutgefäße für den Blutkreislauf, Leber und Nieren für den Stoffwechsel, Magen und Darm für die Verdauung. Durch die geleisteten Aufgaben unterstützen sich die einzelnen Organe bzw. Organgruppen aber auch gegenseitig, ihre spezifischen Funktionen wahrzunehmen.

Andererseits hemmen bzw. schränken sich die verschiedenen Organe bzw. Organgruppen auch gegenseitig ein, da sie unter anderem die Mitwirkung anderer Organe, deren Wirkstoffe oder Energie beanspruchen, um eigene Aufgaben zu erfüllen.

Durch diese komplexen Wechselbeziehungen zwischen den verschiedenen Organen und Körperstrukturen, die nach Auffassung der chinesischen Medizin unter Mitwirkung des Bluts, Qi (siehe Seite 28 f.) und den Meridianen (siehe Seite 24 ff.) zustande kommen, herrscht im menschlichen Organismus ein gewisses Gleichgewicht zwischen Förderung und Einschränkung.

Gerät dieses Gleichgewicht ins Wanken, wie im Krankheitsfall oder bei einer Störung, leidet nicht nur ein Organ, sondern auch ein anderes oder mehrere andere Organe können früher oder später in Mitleidenschaft gezogen werden. Da die verschiedenen Organe also sowohl im gesunden als auch im kranken Zustand in engen Beziehungen stehen, wird in der Untersuchung, Diagnostik und Therapie eine zusammenfassende Analyse des gesamten Organismus durchgeführt. Dies bedeutet, daß die chinesische Medizin die einzelnen Organe bzw. Systeme oder eine krankhafte Veränderung nicht isoliert betrachtet. Vielmehr versucht sie, die verschiedenen Organe bzw. die einzelnen Krankheitszeichen im Gesamten zu sehen, um eine ganzheitliche Krankheitserkennung zu ermöglichen und die Behandlung einzuleiten.

Ferner ist die chinesische Medizin der Ansicht, daß der Mensch mit seiner natürlichen und psychosozialen Umwelt in einer engen Beziehung steht. Die unterschiedliche klimatische, geographische oder psychosoziale Umgebung prägt die Menschen und ihre Erkrankungen. So beobachtet man bestimmte Reaktionen des Organismus und eine Häufung bestimmter Erkrankungen bei bestimmten Umweltbedingungen: Menschen, die im Hochgebirge leben, können die niedrigere Sauerstoffkonzentration der Luft problemlos tolerieren, da sie mehr rote Blutkörperchen haben, in manchen Gegenden erkranken mehr Menschen an einem gutartigen Kropf, der durch Jodmangel bedingt ist, und Menschen aus unterschiedlichen Kulturkreisen oder sozialen Schichten reagieren bei ähnlichen psychischen Faktoren mit verschiedenen körperlichen Anzeichen.

Jede Veränderung der „persönlichen" Umwelt wird vom Menschen durch seine körperliche und geistige Wahrnehmungsfähigkeit registriert und beeinflußt ihn. Normalerweise wird er versuchen, sich diesen Veränderungen anzupassen, was ihm in der Regel auch gelingt.

Ist die Belastung jedoch sehr stark oder hält sie länger an, kann die Grenze der Anpassungsfähigkeit überschritten werden. Die Folge wäre eine Beeinträchtigung des Wohlbefindens oder eine ernste Erkrankung. Diesem Einfluß der natürlichen und psychosozialen Umwelt wird in der chinesischen Medizin sehr

große Beachtung geschenkt. Sie wird als ein Teil der ganzheitlichen Betrachtungsweise in die Untersuchung, Diagnostik und Therapie einbezogen.

Die Vorbeugung

Die chinesische Medizin legt sehr großen Wert auf die Vorbeugung und die frühzeitige Behandlung. Sie hat durch jahrtausendelange Erfahrung die Erkenntnis gewonnen, daß man durch maßvolles Verhalten den gesundheitsschädigenden Einflüssen entgegenwirken kann. Deshalb werden die Chinesen immer angehalten, sich den natürlichen Umweltbedingungen anzupassen, die körpereigene Widerstandskraft zu stärken und mögliche Krankheitsursachen zu meiden. Im chinesischen Sprachgebrauch bezeichnet man dies als „Gesundheitspflege", die im großen und ganzen die folgenden vier Aspekte einschließt:

1. psychisches Gleichgewicht
2. körperliches Training
3. geregeltes Alltagsleben und gesunde Ernährung
4. frühzeitige Krankheitsbehandlung

Psychisches Gleichgewicht

Die chinesische Medizin hat schon sehr früh erkannt, daß sowohl die geistige Einstellung als auch der Wille die normalen Funktionsabläufe des Organismus, die Entstehung, die Weiterentwicklung und die Heilung einer Krankheit stark beeinflussen. So kann einerseits eine massive oder lang anhaltende psychische Belastung das Gleichgewicht im Organismus stören und hat unter anderem eine geschwächte Anpassungsfähigkeit und Abwehrkraft sowie Funktionsstörungen zur Folge. Die Entstehung oder der Ausbruch einer Erkrankung wird begünstigt bzw. ermöglicht.

Andererseits kann eine positive geistige Haltung einer Krankheit gegenüber den Heilungsprozeß günstig beeinflussen und eine seelische Ausgeglichenheit bei der Bewahrung der Gesundheit eine wichtige Rolle spielen. Daher wird empfohlen, eine optimistische, aufgeschlossene Geisteshaltung anzunehmen und aktiv am Leben teilzunehmen. Dies bedeutet unter anderem, daß man im Leben nicht alles zu ernst nimmt, daß man anderen Menschen gegenüber Toleranz zeigt, daß man nicht allzu egoistisch ist, daß man sein eigenes Leben gestaltet, daß man sich mit seinen Problemen auseinandersetzt und daß man mit dem eigenen Gefühl ehrlich umgeht.

Neben den direkten intellektuellen Auseinandersetzungen benutzen die Chinesen auch einige körperliche Übungen wie Tai-Ji-Quan (als Tai-Chi oder „Schattenboxen" bekannt) und Qi-Gong (Atemübungen und -meditation), um den Geist in diesem Sinne zu schulen und die Harmonie zwischen Geist und Körper zu erhalten. Denn die chinesische Medizin ist der Ansicht, daß Geist und Körper untrennbar sind und eine körperliche Ausgeglichenheit zum seelischen Gleichgewicht beitragen kann.

Körperliches Training

Schon in der Epoche der „Drei Reiche" (220 bis 265 n. Chr.) hatte der berühmte Arzt Hua-Tuo* seinen Patienten empfohlen, durch Tanz und Gymnastik Krankheiten zu behandeln und sich körperlich fit zu halten. Er und andere große chinesische Ärzte nach ihm waren der Meinung, daß solche körperlichen Übungen nicht nur Muskeln und Gelenke trainieren, sondern auch die Funktionen der inneren Organe regulieren. Unter anderem meinte Hua-Tuo, daß die Atem-, Verdauungs- und Stoffwechselfunktion dadurch verbessert wird. Dies gewährleistet eine gute Basis für die Funktions-, Regulationssowie Anpassungsfähigkeit des Organismus.

Es gibt viele Übungen, die in China traditionell zum Zweck des körperlichen Trainings eingesetzt werden. Einesteils handelt es sich um bestimmte sportliche Übungen, die eine ausgleichende Funktion auf die körperliche oder geistige Arbeit haben, anderenteils existieren traditionelle Übungen, die die geistige Führung und Konzentration betonen und durch bewußte körperliche Entspannung, durch sanfte Bewegungen und körpergerechte Haltung charakterisiert sind. Dazu gehören neben den oben genannten Übungen wie Tai-Ji-Quan und Qi-Gong auch Wu-Qing-Xi (Übungen der fünf

---

* Hua-Tuo war ein berühmter Arzt, der sich in der Akupunktur, Unfallchirurgie, Arzneimittelkunde und Heilgymnastik der traditionellen chinesischen Medizin verdient gemacht hat (siehe Seite 61).

Tiere) und Ba-Duan-Jin (Acht Brokatübungen). Sicherlich kann man mit anderen Sportarten das gleiche Ziel erreichen. Wichtig ist nur, daß man die Übungen mäßig und regelmäßig, aber niemals als extremen Leistungssport betreibt, der dem Körper eher schadet als nützt.

Geregeltes Alltagsleben und gesunde Ernährung

Unter einem geregelten Alltagsleben versteht man einen Tagesablauf, der dem eigenen Bedarf angepaßt ist und den persönlichen Biorhythmus berücksichtigt. Dabei sollte eine gewisse Regelmäßigkeit in der Einteilung der Arbeits-, Erholungs- und Mahlzeit sowie eine Ausgewogenheit zwischen Arbeits- und Erholungsphasen gegeben sein. Jeder Mensch braucht nach einer Arbeit eine Erholungsmöglichkeit, um sich vor einer Erschöpfung zu schützen und neue Energie zu sammeln. Unter Erholung versteht man nicht nur eine passive Ruhepause, sondern auch andere ausgleichende und kreative Tätigkeiten wie Spazierengehen, Sport, Gartenarbeit, Musizieren oder Meditieren. Unter gesunder Ernährung versteht man im allgemeinen eine ausgeglichene und abwechslungsreiche Nahrungszusammensetzung sowie eine mäßige, aber regelmäßige Nahrungsaufnahme. Es wird empfohlen, die Nahrungsmittel möglichst aus der näheren Umgebung bzw. aus der gleichen Klimazone zu bevorzugen. Der Anteil der pflanzlichen zum Anteil der tierischen Nahrungsmittel sollte sich wie 4 : 1 verhalten, die Zubereitungsarten sollten abwechslungsreich sein und die Lebensmittel schonen. Die Zusammensetzung und Menge der Nahrungsmittel sollte auf den individuellen Bedarf abgestimmt werden. Die chinesische Medizin hat schon sehr früh die Erkenntnis gewonnen, daß Unter-, Über- oder einseitige Ernährung nicht nur direkt die Verdauungsfunktion stört, sondern auch andere Gesundheitsstörungen hervorrufen kann. So können durch eine Änderung der Ernährungsgewohnheiten viele Beschwerden oder Krankheiten erfolgreich behandelt bzw. ihre Behandlung sinnvoll unterstützt werden.

Frühzeitige Krankheitsbehandlung

Die konsequent und fortwährend betriebene Vorbeugung ist sicherlich eine ideale Maßnahme, um gesund zu bleiben. Jedoch läßt sich eine Krankheit nicht immer vermeiden. Ja, sie ist sogar für eine gute Gesundheit notwendig. Kranksein ist für den Menschen eine wertvolle Erfahrung, durch die er reifer und stärker wird. Denn er lernt, wie er bei einer ähnlichen Situation in Zukunft besser zurecht kommen kann, das heißt unter anderem, daß sich das Abwehrsystem auf bestimmte Krankheitserreger einstellt. Aus dieser Sicht gehört Krankheit praktisch zum normalen Leben. Trotzdem stellt jede Krankheit eine zusätzliche Belastung für den Menschen dar, denn er muß auf jeden Fall mehr Arbeit leisten, um mit dieser Gesundheitsstörung fertig zu werden. Daher gilt in der chinesischen Medizin das Gebot: die Krankheit so früh wie möglich zu

erkennen und, wenn notwendig, so früh wie möglich zu behandeln.
Schon in „Nei-Jing" („Innere Abhandlung", ein Klassiker der medizinischen Literatur, 1. bis 2. Jh. v. Chr.) wurden die Ärzte auf dieses Gebot aufmerksam gemacht: „Ein geschickter Arzt behandelt bereits, sobald die Krankheit auf Haut und Haaren (Frühstadium, Anm. d. Verf.) sitzt. Ein unkundiger Arzt behandelt erst, wenn sie schon in die inneren Organe (Spätstadium, Anm. d. Verf.) eingedrungen ist."
Wie bereits erwähnt, geht die chinesische Medizin davon aus, daß eine Störung oder Erkrankung eines Organs unter bestimmten Bedingungen eines oder mehrere andere Organe in Mitleidenschaft ziehen kann. Daher versuchen die chinesischen Ärzte bei der Behandlung einer Erkrankung gegebenenfalls auch vorbeugende oder Behandlungsmaßnahmen für die gefährdeten Organe einzuleiten.

Theoretische Grundlagen der chinesischen Medizin

In den theoretischen Grundlagen der chinesischen Medizin werden Erkenntnisse über physiologische Abläufe, Pathologie (Krankheitslehre), Diagnostik (Krankheitserkennung), Behandlung und Vorbeugung sowie unterschiedliche Anschauungen dazu wiedergegeben. Dazu bedient

sich die chinesische Medizin vieler Fachausdrücke, die inhaltlich kaum mit den direkten deutschen Übersetzungen verständlich wiedergegeben werden können. Daher müssen wir uns hier zuerst mit den Grundbegriffen beschäftigen, um die Theorie verstehen zu können.

Grundbegriffe

Man sollte sich darüber im klaren sein, daß diese Grundbegriffe aus früheren Zeiten stammen. Damals hatten die chinesischen Ärzte trotz ihrer langen Tradition und vieler Erfahrungen auch nur bedingt Kenntnisse über die Natur, den menschlichen Körperbau, die Ursachen von Krankheiten und anderes mehr. Ihnen fehlten viele Apparaturen, die heute in der modernen Medizin selbstverständlich sind. Sie mußten das Wissen durch direkte Beobachtungen und durch Erfahrungs- und Gedankenaustausch erwerben. Dabei unterliefen ihnen natürlich auch viele Irrtümer. Hinzu kommt, daß die Grundbegriffe in der Regel mehrere Bedeutungen haben und oft auch in sehr verschiedenen Fachgebieten gebraucht werden. Dieses und die zusätzliche Übersetzungsproblematik erschweren eine klare Definition in deutscher Sprache. Dazu kommt, daß der menschliche Organismus selbst ein sehr vielschichtiger, verzweigter und verflochtener Komplex ist. Viele seiner Teilbereiche und Funktionen stehen miteinander in komplizierten Wechselbeziehungen, die sich häufig oder teilweise überschneiden, so daß eine exakte Abgrenzung dieser Teilgebiete nicht immer möglich ist. Aus diesem Grund werden die chinesischen Begriffe gerade durch ihre Mehrdeutigkeit und vielseitige Einsatzmöglichkeit dem Komplex „Mensch" gerecht.

Yin und Yang

Die Begriffe Yin und Yang stammen aus der alten chinesischen Philosophie. Das Yin bedeutet unter anderem Schatten, die wolkenbedeckte und sonnenabgewandte Seite. Das Yang bedeutet unter anderem Sonne, die helle und sonnenzugewandte Seite. Yin und Yang werden benutzt, um

zwei Gegensätze, die aber miteinander in einer engen Wechselbeziehung stehen, die sich gegenseitig fördern und einschränken, aufzuzeigen.
Nach der taoistischen Weltanschauung bedingen sich das Yin und das Yang gegenseitig. Ohne das eine kann das andere nicht existieren. Und nur, wenn sie beide gleichzeitig existieren, dann ist die Ganzheit gegeben. Das Yin und das Yang vermehren und vermindern sich zugleich gegenseitig, und das Yin kann sich unter bestimmten Voraussetzungen in das Yang und umgekehrt das Yang in das Yin umwandeln.
Mit diesen beiden gegenpoligen Begriffen, Yin und Yang, und ihren vielfachen Wechsel-

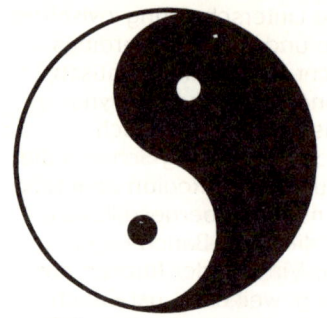

Das Yin-Yang-Symbol

beziehungen versucht die chinesische Medizin eine Reihe von sehr komplexen Vorgängen im menschlichen Organismus darzustellen und eine Erklärung dafür zu finden. Die folgende Tabelle zeigt, welche Eigenschaften und Begriffe Yin bzw. Yang zuzuordnen sind.

Yin	Yang
unten	oben
Innenseite	Außenseite
Ruhe	Bewegung
passiv	aktiv
hemmen	anregen
sinken	steigen
schwach	stark
vermindern	vermehren
Nährstoff	Funktion
Unterfunktion	Überfunktion
Körper	Geist

Die Unterscheidung zwischen Yin und Yang ist allerdings nicht absolut oder statisch, sondern relativ und dynamisch. Wenn z. B. nach diesem Yin-Yang-Schema die Brust-Bauch-Region dem Rücken gegenübergestellt wird, ist die Brust-Bauch-Region das Yin und der Rücken das Yang, weil die Brust-Bauch-Region im Vergleich zum Rücken im inneren Teil des Körpers liegt. Wenn man aber die Brust selbst mit dem Bauch vergleicht, ist die Brust das Yang und der Bauch das Yin, obwohl beide an sich jeweils ein Teil der Brust-Bauch-Region sind, die oben als das Yin bezeichnet wurde, denn die Brust liegt im Vergleich zum Bauch im oberen Teil des Körpers.

Daher sollte man zuerst klarstellen, was man vergleicht, und zwar auch, aus welcher Perspektive. Mit anderen Worten, man muß zuerst wissen, welche zwei Gegensätze hier als Maßstab dienen und innerhalb welcher Bereiche diese Gegensätze als vergleichende Größen benutzt werden.

Um die Prinzipien der Yin-Yang-Theorie in der chinesischen Medizin zu verdeutlichen, werden sie hier am Beispiel der zwei gegenübergestellten Komponenten Nährstoffe und Funktion der inneren Organe dargestellt. Wie aus der Tabelle ersichtlich ist, wird der Nährstoff dem Yin und die Funktion der inneren Organe dem Yang zugeordnet. Wenn der Organismus die Nährstoffe aus der Nahrung gewinnen will, muß eine Reihe von Funktionen wie Transport, Verdauung, Resorption und Stoffwechsel in Gang gesetzt werden. Das heißt, daß die Existenz des Yin (Nährstoffe) im Körper nur möglich ist, wenn das Yang (Funktionen) da ist. Andererseits braucht der Organismus auch die Nährstoffe selbst, um die Funktionen wahrzunehmen: das Yin (Nährstoffe) bedingt das Yang (Funktionen).

Nimmt der Körper eine zusätzliche Funktion wahr, verbraucht er mehr Energie, als aus den Nährstoffen gewonnen wurde. Vermehrt sich also das Yang (Funktion), dann vermindert sich gleichzeitig das Yin (Nährstoffe). Und bei gleicher Energiezufuhr von außen sammeln sich Nährstoffe (Yin) an, wenn der Mensch weniger arbeitet. Das heißt, ist das Yang (Funktion/Arbeit) vermindert, vermehrt sich gleichzeitig das Yin (Nährstoffe).

Aus diesem Beispiel ersehen wir weiter, daß die verbrauchten Nährstoffe eben nicht einfach verschwinden, sondern in Funktionen, die vom Organismus ausgeführt werden, sichtbar werden. Umgekehrt werden die geleisteten Funktionen eben in Gestalt von Nährstoffumwandlungen deutlich. Abgesehen von bestimmten Verlusten während des gesamten Prozesses bleibt die Energie erhalten: je nach Phase und Bedarf des Organismus, entweder in Form von Nährstoffen oder in Form von momentan geleisteten Funktionen bzw. Arbeit. Durch diese drei Hauptprozesse, die selbst dem eigenen Regelmechanismus im menschlichen Organismus unterliegen, ergibt sich ein ständig in Bewegung befindliches, also dynamisches Gleichgewicht zwischen Yin und Yang. Sobald sich das eine der oberen oder unteren Grenze nähert, wird das andere aktiviert und steuert dagegen. So bleibt das Verhältnis zwischen Yin und Yang im Normalfall innerhalb bestimmter Grenzen stabil. Solange die Schwankungen von Yin und Yang, die ja durch die körpereigene Tätigkeit während eines Tagesablaufs bedingt sind, innerhalb dieser Grenzen bleiben, kann der Organismus die notwendigen Funktionen wahrnehmen. So spricht die chinesische Medizin von einem dynamischen Yin-Yang-Gleichgewicht als Garant der Gesundheit.

Wu-Xing / Fünf Wandlungsphasen

Neben der Yin-Yang-Theorie benutzt die chinesische Medizin eine weitere Theorie der klassischen Philosophie, nämlich die der fünf Wandlungsphasen. Durch sie werden die vielfältigen Wechselbeziehungen zwischen den verschiedenen Organen und Strukturen im menschlichen Organismus sowie zwischen Mensch und Umwelt dargestellt. Mit Hilfe der fünf Wandlungsphasen versucht die chinesische Medizin, eine gewisse Gesetzmäßigkeit der oben genannten Beziehungen zu ergründen und daraus eine Orientierungshilfe für die Behandlung und Vorbeugung abzuleiten.

Die fünf Wandlungsphasen, auch fünf Elemente genannt, sind: Holz, Feuer, Erde, Metall und Wasser. Die alten chinesischen Philosophien nahmen an, daß der Kosmos aus diesen fünf Grundelementen geschaffen sei. Sie stammen aus ein und demselben Urelement, das in seinen verschiedenen Entwicklungs- und Wandlungsphasen fünf unterschiedliche Eigenschaften hat. Jedes der fünf Elemente ist also das Erscheinungsbild dieses Urelements in einer bestimmten Phase mit spezifischen Eigenschaften. Alle Dinge des Kosmos lassen sich nach diesen fünf Wandlungsphasen einteilen. Sie unterhalten bestimmte Wechselbeziehungen, so daß eine gewisse Ordnung und Harmonie zwischen ihnen besteht, die die Existenz des Kosmos gewährleistet.

Zuordnung zu den fünf Wandlungsphasen

In der Medizin erfolgte die Zuordnung der Organe, Strukturen und anderer Phänomene sowie Erkenntnisse zu den fünf Wandlungsphasen durch Abstraktion und Analogschluß. Dabei spielen bestimmte Organe wie Leber, Herz, Milz, Pankreas, Lunge und Niere, die man in der chinesischen Medizin Zang-Organe (Speicherorgane) nennt, eine führende Rolle. Beziehungen zwischen den Zang-Organen und Fu-Organen, das sind die Hohlorgane Gallenblase, Dünndarm, Magen, Dickdarm und Harnblase, den Sinnesorganen, den Körperstrukturen, den Emotionen, den Krankheitseigenschaften in Bezug zu den klimatischen Faktoren, den Hauptgeschmacksrichtungen der Heilkräuter werden bei der Zuordnung zu den fünf Wandlungsphasen ebenfalls berücksichtigt.

Das Zang-Organ Leber z. B. fördert und reguliert nach Ansicht der chinesischen Medizin unter anderem die Funktionsabläufe des Organismus und hat deshalb eine gewisse Bedeutung von Lebenskraft. Das Grundelement Holz symbolisiert Bäume und Pflanzen, die bekanntlich im Frühjahr blühen und wachsen und deren grüne Blätter für das Leben stehen. Aus diesen Gründen wird die Leber der Wandlungsphase Holz zugeordnet. Alles, was in der chinesischen Medizin zur Leber gehört, wie das Fu-Organ Gallenblase, das Sin-

Zuordnung der Elemente zu den fünf Wandlungsphasen

Elemente	Holz	Feuer	Erde	Metall	Wasser
Zang-Organe	Leber	Herz	Milz/Pankreas	Lunge	Niere
Fu-Organe	Gallenblase	Dünndarm	Magen	Dickdarm	Harnblase
Sinnes-Organe	Augen	Zunge	Mund	Nase	Ohren
Körperstrukturen	Sehnen	Blutgefäße	Muskeln	Haut und Körperhaare	Knochen und Kopfhaare
Emotionen	Zorn/Ärger	Freude/Euphorie	Nachdenklichkeit	Trauer	Angst/Schreck
Farben	blau und grün	rot	gelb	weiß	schwarz
Geschmäcke	sauer	bitter	süß	scharf	salzig
Klimafaktoren	Wind	Hitze	Nässe	Trockenheit	Kälte
Jahreszeiten	Frühjahr	Sommer	Spätsommer	Herbst	Winter

nesorgan Auge, die Emotionen Zorn und Ärger, wird demnach auch dem Element Holz zugeordnet.

Das Gleiche gilt auch bei der Zuordnung der anderen Zang-Organe. Das Herz z. B. bringt den Kreislauf durch seine Antriebskraft in Schwung, versorgt und erwärmt damit den Organismus mit Blut und Qi. Somit ist das Feuer das entsprechende Grundelement. Die Organgruppe Milz/Pankreas ist nach Ansicht der chinesischen Medizin für die Verdauung und den Stoffwechsel zuständig, entspricht also der Erde mit ihrer ernährenden Funktion. Die Lunge/Bronchien sind unter anderem für die Atmung und Stimmbildung verantwortlich, entsprechen dem Metall als Material für Klangkörper. Die Niere ist für den Wasserhaushalt zuständig, sie entspricht natürlicherweise dem Wasser.

Die Zusammensetzung und Zuordnung zahlreicher Erkenntnisse zu diesen fünf Wandlungsphasen verschaffen der chinesischen Medizin ein brauchbares System zum Verständnis und zum Überblick über die Wechselbeziehungen zwischen verschiedenen Organen und über die Zusammenhänge zwischen verschiedenen Vorgängen im menschlichen Organismus.

Wechselbeziehungen zwischen den Wandlungsphasen

Zwischen den fünf Wandlungsphasen herrschen ähnlich wie bei Yin und Yang verschiedene Wechselbeziehungen, die das Ziel haben, das Gleichgewicht bzw. die Harmonie innerhalb dieses Systems herzustellen und zu erhalten. Die wichtigsten zwei Wechselbeziehungen sind Sheng (Förderung) und Ke (Hemmung).

Sheng

Sheng bedeutet in etwa das Erzeugen, Wachsen, Vermehren und Fördern. Nach diesem Prinzip fördern sich die Elemente gegenseitig, ein Element wird von einem zweiten erzeugt/unterstützt und ist zugleich in der Lage, ein drittes Element zu erzeugen/fördern. Das heißt, innerhalb von zwei Elementen ist zwar das eine stärker als das andere, aber insgesamt gibt es kein absolut Stärkstes unter allen fünf Elementen. Bei der wechselseitigen Förderung gilt folgendes: Holz erzeugt Feuer (aus Brennholz erzeugt man Feuer), Feuer erzeugt Erde (nach der Verbrennung bleibt Asche zurück), Erde erzeugt Metall (aus Erzerde gewinnt man Eisen und andere Metalle), Metall erzeugt Wasser (Metall wird durch Erhitzen flüssig), und Wasser erzeugt Holz (Pflanzen und Bäume brau-

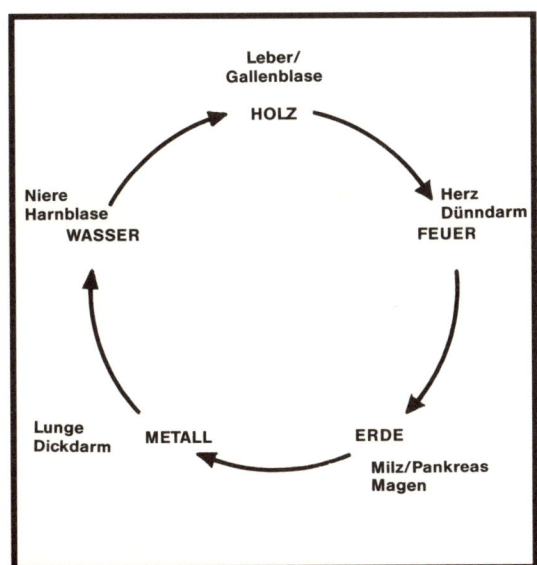

Förderungsbeziehung

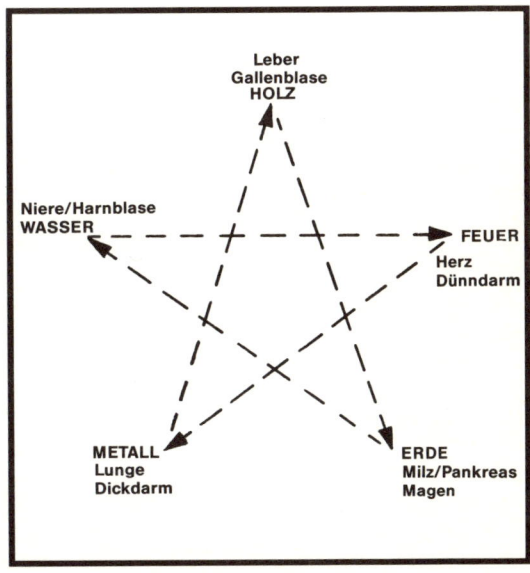

Unterdrückungsbeziehung

chen Wasser zum Leben). So wird der Kreis der Erzeugung / Förderung wieder geschlossen.

Das Element, das ein anderes erzeugt, wird als Mutter und das erzeugte als Sohn bezeichnet. Daher nennt man diese Wechselbeziehung auch Mutter-Sohn-Beziehung.

Ke

Ke hat folgende Bedeutung: überwinden, beherrschen, unterdrücken und hemmen. Nach diesem Prinzip hemmt ein Element ein zweites und wird zugleich von einem dritten gehemmt. Das heißt, innerhalb von zwei Elementen ist das eine dem anderen überlegen, aber es gibt kein Element, das den restlichen vier Elementen absolut überlegen ist.

Bei dieser wechselseitigen Hemmung gelten folgende Regeln. Das Holz besiegt die Erde (Bäume zerkleinern Felsen durch Wurzelschlagen), die Erde besiegt das Wasser (mit Erde baut man Schutzdämme / Deiche gegen Hochwasser), das Wasser besiegt das Feuer (mit Wasser löscht man Feuer), das Feuer besiegt das Metall (Feuer bringt Metall zum Schmelzen), das Metall besiegt das Holz (aus Metall erzeugt man Äxte oder Beile, um Bäume zu fällen). So schließt sich der Zyklus der Unterdrückung / Hemmung.

Das überlegene Element wird als Sieger, das unterlegene Element als Besiegter bezeichnet. Diese Wechselbeziehung wird auch Unterdrückungs- bzw. Unterwerfungsbeziehung genannt.

In der Praxis werden die Wechselbeziehungen Sheng und Ke unter anderem bei Überlegungen zur Krankheitsentstehung, zur gegenseitigen Beeinflussung zwischen zwei Organen bzw. Organgruppen und bei der sich daraus ergebenden Behandlung bzw. Vorbeugung herangezogen. Stellt der Arzt durch Fakten, die aus den verschiedenen Untersuchungsmethoden, wie Befragen, Ansehen, Abtasten, Hören und Riechen gewonnen wurden, fest, daß ein Zusammenhang zwischen einer Störung bzw. Erkrankung eines Organs und einer Funktionsstörung eines anderen Organs besteht oder daß ein Organ durch Erkrankung bzw. Funktionsstörung eines anderen Organs gefährdet ist, wird er entsprechende Maßnahmen einleiten, die die Ursache im Sinne der Wechselbeziehungen nach den fünf Wandlungsphasen zu beseitigen bzw. der Beeinträchtigung des gefährdeten Organs vorzubeugen vermögen. Deshalb werden in der Akupressur nicht nur die Punkte des betreffenden Meridians, der für das erkrankte Organ zuständig ist, zur Behandlung eingesetzt, sondern hin und wieder auch Punkte eines anderen Meridians herangezogen, der nach dem Prinzip der fünf Wandlungsphasen für die Behandlung eine unterstützende Funktion hat.

Qi

Ein weiterer Grundbegriff, der in der chinesischen Medizin sehr häufig verwendet wird, heißt Qi (gesprochen: ch'i). Wörtlich bedeutet es ungefähr Luft, Dampf, Atem, Klima, Temperament, Charakter. Das Wort Qi wird in der chinesischen Medizin hauptsächlich für folgende zwei Aspekte gebraucht:

Materie, die zur Wahrnehmung der verschiedenen Funktionen des Organismus unabdingbar ist, wie die Nährstoffe und der Sauerstoff, Funktionsaktivitäten, die zur Unterhaltung des Lebens selbst notwendig sind, wie Atem-, Kreislauf- und Abwehrfunktion.

Deshalb wird das Qi in der Regel mit „Energie" übersetzt, obwohl dies nicht die vollständige Bedeutung des Wortes wiedergibt. Denn Qi ist sowohl die Funktion als auch die Substanz, die Ausgangsmaterial zur Gewinnung der Energie ist und die die Funktion in Gang setzt.

Die chinesische Medizin unterteilt das Qi je nach Ursprung, Entstehung, Verteilung und Funktion unter anderem in:

Yuan-Qi (ursprüngliches Qi)

Dies ist das Qi, das von den Eltern stammt, es wird auch angeborenes Qi genannt und bedeutet soviel wie die erblichen Anlagen bzw. die Konstitution. Das Yuan-Qi wird nach Auffassung der chinesischen Medizin in den Nieren produziert. Demzufolge wird die Nierenfunktion unter anderem dann angeregt, wenn der Mensch eine Konstitutionsschwäche hat.

Zheng-Qi (reguläres Qi)

Dies ist das Qi, das der Organismus nach der Geburt aus Sauerstoff und Nährstoffen unter Mitwirkung des angeborenen Yuan-Qi synthetisiert. Es wird jeweils in der Lunge und im Verdauungstrakt gewonnen. Das Zheng-Qi ist die eigentliche Antriebskraft sämtlicher Lebensaktivitäten im menschlichen Organismus. Ob ein Mensch gesund ist, hängt nach Ansicht der chinesischen Medizin nicht nur von dem angeborenen Yuan-Qi (Konstitution) ab, sondern auch davon, wie kräftig das reguläre Zheng-Qi ist. Auch eine schwache, angeborene Konstitution kann durch ein starkes Zheng-Qi das unter anderem durch eine vernünftige Lebensweise, wie gesunde Ernährung, körperliche Ertüchtigung und Beachtung der Hygiene, ermöglicht wird, wieder wettgemacht werden. Das reguläre Zheng-Qi steht also für das erworbene Qi. Die zuständigen Organe sind in erster Linie die Lunge und Milz / Pankreas als Stellvertreter der Atem- und Verdauungsfunktion. Daher werden die Funktionen dieser Organe auch reguliert bzw. gestärkt, falls eine Abwehr- oder andere Funktionsschwäche entstanden ist. Eine andere Bezeichnung für dieses Qi ist Zong-Qi (essentielles Qi).

Qi der Organe und Meridiane

Das Yuan-Qi und das Zheng-Qi verteilen sich überall im Körper. Sobald sie in irgendeinem Organ oder Meridian ankommen und dort die Funktionen dieser Organe bzw. Meridiane wahrnehmen, werden sie zusammengefaßt als das Qi der Organe bzw. des Meridians. Das heißt, hier steht das Wort Qi wiederum sowohl für die Funktionsaktivitäten jenes Organs bzw. des Meridians als auch für die Materie, die die Basis zur

Wahrnehmung dieser Aktivitäten ist. Das Qi eines Organs wird hauptsächlich durch den entsprechenden Meridian gesteuert. Bei Störung oder Erkrankung eines Organs kann der entsprechende Meridian zur Behandlung reguliert werden. In der Akupressurbehandlung bezeichnet man es als De-Qi (das Qi bekommen), wenn der Patient bei der Massage eines Punktes oder eines Meridians typische Reaktionen, wie ein taubes oder dumpfes, warmes Gefühl bzw. Gefühle wie Schwere, Dehnen oder Ziehen, spürt. Das ist unter anderem ein Zeichen dafür, daß der Meridian durch die Akupressurbehandlung im Sinne der Selbstregulation bzw. Heilung aktiviert wird.

Entstehung und Weiterentwicklung einer Krankheit

Die chinesische Medizin hat eine bestimmte Vorstellung über die Entstehung bzw. den Ausbruch einer Krankheit und deren Weiterentwicklung.

Krankheitsfaktoren

Die chinesische Medizin unterteilt die Faktoren, die für das Entstehen einer Erkrankung eine Rolle spielen, in innere und äußere Faktoren. Unter den inneren Faktoren versteht man in erster Linie die Kondition des Organismus und die Emotionen, unter den äußeren Faktoren hauptsächlich klimatische Einflüsse, Infektionen, Verletzungen, Vergiftungen, Ernährungsfeh-

ler und Überanstrengungen. Über die Ernährungsfehler wurde bereits gesprochen (siehe Seite 12). An dieser Stelle werden die Kondition, die Emotionen und klimatischen Einflüsse kurz behandelt. Die Bedeutung der anderen Faktoren ist so offensichtlich, daß sie hier nicht besprochen werden.

Kondition

Die Kondition eines Menschen, das heißt die Funktionstüchtigkeit eines Organismus, wird in erster Linie durch das angeborene Yuan-Qi und das reguläre Zheng-Qi bestimmt, wobei das reguläre Zheng-Qi maßgebend ist. Ist das Zheng-Qi ausreichend vorhanden, dann können der Organismus bzw. die einzelnen Organe ihre Aufgaben ohne Mühe bewältigen. Dadurch kann das dynamische Gleichgewicht zwischen Yin und Yang und die Harmonie zwischen den verschiedenen Organen aufrecht erhalten werden. Die optimale Abwehr- und Anpassungsfähigkeit der einzelnen Organe bzw. des Gesamtorganismus ist damit gewährleistet. Ist das reguläre Zheng-Qi aus irgendeinem Grund geschwächt, dann wird auch die Funktionstüchtigkeit der einzelnen Organe bzw. des Gesamtorganismus beeinträchtigt. Als Folge tritt eine Schwäche der Anpassungs- und Abwehrfähigkeit auf – der Mensch ist krankheitsanfällig.

Emotionen

Die chinesische Medizin kennt sieben Arten der Emotion: Freude bzw. Euphorie, Zorn bzw. Ärger, Kummer bzw. Betrübtsein, Grübeln bzw. Besorgtsein, Trauer, Angst und Erschrockensein. Diese sieben Emotionen sind an sich gesunde und natürliche Reaktionen eines Menschen auf seine Umwelt und Erscheinungsbilder der momentanen geistig-seelischen Aktivitäten. Sie können aber unter bestimmten Umständen, z. B. bei übermäßig starker oder langanhaltender emotioneller Belastung, die normalen Funktionsabläufe eines oder mehrerer Organe durcheinanderbringen, so daß das Yin-Yang-Gleichgewicht und die Harmonie der inneren Organe gestört wird. Als Folge entsteht eine Beeinträchtigung der Anpassungs- und Abwehrfähigkeit des Organismus.

Klimatische Einflüsse
Der Mensch kann sich normalerweise an unterschiedliche klimatische Bedingungen, wie Wind, Kälte, Nässe, Trockenheit und Hitze, gewöhnen und sich den Veränderungen anpassen. Darüber hinaus sind sie unabdingbar für die Entwicklung der normalen Abwehr- bzw. Anpassungsfähigkeit. Unter bestimmten Bedingungen jedoch, z. B. durch saisonwidrige bzw. übermäßig starke klimatische Einflüsse, kann der Organismus so belastet werden, daß seine Funktionsfähigkeit oder die einzelner Organe geschwächt wird. In dieser Situation kann der Mensch leicht erkranken.

Grundzüge der Krankheitslehre

Wie bereits aufgezeigt, ist die Krankheitsentstehung nicht nur von äußeren Faktoren abhängig. Entscheidend ist, wie gut der Allgemeinzustand des Organismus im Moment des Angriffs ist. Dieser wird in der Regel bestimmt durch die Konstitution, die Kondition, die psychische Verfassung, den Ernährungszustand und den körperlichen Leistungszustand.
Wenn der Organismus einen guten Allgemeinzustand hat, können krankmachende Einflüsse von außen das Gleichgewicht nicht ohne weiteres stören. Der Organismus bleibt in der Regel gesund. Ist dagegen die Funktionstüchtigkeit und die Abwehrlage des Organismus durch schlechten Allgemeinzustand beeinträchtigt, ist auch die Krankheitsbereitschaft vorhanden bzw. erhöht, der Mensch ist krankheitsanfällig, auch ohne massive Eingriffe von außen. Andererseits vertritt die chinesische Medizin die Ansicht, daß auch natürliche oder psychosoziale Umwelteinflüsse den stabilsten Allgemeinzustand früher oder später stören werden, wenn sie massiv genug sind oder dauernd einwirken.
Die unterschiedlichen Krankheitsbilder ergeben sich aus den verschiedenen Konstellationen zwischen Krankheitseinflüssen und Allgemeinzustand. Erkrankt der Mensch trotz guten Allgemeinzustands, tritt in der Regel ein Symptombild von „Fülle" mit einer recht günstigen Prognose auf. Das „Fülle-Syndrom" ist das Ergebnis der Auseinandersetzung zwischen starken Krankheitsfaktoren und der ausreichenden Reaktion des Organismus. Meist ist es durch den schnellen Ausbruch und die rasche Weiterentwicklung der Erkrankung, durch laute Stimme, grobe Atmung, psychische Erregung, Abneigung gegen Berührung in der Schmerzgegend, eventuell Fieber und rotes Gesicht gekennzeichnet. Beim „Fülle-Syndrom" wird die Akupressur mit eher starker Reizung empfohlen. Erkrankt der Mensch relativ leicht durch den schlechten Allgemeinzustand, tritt meist das Symptombild von „Leere" auf, das eher eine ungünstige Prognose hat. Das „Leere-Syndrom" ist das Ergebnis der Auseinandersetzung zwischen den mäßigen Krankheitsfaktoren und der geschwächten Reaktion des Organismus. Es ist durch schleichenden Beginn, lange Krankheitsdauer, psychische Niedergeschlagenheit, leise Stimme, Kurzatmigkeit, Linderung der Schmerzen durch Massage, eventuell körperliche Schwäche, Müdigkeit, Herzklopfen und Schweißausbruch gekennzeichnet. Es wird die Akupressur mit eher schwacher Reizung empfohlen.
Um gesund zu sein bzw. zu bleiben, müssen folgende Punkte beachtet werden:
● ein geregeltes und ausgeglichenes Alltagsleben
● eine gesunde Ernährung und ausreichende Hygiene
● gutes körperliches Training
● ein ausgewogener seelischer Zustand
● eine gesunde bzw. menschengerechte, natürliche und psychosoziale Umwelt
● das rechtzeitige Erkennen von Gesundheitsstörungen
● die konsequente Behandlung von Krankheiten
● das notwendige Wissen über mögliche Selbsthilfe

Wirkungsweise der Akupressur

Das Meridiansystem ist die Grundlage der Akupressurbehandlung. Nach Ansicht der chinesischen Medizin leitet die bei der Akupressur hauptsächlich manuelle Reizung an den vorgegebenen Punkten oder Meridianen im menschlichen Organismus eine Reihe von Reaktionen ein, die Beschwerden lindern und die Krankheiten beseitigen bzw. die Gesundheit erhalten.

Akupressur und Meridiansystem

Das Meridiansystem dient dem Körper unter anderem als Transportsystem, über das die Informationen vom Körperinneren zur Körperoberfläche und umgekehrt vermittelt werden. Die Punkte sind praktisch die Sammel- oder Knotenpunkte auf den Meridianen, an denen dieser Informationsaustausch besonders gut stattfindet. Tritt eine Funktionsstörung in einem Organ auf, kann sie auf den Punkten oder auf einem Teil des entsprechenden Meridians gewisse Veränderungen, wie Druckschmerzempfindlichkeit oder Verspannung, mit unterschiedlicher Intensität hervorrufen. Die Information läuft in diesen Fällen von innen nach außen, und die Veränderungen werden von den chinesischen Ärzten als Hinweis auf eine Störung verstanden. Anderseits werden gerade diese Stellen von den Ärzten manuell gereizt, um die körpereigene Regulationsfähigkeit gezielt zur Beseitigung dieser Funktionsstörung anzuregen. Diesmal läuft die Information von außen nach innen. Die Erfahrung hat gezeigt, daß solche Wechselbeziehungen zwischen einigen Punkten bzw. Meridianen und bestimmten Organen bzw. Organgruppen besonders deutlich sind. Daher ist der Erfolg der Akupressurbehandlung unter anderem von den Kenntnissen des Meridiansystems, dem Verlauf der einzelnen Meridiane und der Lokalisation seiner Punkte, von der Heilfunktion eines Meridians und seiner Punkte, von den Beziehungen der Meridiane untereinander, zu den Organen sowie zu Funktionssystemen abhängig.

Akupressur und Qi

Die grundlegende Substanz, das Qi, wird über das Meridiansystem in alle Teile des Körpers transportiert, um dort die Organe bzw. die Funktionseinheiten zu versorgen. Das Qi gibt ihnen die Grundlage für die Erfüllung ihrer Aufgaben und gegebenenfalls die notwendige Abwehrmöglichkeit gegen Gesundheitsstörungen. Das Qi ist praktisch die Hauptmaterie zur Wahrnehmung der lebenswichtigen Funktionen des Organismus.
Im Falle einer Funktionsstörung oder Erkrankung entsteht nach Auffassung der chinesischen Medizin eine gewisse Transportstörung innerhalb des entsprechenden Meridians. Dort, meist auf einem oder einigen bestimmten Punkten, spürt man spontan beim Abtasten Schmerzen, Taubheit, Schwellungen, Spannungen oder andere Gefühle und Veränderungen. Die Akupressur leitet örtlich eine Reihe von Reaktionen im Sinne der besseren Durchblutung und der Muskelentspannung ein, die diese Transportstörungen beseitigen und den normalen Qi-Fluß wieder ermöglichen. Außerdem löst die Akupressur über das Meridiansystem eine Reihe von Regulationsfunktionen im gesamten Organismus aus, auch im Sinne der Regulation des vegetativen und zentralen Nervensystems sowie im Sinne der Mobilisierung von Abwehrreaktionen. Aber auch in dem erkrankten bzw. gestörten Bereich, werden Vorgänge eingeleitet, die die ursächliche Störung oder Erkrankung beseitigen bzw. kurieren.

Akupressur und Zang- / Fu-Organe

Die verschiedenen Zang-Organe (Lunge, Milz / Pankreas, Herz, Niere und Leber) und Fu-Organe (Dickdarm, Magen, Dünndarm, Harnblase und Gallenblase) hängen nicht nur zusammen, sie unterhalten mittels des Meridiansystems mit seinen inneren Querverbindungen und Nebenbahnen auch weitere

Wechselbeziehungen mit anderen Organen und Körperteilen (siehe auch Kapitel „Wu-Xing / Fünf Wandlungsphasen"). Erkrankungen oder Funktionsstörungen eines Zang- oder eines Fu-Organs üben daher auch Einfluß auf andere Zang- / Fu-Organe sowie auf die zugehörigen Sinnesorgane und Körperstrukturen aus und umgekehrt. Jedoch meint die chinesische Medizin, daß die Zang-Organe eine dominante Rolle dabei spielen.

Bei der Akupressur leitet das Meridiansystem die Reizung von außen nach innen gezielt zu diesem erkrankten bzw. gestörten Zang-Organ, damit die Funktion dieses Organs normalisiert wird. Dabei wird der Vorgang durch die gleichzeitig eingeleitete Qi-Regulierung unterstützt. Diese nach den Vorstellungen der chinesischen Medizin ursächliche Behandlung führt dann in der Folge dazu, daß auch andere Störungen in den entsprechenden Sinnesorganen und anderen Teilen des Körpers normalisiert werden. So wird letztlich das dynamische Gleichgewicht des Organismus (= die Gesundheit) wieder hergestellt. In China werden neben der Akupressur auch andere Reizarten eingesetzt, um die körpereigenen Regulationsmechanismen anzuregen.

Die Akupunktur ist neben der Akupressur eine auch hierzulande bekannte Heilmethode. Hier werden die Punkte mit einer dafür hergestellten feinen Nadel gestochen. Hierbei handelt es sich um eine invasive Behandlung, die einem ausgebildeten Arzt oder Heilpraktiker (in der Bundesrepublik Deutschland) gesetzlich vorbehalten ist.

Moxibustion ist eine spezielle chinesische Wärmebehandlung. Sie wird oft im Zusammenhang oder als Alternative zu einer Akupunkturbehandlung angewandt. Als Brennmaterial gebraucht man getrocknete, zerriebene Beifußblätter, die man für die Anwendung zu einem kleinen Kegel oder einer Zigarre formt. Man setzt den Beifußkegel auf einen Punkt und zündet die Kegelspitze an. Um eine Hautverbrennung zu vermeiden, wird unter den Kegel eine Unterlage, z. B. eine dünne Ingwerscheibe, geschoben. Während der Behandlung spürt man eine angenehme Wärme, die nach einer Weile langsam stärker wird. Der brennende Beifußkegel wird entfernt, sobald die Wärme zu stark wird. Den Vorgang wiederholt man in der Regel drei- bis fünfmal, bis das notwendige Maß der Wärmereizung erreicht ist. Bei Anwendung mit einer Beifußzigarre bringt man diese angezündet, mit einem Abstand von zwei bis drei cm, in die Nähe eines Punktes und reizt ihn damit so lange, bis die Wärme zu stark wird. Die weitere Prozedur ist ähnlich wie bei der Anwendung mit einem Beifußkegel. Mit der Beifußzigarre kann man neben den Punkten auch den Teilverlauf eines Meridians ähnlich behandeln. Die Moxibustion wird gerne bei Erkrankungen mit „Leere-Syndrom" (siehe Seite 20) eingesetzt. Ferner kann man die Punkte auch durch Anbringen von wärmenden und durchblutungsfördernde Mittel reizen. Dieses Verfahren wird gerne bei chronischen oder hartnäckigen Erkrankungen bzw. Beschwerden, die eine längere Reizdauer benötigen, eingesetzt, z. B. bei chronischen Kopf-, Rücken- oder Gelenkschmerzen, hartnäckiger Mittelohrentzündung und chronischem Durchfall. Dazu nimmt man in der Regel Kräuter wie Knoblauch, Zwiebeln, Ingwer, und zermalmt sie zu Mus. Dann trägt man erbsengroße Mengen von diesem Kräutermus auf die ausgewählten Punkte auf. Je nach Stärke der Kräuter und individueller Hautverträglichkeit läßt man sie bis zu 24 Stunden an einer Stelle und wiederholt die Behandlung nach Bedarf. Zu empfehlen ist es, die eingesetzten Punkte abwechselnd zu reizen, damit die Haut nicht so leicht entzündet wird. Neben den oben genannten Kräutern und Gewürzen kann man ein kleines rundes Stückchen Rheumapflaster, das man in der Apotheke erwerben kann, oder etwas Tigerbalsam auf die Punkte bringen. Hier sollte man ebenfalls auf die individuelle Hautverträglichkeit und abwechselnde Anwendung der Punkte achten.

按摩基础

Grundlagen der Akupressur

Meridiansystem

Die Lage der Punkte, die man bei der Akupressurbehandlung massiert, ist auf der Körperoberfläche genau festgelegt. Die chinesischen Schriftzeichen für diese Punkte „Xue-Wei" (gesprochen: schü'e – we'i) bedeuten „Eingangsstelle zu einem Tunnelsystem". Die chinesische Medizin versteht darunter Punkte an der Körperoberfläche, die durch dieses Tunnelsystem mit inneren Organen bzw. anderen Körperteilen in engen wechselseitigen Beziehungen stehen. Aus diesem Grund reagieren einige Punkte oft mit Verspannung bzw. Verhärtung des Unterhautgewebes und der Muskeln oder mit Druckschmerzempfindlichkeit, wenn in irgendeinem Organ oder Körperteil eine Störung oder ein krankhafter Prozeß stattfindet. Die Reizung dieser Punkte wiederum kann eine Reihe von Prozessen im Körper im Sinne einer Funktionsregulation bzw. Heilung in Gang setzen. Daher nennt man auch Reizpunkte.

Man kann solche Punkte, die bei bestimmten Erkrankungen und Beschwerden schmerzempfindlich sind, an sich selbst beobachten. Häufig berührt, reibt und drückt man intuitiv diese Punkte, was eine gewisse Linderung mit sich bringt.

Vermutlich haben die chinesischen Ärzte auf diese Weise die heute bekannten Punkte entdeckt. Während am Anfang jedoch nur solche Punkte, die individuell bei den Patienten auftraten, zur Behandlung eingesetzt wurden, stellte man im Laufe der Zeit fest, daß einige Punkte bei bestimmten Erkrankungen regelmäßig an gleichen Stellen auftreten und sich auch zu deren Behandlung wiederholt gut bewähren. Um die Anwendung in der Praxis zu erleichtern, wurden die Punkte daraufhin genau lokalisiert und mit Namen versehen, die oft einen Hinweis auf die Heilwirkung oder die Lage der Punkte geben. Nach und nach wurden immer mehr Punkte entdeckt. Zugleich wurde immer mehr Wissen über ihre Heilfunktion, ihre Wechselbeziehungen mit den inneren Organen und unter-

einander sowie ihre Gesetzmäßigkeit in der Praxis bekannt. Es entstand das Bedürfnis, ein brauchbares System zu entwickeln, mit dem die Lage und die Anwendung dieser Punkte leichter erlernt werden konnte. Zu diesem Zweck wurden Punkte mit ähnlicher Heilwirkung und mit gleicher Reaktion (z. B. ausstrahlender Druckschmerz) bei der Behandlung zusammengebracht und miteinander verbunden. Diese Verbindungslinie, durch mehrere Punkte gebildet, wird Meridian (chinesisch „jing" = Längengrad, hindurchgehen) genannt. Jeder Meridian wird jenem Organ zugeordnet, zu dem nach damaligen Kenntnissen die meisten der Meridianpunkte eine gemeinsame Beziehung unterhielten. So wurde z. B. jener Meridian als Magenmeridian bezeichnet, der viele Punkte enthielt, die bei Magenbeschwerden wirksam sind. Des weiteren wurden die Meridiane, die auf der Innenseite des Körpers (Beugeseite des Arms, Brust-Bauch-Region und Innenseite des Beines) als Yin-Meridiane

23

und die auf der Außenseite (Streckseite des Arms, Rücken und Außenseite des Beines) als Yang-Meridiane bezeichnet.

Nach Ansicht der chinesischen Medizin dienen die Meridiane zusammen mit ihren Querverbindungen (chinesisch: „Luo" = Netz, Geflecht) dem Blut- und Qi-Kreislauf als Transportwege. Sie ernähren außen die Haut und die Muskeln, innen die Organe und die Knochen mit lebenswichtigen Nährstoffen und verbinden diese beiden Teile des Körpers durch Informationsaustausch miteinander. Insofern ist es auch zu verstehen, daß die Meridiane eine systematische Verbindung im ganzen Körper, von innen nach außen und umge-

kehrt, sind. Die Lebensaktivitäten, die Krankheits- und ebenso die Heilungsprozesse werden unter anderem durch das Meridiansystem geregelt. Demnach entspricht das chinesische Meridiansystem in etwa dem Kreislaufsystem (Blut und Lymphe) und Nervensystem in der westlichen Medizin.

Ferner sagt die Theorie des Meridiansystems aus: „Die einzelnen Meridiane heilen (mittels Reizung von außen an ihren Punkten, Anm. d. Verf.) die Erkrankungen der Regionen, die sich in ihrem Verlauf befinden." (Abhandlung der Inneren Medizin des gelben Kaisers „Nei-Ging") Dies ist eine wichtige Aussage, die man neben anderen Regeln des Meridiansystems in der

Praxis als Orientierung für die Auswahl der Punkte benutzt. Das heißt, daß man z. B. zur Behandlung des Tennisellenbogens die Punkte des Dickdarmmeridians massieren kann, weil dieser über den erkrankten Bereich läuft.

Qi-Kreislauf

Nach Ansicht der chinesischen Medizin fließt das Qi innerhalb des Meridiansystems in einer bestimmten Richtung, das heißt die Nährstoffe und Informationen, die zur Unterhaltung der normalen Funktion und zur Heilung benötigt werden, passieren die Meridiane in einer bestimmten Reihenfolge; siehe dazu folgende Tabelle.

Qi-Kreislauf des Meridiansystems

Yin-Meridiane	Yang-Meridiane
Lungenmeridian (1) ——————	(2) Dickdarmmeridian
Milz-Pankreas-Meridian (4) ——————	(3) Magenmeridian
Herzmeridian (5) ——————	(6) Dünndarmmeridian
Nierenmeridian (8) ——————	(7) Harnblasenmeridian
Perikardmeridian (9) ——————	(10) Drei-Erwärmer-Meridian
Lebermeridian (12) ——————	(11) Gallenblasenmeridian

Der gesamte Qi-Kreislauf setzt sich aus drei Teilkreisläufen zusammen, die jeweils von vier Meridianen gebildet werden.

Der erste Teilkreislauf: Das Qi fließt aus dem Lungenmeridian über den Dickdarmmeridian, Magenmeridian in den Milz-Pankreas-Meridian und dann zurück zum Lungenmeridian.

Der zweite Teilkreislauf beginnt mit dem Herzmeridian, geht über den Dünndarmmeridian, den Harnblasenmeridian sowie den Nierenmeridian und endet mit dem Herzmeridian.

Im dritten Teilkreislauf fließt das Qi aus dem Perikardmeridian über den Drei-Erwärmer-Meridian, den Gallenblasenmeridian zum Lebermeridian und dann zurück zum Perikardmeridian. Das Qi aus dem einen Teilkreislauf wird durch den letzten Meridian des Teilkreislaufs übertragen, das heißt, nachdem das Qi den ersten Teilkreislauf durchflossen hat, fließt es aus dem Milz-Pankreas-Meridian zum Herzmeridian über, und der zweite Teilkreislauf beginnt.

Nach diesem Prinzip gilt folgende Regel für die Meridiane: Zwei Meridiane, die nebeneinander oder übereinander liegen, beeinflussen sich wechselseitig. Die wechselseitige Beeinflussung wird bei zwei nebeneinander liegenden Meridianen Yin-Yang-Beziehung genannt, weil der eine ein Yin- und der andere ein Yang-Meridian ist. Die wechselseitige Beeinflussung bei zwei übereinander liegenden Meridianen nennt man schlicht Fließbeziehung.

Zusammengefaßt: Folgende

Meridiane haben miteinander eine Yin-Yang-Beziehung: Lungen- und Dickdarmmeridian, Milz-Pankreas- und Magenmeridian, Herz- und Dünndarmmeridian, Nieren- und Harnblasenmeridian, Perikard- und Drei-Erwärmer-Meridian sowie Leber- und Gallenblasenmeridian. Eine Fließbewegung besteht zwischen Lungen- und Milz-Pankreas-Meridian, zwischen Dickdarm- und Magenmeridian, zwischen Milz-Pankreas- und Herzmeridian, zwischen Herz- und Nierenmeridian, zwischen Dünndarm- und Harnblasenmeridian, zwischen Nieren- und Perikardmeridian, zwischen Perikard- und Lebermeridian, zwischen Drei-Erwärmer- und Gallenblasenmeridian sowie zwischen Leber- und Lungenmeridian.

In der Praxis kann man durch diese Erkenntnis, z. B. bei Erkrankungen des Magens wie Verdauungsstörungen, auch durch Einsatz der Punkte des Milz-Pankreas-Meridians (Yin-Yang-Beziehung) behandeln, und bei Erkrankungen wie Rückenschmerzen, die durch Punkte des Harnblasenmeridians behandelt werden, können auch Punkte des Dünndarms (Fließbewegung) eingesetzt werden.

Punktarten, Namen und Lokalisationsmethoden

Punktarten

Die heute bekannten Akupressurpunkte werden in China unter anderem nach ihrer Entdeckungsgeschichte eingeteilt.

Ashi-Punkte

Diese Punkte werden individuell durch Feststellung von Körperreaktionen, wie Druckschmerz, Verspannung und Verhärtung, auf etwaige Funktionsstörungen oder Erkrankungen ermittelt, das heißt diese Punkte liegen bei jedem Patienten für die jeweilige Erkrankung individuell verschieden. Sie können sich sowohl innerhalb als auch außerhalb des Meridianverlaufs befinden, jedoch sind sie oft in den gleichen Gegenden mit entsprechenden individuellen Abweichungen. Die Punkte müssen daher stets für jeden einzelnen Patienten durch entsprechende Prüfung festgelegt werden.

Die Bezeichnung „Ashi" stammt aus dem Dialekt der Provinz Si-Chuan im Südwesten Chinas. Hatte der Arzt den individuellen Punkt des Patienten gefunden, spürte der Patient eben einen relativ deutlichen Druckschmerz und sagte dazu „A-Shi" (= da ist es). Diese Ashi-Punkte werden, soweit sie feststellbar sind, häufig zur Behandlung (allein oder in Kombination mit anderen empfohlenen Punkten) herangezogen.

Punkte der 14 Meridiane

Das sind die Punkte, die sich im Verlauf der Meridiane befinden. Sie bilden den Hauptteil der häufig benutzten Punkte bei der Krankheitsbehandlung und -vorbeugung. Zwölf Meridiane davon verlaufen im Körper links und rechts symmetrisch, die restlichen zwei jeweils auf der Mittellinie des Körpers vorne und hinten. (Die einzelnen Punkte werden im Kapitel „14 Meridiane und ihre Punkte" zusammen mit den Punkten außerhalb der Meridiane und den „neuen Punkten" dargestellt.)

Punkte außerhalb der Meridiane

Dies sind Punkte, die, bedingt durch ihre besondere Lage, nicht in irgendeinen Meridian eingeordnet werden können. Einige Punkte liegen zwar im Verlauf eines Meridians, sind aber später, das heißt nach der Fertigstellung des Meridiansystems, entdeckt worden.

Neue Punkte

Diese Punkte wurden erst in den letzten Jahren, etwa ab 1955, durch Erkenntnisse der westlichen Medizin (Lage von Nervenbahnen, Muskeln, unterschiedlichem elektrischem Hautwiderstand) von den chinesischen Ärzten nach und nach entdeckt. Sie werden als neue Punkte bezeichnet. Erstens, um sie von den alten, bekannten Punkten außerhalb der Meridiane zu unterscheiden und zweitens, um die Bedeutung und Möglichkeit des Zusammenwirkens der traditionellen chinesischen mit der modernen westlichen Medizin hervorzuheben. Da sie erst seit relativ kurzer Zeit bekannt sind, weiß man noch recht wenig über ihre Heilwirkungen. Und bedingt durch die angewandten Verfahren bei ihrer Entdeckung, sind sie nach heutigem Stand meist für Erkrankungen des Bewegungsapparats zuständig.

Namen der Punkte

Wie bereits erwähnt, gaben die chinesischen Ärzte jedem Punkt (außer den Ashi-Punkten) einen eigenen Namen, der in der Übersetzung oft sehr blumig erscheint. Sie wurden jedoch absichtlich so gewählt, um entweder die typische Gegebenheit der Lage, der Heilwirkung oder der Organbezogenheit zu verdeutlichen. Die Namen entstanden in der Regel durch Anlehnungen bzw. vergleichende Bilder, so z. B. die Strömung eines Gewässers für die Stärke des Qi, Gebirge, Lebewesen und Gebrauchsgegenstände für die äußeren Merkmale der Punkte und Begriffe der Architektur und Astrologie als Symbol der Heilfunktion.

Um diese oft sinnbildlichen Bedeutungen der Namen zu verstehen, benötigt man ein gewisses Vorstellungsvermögen. Es ist jedoch von Vorteil, wenn man die phantasievollen Namen begreifen und behalten kann, denn sie helfen, die Punkte zu lokalisieren, und sich ihre Heilwirkung oder Organbezogenheit zu merken. Unter Umständen bedeutet das eine Erleichterung für ihre praktische Anwendung. In den meisten westlichen Büchern zum Thema Akupressur oder Akupunktur werden die chinesischen Eigennamen durch Abkürzungen und Numerierungen ersetzt. Damit das Vergleichen mit anderen deutschsprachigen Büchern erleichtert wird, werden in diesem Buch auch die üblichen deutschen Kurzbezeichnungen verwendet. Zusätzlich jedoch werden die chinesischen Eigennamen in Pin-Yin-Buchstaben (amtliche alphabetische Schreibweise der Volksrepublik China; um die chinesischen Namen richtig auszusprechen, siehe Anhang Seite 190) und ihre deutschen Übersetzungen bei der Darstellung der Punkte im nächsten Kapitel angegeben. Diese amtliche Pin-Yin-Schreibweise wird zunehmend in der amerikanischen und asiatischen Literatur übernommen. Durch die zusätzliche Angabe in diesem Buch wird also auch der Vergleich mit der Literatur dieser Länder möglich. Die Übersetzung der chinesischen Eigennamen hilft ihre Bedeutung zu begreifen.

Lokalisationsmethoden

Um die Behandlung durch Akupressur optimal zu gestalten, braucht man eine zutreffende Methode, um die eingesetzten Punkte zu lokalisieren. Es gibt verschiedene Möglichkeiten, dieses Kriterium zu erfüllen:
1. Durch Einteilung einer Körperregion in bestimmte Skaleneinheiten, die nach Verteilung der dortigen Punkte festgelegt und nur für diese Körperregion gültig sind. So wird z. B. die Entfernung im Unterbauch zwischen Bauch-

nabel und Schambein in fünf Skalen eingeteilt, die im Chinesischen mit der Einheit „Cun" (gesprochen: Chu'en) gemessen wird. Wenn man also auf dem Unterbauch den Punkt Guan-Yuan (KG 4), der 3 Cun unter dem Nabel liegt, lokalisieren will, braucht man jetzt nur auf zwei Fünftel der Entfernung zwischen Nabel und Schambein zu kommen, dann hat man den Punkt.

2. Durch die Länge oder die Breite eines Fingers bzw. mehrerer zusammengelegter Finger, denn diese sind gewöhnlich mit der Länge der Arme und Beine proportional. Man muß nur darauf achten, daß man die Finger des Patienten zur Messung nimmt. Werden die eigenen Finger verwendet, muß die Abweichung zwischen den eigenen Fingern und denen des

Patienten berücksichtigt werden.

1 Cun entspricht der Breite des Daumens in Höhe des mittleren Fingergelenks, 1,5 Cun entsprechen der Breite der zusammengelegten Zeige- und Mittelfinger, ebenfalls in Höhe des mittleren Fingergelenks, 2 Cun entsprechen der Länge der zwei Endglieder des Zeigefingers, und 3 Cun entsprechen der Breite der aneinandergelegten vier Finger ohne Daumen, ebenfalls in Höhe des mittleren Fingergelenks. Wenn man also, ausgehend vom inneren Knöchel auf der Innenseite des Unterschenkels, nach oben vier Finger anlegt (= 3 Cun), zeigt die obere Grenze der vier Finger den Punkt San-Yin-Jiao (MP 6 / Kreuzung der drei Yin-Meridiane).

3. Durch Orientierung an anatomischen Gegebenheiten. Charakteristische Merkmale eines bestimmten Körperteils sind entweder im normalen Zustand schon sichtbar oder treten durch eine bestimmte Haltung in Erscheinung. Dies nutzt man aus, um die dortigen Punkte zu lokalisieren. Wenn man z. B. den Daumen an den Zeigefinger anlegt, bildet sich auf dem Handrücken in der Nähe des Daumens ein Muskelwulst mit Falte. Am Ende der Falte auf der Höhe des Wulstes befindet sich der Punkt He-Gu (Di 4 / Talsende). Bei der Darstellung der einzelnen Punkte werden diese drei Lokalisationsmethoden wahlweise eingesetzt. Sie werden genau beschrieben, damit die korrekte Bestimmung der Punkte ermöglicht wird.

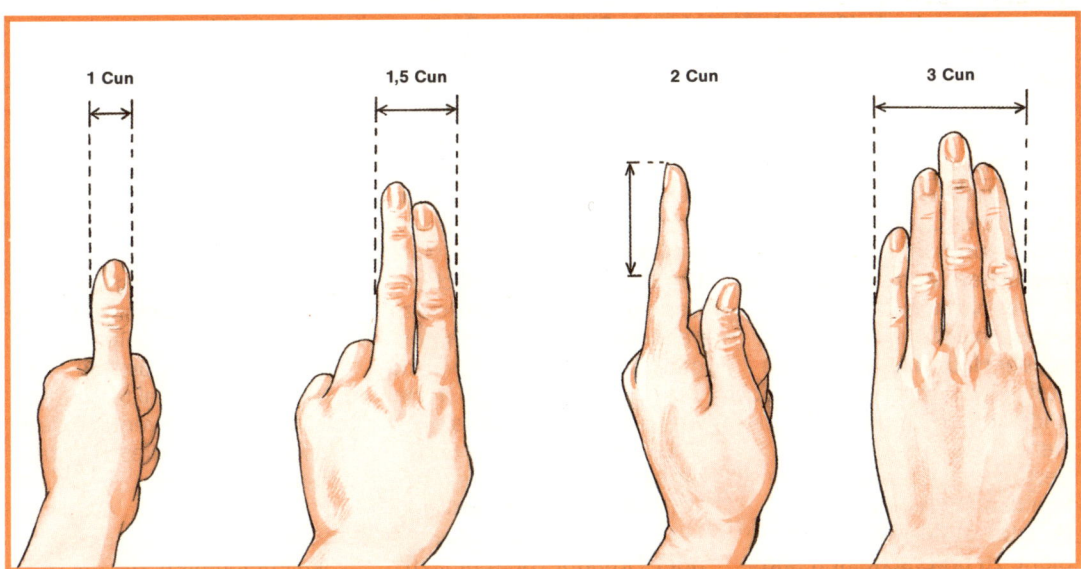

Mit Hilfe der Länge und Breite der Finger können Akupressurpunkte lokalisiert werden

14 Meridiane und ihre Punkte

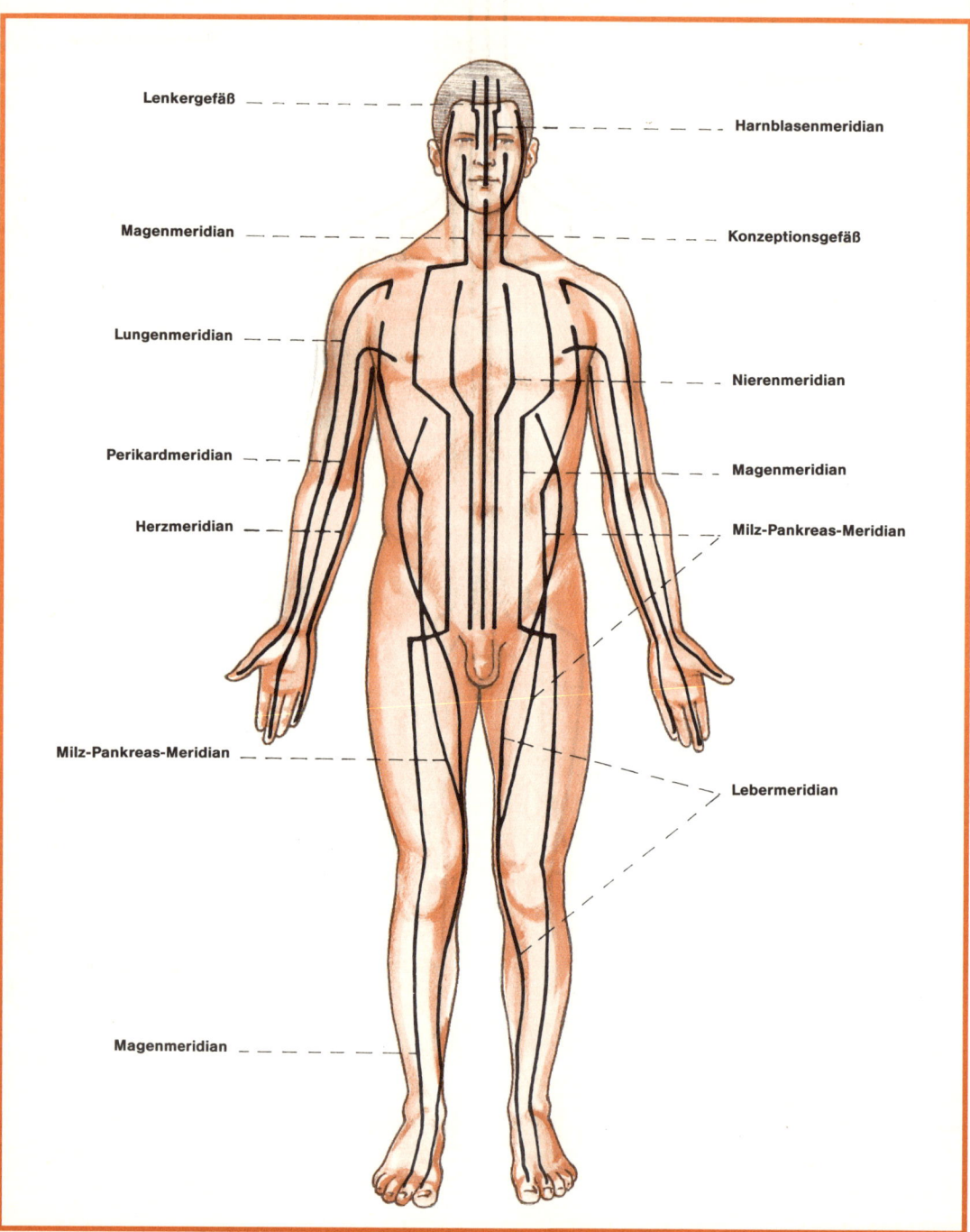

Lenkergefäß

Harnblasenmeridian

Magenmeridian

Konzeptionsgefäß

Lungenmeridian

Nierenmeridian

Perikardmeridian

Magenmeridian

Herzmeridian

Milz-Pankreas-Meridian

Milz-Pankreas-Meridian

Lebermeridian

Magenmeridian

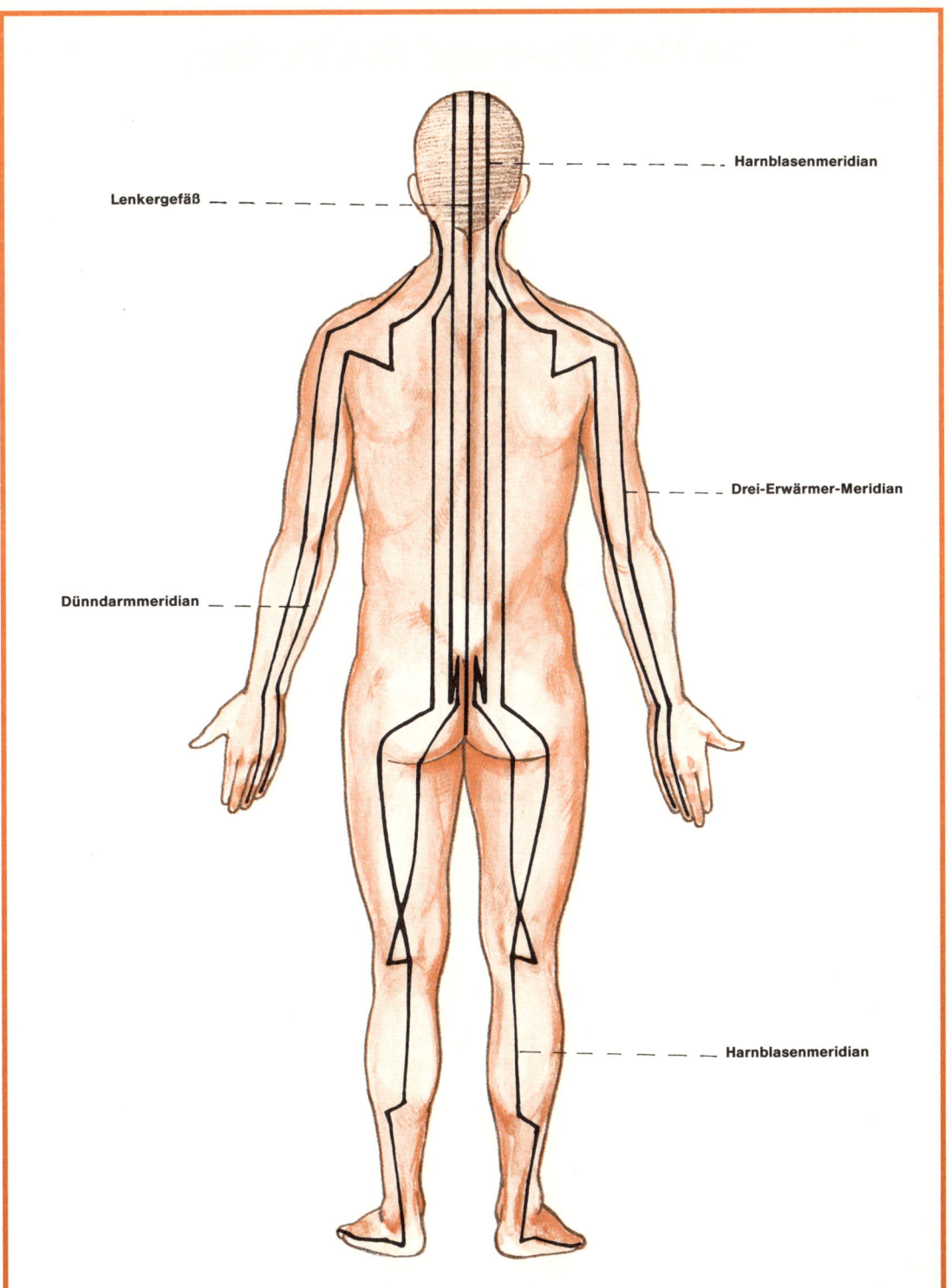

Harnblasenmeridian

Lenkergefäß

Drei-Erwärmer-Meridian

Dünndarmmeridian

Harnblasenmeridian

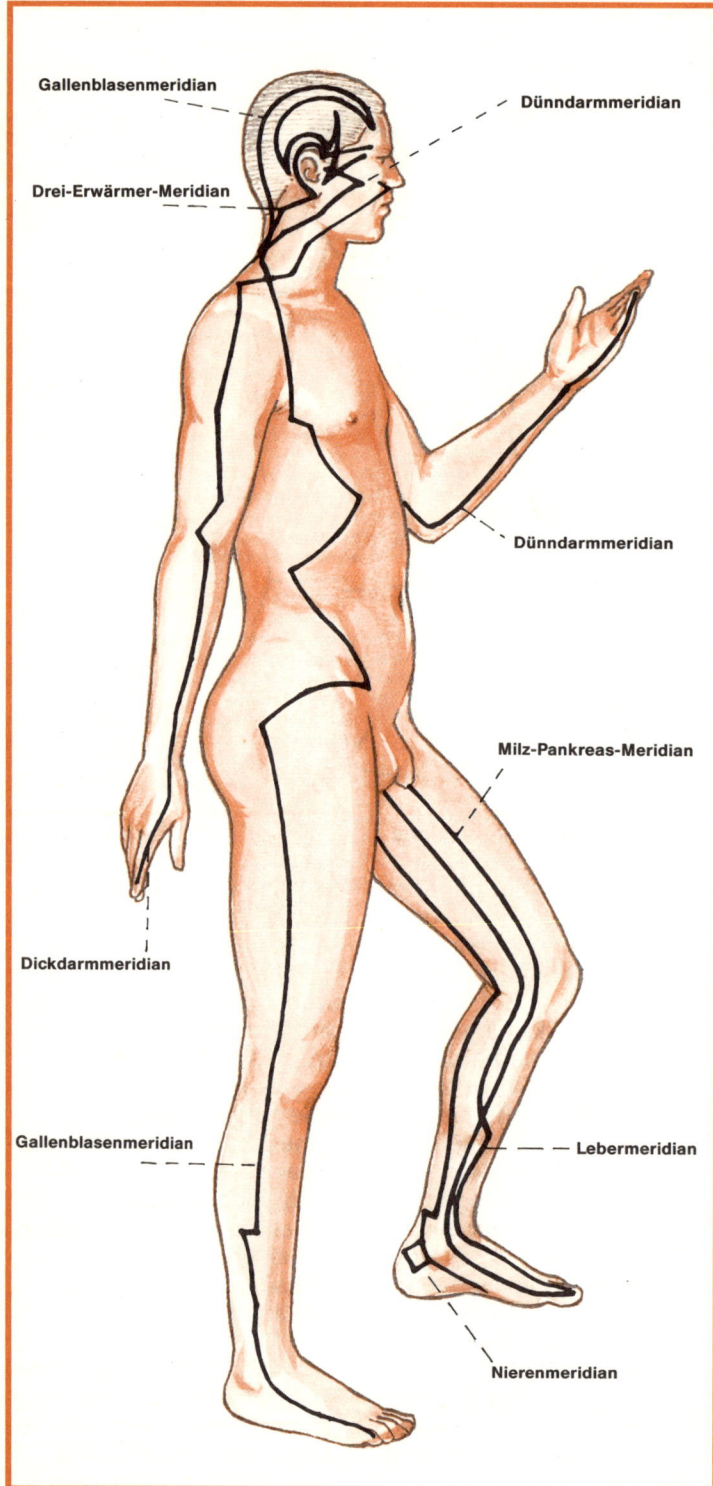

Gallenblasenmeridian

Drei-Erwärmer-Meridian

Dünndarmmeridian

Dünndarmmeridian

Milz-Pankreas-Meridian

Dickdarmmeridian

Gallenblasenmeridian

Lebermeridian

Nierenmeridian

Das Meridiansystem wird aus insgesamt zwölf regulären Meridianen, acht Sondermeridianen und einer Unzahl von Neben- und Querverbindungen zusammengesetzt. Die zwölf regulären Meridiane wurden bereits beim Qi-Kreislauf erwähnt.

Von den acht Sondermeridianen, die als Gefäße bezeichnet werden, haben nur zwei, nämlich das auf der vorderen Mittellinie des Körpers verlaufenden Lenkergefäß und das auf der hinteren Mittellinie verlaufende Konzeptionsgefäß eigene Meridianpunkte. Die übrigen sechs Sondermeridiane durchziehen Teile der zwölf regulären und zwei Sondermeridiane, um bei Bedarf aktiv zu werden.

Die zahlreichen Neben- und Querverbindungen vernetzen die verschiedenen Meridiane untereinander und diese mit z. B. der Haut, dem Unterhautgewebe, den Muskeln, Knochen und Gelenken. So werden diese Teile des Körpers umfassend von Qi und Blut versorgt. In der Akupressurbehandlung spielen nur die zwölf regulären und die zwei Sondermeridiane, die auf der Körperoberfläche eigene Punkte haben, eine wesentliche Rolle, weil sie sich aufgrund ihres Verlaufs auf der Körperoberfläche und ihrer eigenen Punkte direkt durch die Massage regulieren lassen. In diesem Buch werden deshalb nur die Punkte der vierzehn Meridiane vorgestellt, die zur Behandlung der beschriebenen Krankheiten und Beschwerden gebraucht werden.

Es empfiehlt sich vorher, das Kapitel über die Lokalisationsmethoden genau zu lesen.

Lungenmeridian

(Abkürzung: Lu)

Der Lungenmeridian wirkt hauptsächlich bei Erkrankungen der Lungen und der Bronchien, der Nase, der Mund- und Rachenhöhle, bei Erkältungen sowie bei Schmerzen im oberen Brustbereich und entlang des Meridianverlaufs. Er beginnt seinen oberflächlichen Verlauf im oberen äußeren Teil der Brust, unter dem äußeren Ende des Schlüsselbeins, und verläuft über die vordere Seite der Schulter und die Beugeseite des Oberarms zum Ellenbogen, weiter über den vorderen Teil der Beugeseite des Unterarms zum Handgelenk, über den Daumenballen und Daumen und endet am äußeren Eck des Nagelbetts. In seinem Verlauf befinden sich insgesamt elf Punkte, fünf davon werden hier besprochen.

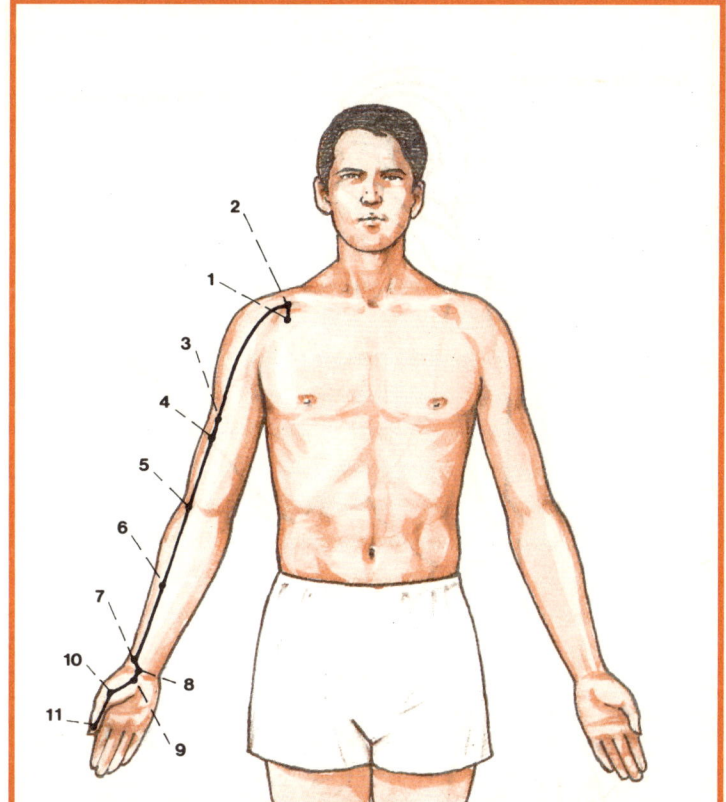

Verlauf des Lungenmeridians

Lu 1 (Zhong-Fu / Zentralpräfektur) liegt unter dem äußeren Ende des Schlüsselbeins, 1 Daumenbreit unter der Mitte der Grube, die deutlich in Erscheinung tritt, wenn man die Hand auf die Taille legt.
Heilwirkung: Husten, Erkältungen, Bronchialasthma, Bronchitis und Schmerzen im Schulter- und oberen Brustbereich.

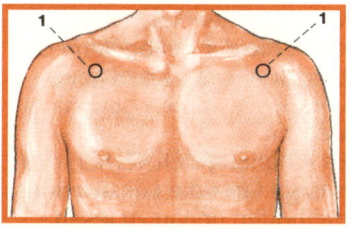

Lu 5 (Chi-Ze / Moor der Elle) liegt auf der Außenseite der Ellenbogenfalte, 1 kleinen Fingerbreit neben der Bizepssehne.
Heilwirkung: Erkältungen, Husten, Mandelentzündung, Schmerzen und Schwellungen im Mund- und Rachenbereich, Heiserkeit, Bronchitis, Bronchialasthma und andere Beschwerden der Lungen / Bronchien; Schmerzen und Schwellungen im Ober-, Unterarm und im Ellenbogen.

Lu 6 (Kong-Zui / Tiefes Loch) liegt auf der äußeren Beugeseite des Unterarms, 1 Daumenbreit oberhalb der Mitte der gesamten Unterarmlänge.
Heilwirkung: wie Lu 5.

Lu 7 (Lie-Que / Blitzschlag) liegt 2 Fingerbreit oberhalb des Handgelenks am Gelenkköpfchen der Speiche (Unterarmknochen), fast am Übergang zwischen Beuge- und Streckseite des Unterarms. Lie-Que ist die Lautwiedergabe für Blitzschlag im alten Chinesisch. Blitz- und Donnerschlag sind zusammen eine sinnbildliche Umschreibung für das laute Hustengeräusch. Lu 7 ist unter anderem sehr wirksam gegen starken bzw. hartnäckigen Husten, siehe auch Ma 40, Seite 36.
Heilwirkung: Bronchialasthma, Husten, Erkältungen, Schmerzen und Schwellungen im Mund- und Rachenbereich, Zahn- und Kopfschmerzen,

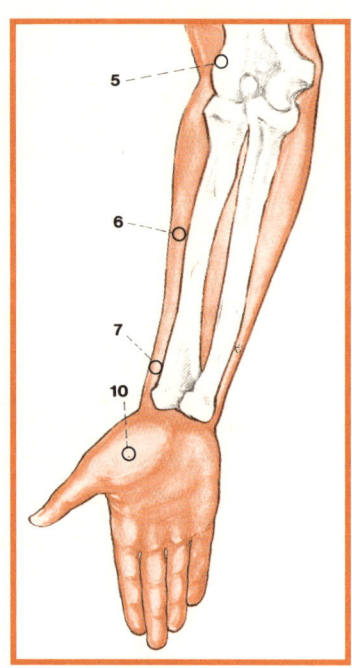

Er entspringt am daumenseitigen Ende des Nagelbetts des Zeigefingers, läuft über seine Seite und den Handrücken zwischen dem ersten und zweiten Mittelhandknochen zum Handgelenk, weiter über die vordere Streckseite des Unterarms, den Ellenbogen und die vordere Streckseite des Oberarms, dann über die Schulter und den Hals am Hinterrand des Kopfwenders, um den Mund herum, hinüber zur anderen Gesichtshälfte und endet neben dem Nasenflügel. In seinem Verlauf befinden sich 20 Punkte, sechs werden beschrieben.

Di 4 (He-Gu / Talsende) liegt am Handrücken zwischen dem ersten und dem zweiten Mittelhandknochen, neben dem Faltenende auf der höchsten Stelle des Muskelwulstes, der durch Zusammenlegen von Daumen und Zeigefinger entsteht.
Heilwirkung: Erkältungen, Schnupfen, Schmerzen und Schwellungen im Mund- und Rachenbereich, Zahnschmerzen; Schmerzen und Entzündungen der Augen, Gesichtslähmung, Trigeminus- und Kopfschmerzen und andere Beschwerden im Kopf und Gesichtsbereich; Schmerzen

Nackenschmerzen und -steifheit; Gesichtslähmung, Trigeminus- und Handgelenksschmerzen.

Lu 10 (Yu-Ji / Fischgrenze) liegt in der Mitte des Daumenballens zwischen der blaßrosa und bläulichen Haut.
Heilwirkung: Mandelentzündung, Schmerzen und Schwellungen im Mund- und Rachenbereich, Husten, Bronchialasthma; Fieber und Verdauungsstörungen.

Dickdarmmeridian
(Abkürzung: Di)

Der Dickdarmmeridian wirkt hauptsächlich bei Erkrankungen von Augen, Nase, Mund- und Rachenhöhle, Kiefergelenk und anderen Beschwerden im Kopf- und Gesichtsbereich, Fieber, Kopfschmerzen und Schmerzen entlang des Meridianverlaufs.

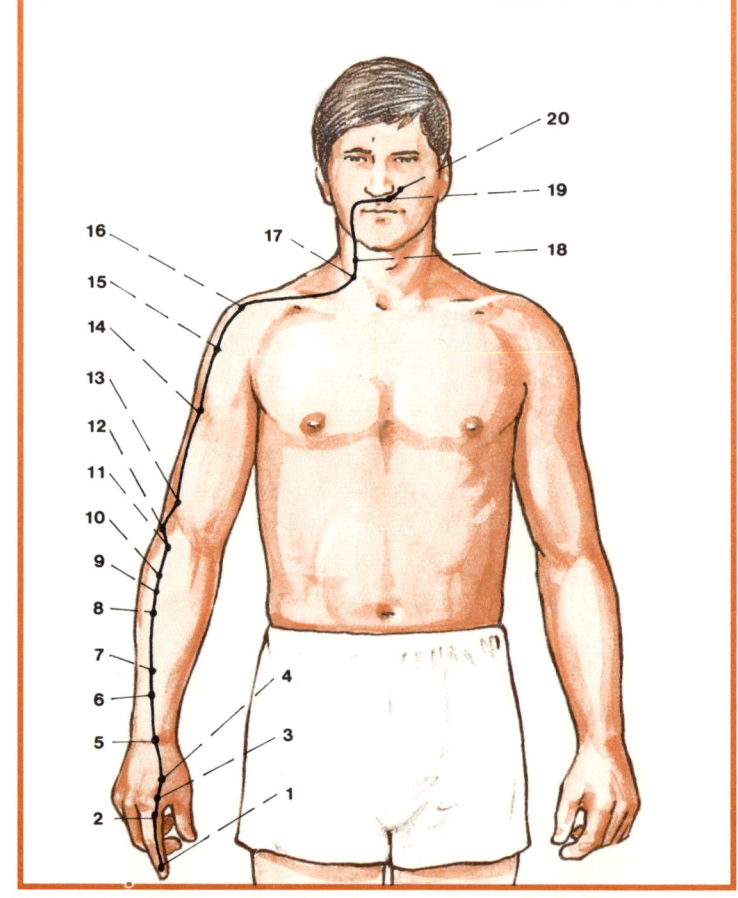

Verlauf des Dickdarmmeridians

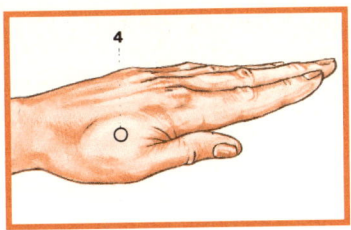

im Hand-, Ellenbogen- und Schultergelenk; Schmerzen und Ausbleiben der Regelblutung, Schwergeburt; Fieber, Entzündungen aller Art, Störungen der Schweißausscheidung.

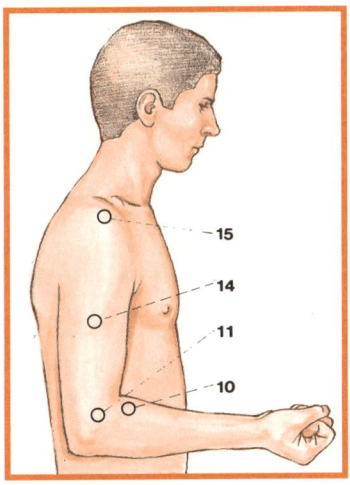

Di 10 (Shou-San-Li / Drei Meßteile des Arms) liegt auf der Streckseite des Unterarms, 2 Endglieder des Zeigefingers entfernt vom äußeren Ende der Ellenbogenfalte.
Heilwirkung: Schmerzen, Lähmungen und Sensibilitätsstörungen in Ellenbogen, Arm und Schulter.

Di 11 (Qu-Chi / Gewundener Teich) liegt bei gebeugtem Arm 1 kleinen Fingerbreit entfernt vom Ende der äußeren Ellenbogenfalte.
Heilwirkung: Schwellungen und Schmerzen im Mund- und

Rachenbereich, Erkältungen, Augenrötungen; Über- und Unterfunktion der Schilddrüsen, Fieber, Bluthochdruck, Allergien; Beschwerden in Ellenbogen, Arm, Schulter.

Di 14 (Bi-Nao / Oberarmmuskel) liegt im Oberarm an der Spitze des Deltamuskels.
Heilwirkung: entzündliche Augenerkrankungen wie Gerstenkorn und Bindehautentzündung; Schmerzen, Lähmungen, Sensibilitätsstörungen in Arm und Schulter.

Di 15 (Jian-Yu / Schulterbein) liegt auf der Schulter am Oberrand des Deltamuskels in der vorderen Grube, die durch seitwärts-waagerechtes Heben des Arms gebildet wird.
Heilwirkung: Schmerzen im Schultergelenk und andere Erkrankungen in Arm und Schulter.

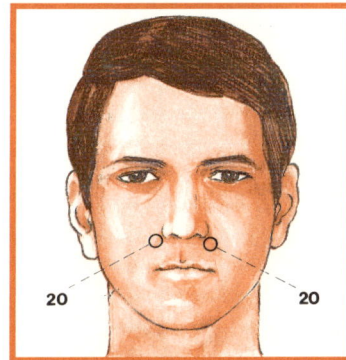

Di 20 (Ying-Xiang / Empfang des Dufts) liegt in der Nasen-Lippen-Falte neben der Basis des Nasenflügels.
Heilwirkung: Schnupfen, verstopfte Nase, Nasenbluten, Gesichtslähmung, Trigeminusschmerzen, Schmerzen bei der Regelblutung und andere Bauchschmerzen.

Magenmeridian
(Abkürzung: Ma)

Der Magenmeridian wirkt hauptsächlich bei Erkrankungen des Magen-Darm-Trakts, der Zähne, des Gesichtsbereichs sowie bei Schmerzen entlang des Meridianverlaufs. Er hat zwei Ursprünge. Der eine Ursprung fängt in der Augenhöhle an und läuft abwärts neben Nase und Mund zum Unterkiefer, der andere fängt im Haarwinkel zwischen Schläfen und Stirn (Geheimratsecken) an und läuft senkrecht abwärts am Unterkieferwinkel vorbei zum vorderen Teil des Unterkiefers. Dort treffen sich die beiden Meridiane und gehen gemeinsam weiter als Hauptverlauf über den Vorderrand des Kopfwenders zum Schlüsselbein. Dann verläuft er weiter über die Brust auf der Schlüsselbeinmittellinie. Am Bauch führt er nach innen und läuft versetzt entlang der Mitte zwischen der Schlüsselbeinmittellinie und der Körpermitte bis zur Leistenbeuge, weiter über den vorderen Oberschenkel, das Knie und am äußeren Unterschenkel neben dem Schienbein entlang, dann über das Fußgelenk, den Fußrücken, zwischen dem zweiten und dritten Mittelfußknochen entlang und endet schließlich am äußeren Nagelbett der zweiten Zehe. Der Magenmeridian besitzt in seinem Verlauf insgesamt 45 Punkte, 19 davon werden hier vorgestellt.

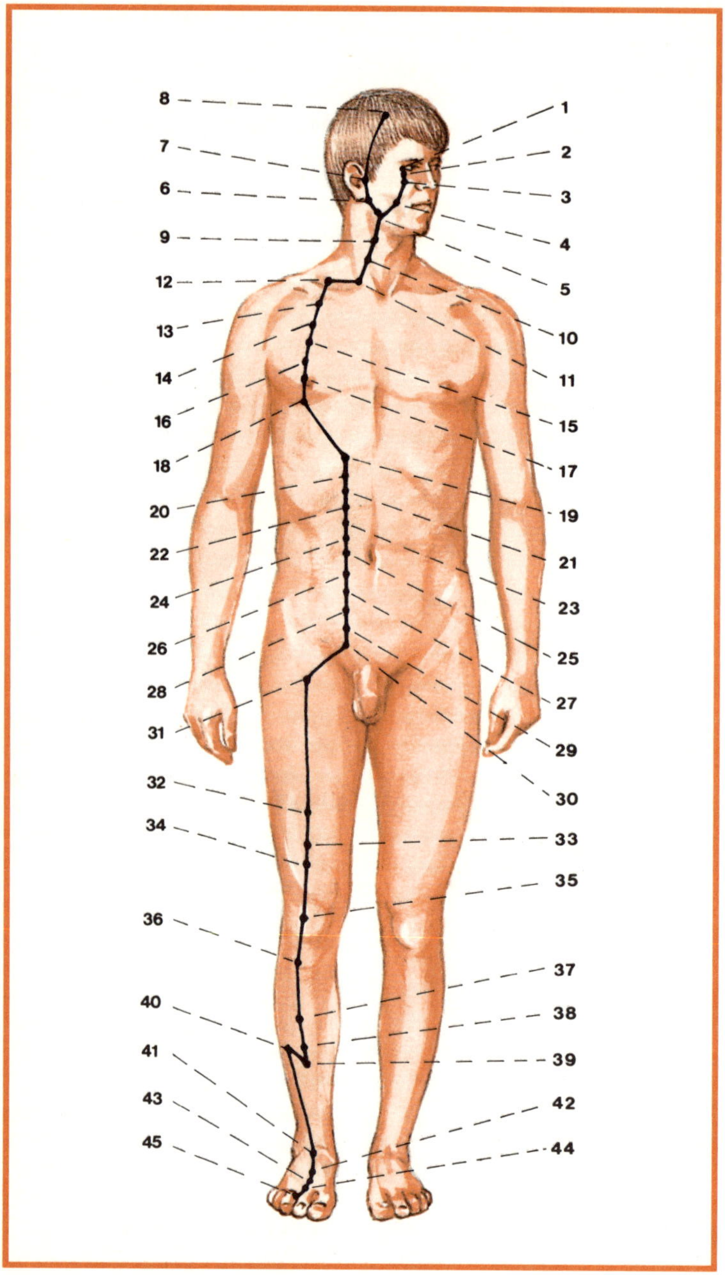

Ma 2 (Si-Bai / Vierfache Helligkeit) liegt unter dem Auge, in einem Loch im oberen inneren Teil des Wangenknochens, nahe dem Nasenbein. Heilwirkung: Augenerkrankungen, Trigeminusschmerzen, Lähmung und Zuckung der Gesichtsmuskeln, Nebenhöhlenentzündung.

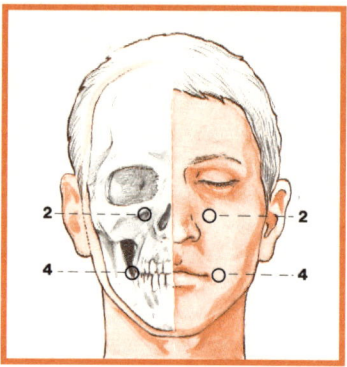

Ma 4 (Di-Cang / Erdspeicher) liegt knapp neben dem Mundwinkel. Heilwirkung: Gesichtslähmung, Trigeminusschmerzen.

Ma 6 (Jia-Che / Kieferknochen) liegt 1 Zeigefingerbreit diagonal vor dem Unterkieferwinkel, bei geschlossenem Mund auf dem höchsten Punkt der Kaumuskeln. Heilwirkung: Zahnschmerzen, Gesichtslähmung, Trigeminusschmerzen, Kieferklemme und Mumps.

Ma 7 (Xia-Guan / Untere Schranke) liegt in der Vertiefung unter dem Jochbeinbogen zwischen dem Gelenkfortsatz und dem Muskelfortsatz des Unterkiefers. Bei weit aufgemachtem Mund liegt der Punkt auf dem vorgerückten Gelenkfortsatz des Unterkiefers.

Verlauf des Magenmeridians

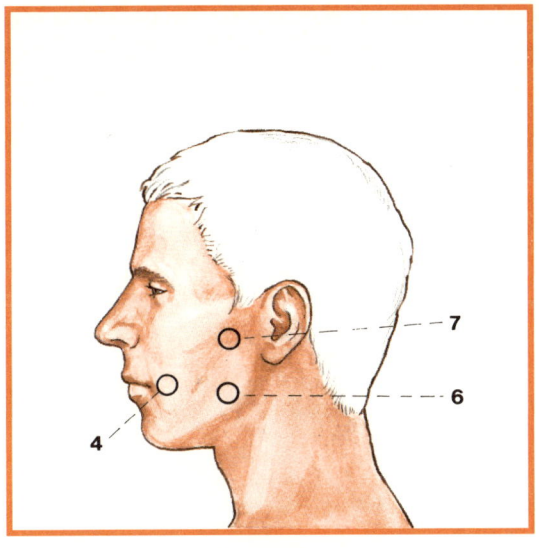

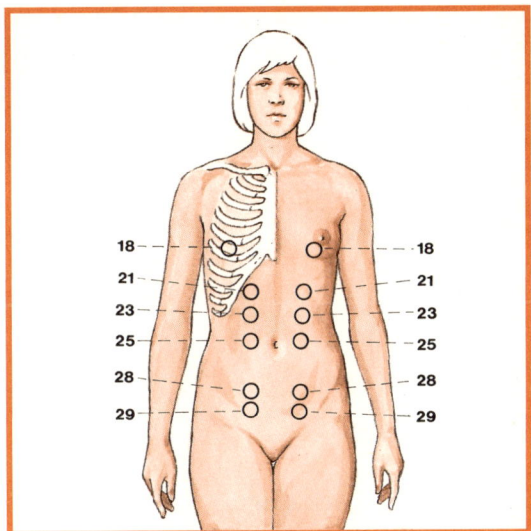

Heilwirkung: Kieferklemme, Kiefergelenkentzündung, Zahnschmerzen, Gesichtslähmung, Trigeminusschmerzen, Mumps und Hörstörungen.

Ma 18 (Ru-Gen / Brustwurzel) liegt in der Kreuzung der unteren Brustfalte mit der Schlüsselbeinmittellinie. Heilwirkung: Entzündung der Milchdrüsen, Muttermilchmangel; Beklemmung und Schmerzen in der Brust und in den seitlichen Rippenpartien.

Ma 21 (Liang-Men / Getreidetor) liegt im Oberbauch zwischen Mittellinie und Schlüsselbeinmittellinie in Höhe des Mittelpunkts zwischen dem unteren Brustbeinende und dem Bauchnabel. Heilwirkung: Magenschleimhautentzündung, Magen- und Zwölffingerdarmgeschwüre; Funktionsstörungen und andere Erkrankung des Magen-Darm-Trakts.

Ma 23 (Tai-Yi / Große Monade) liegt im Oberbauch zwischen Mittellinie und Schlüsselbeinmittellinie in Höhe des unteren Viertels zwischen dem unteren Brustbeinende und dem Nabel. Heilwirkung: Magenschmerzen, Magen- und Zwölffingerdarmgeschwüre und andere psychische Erregungszustände.

Ma 25 (Tian-Shu / Himmlische Achse) liegt im Bauch zwischen Mittellinie und Schlüsselbeinmittellinie neben der Nabelmitte. Heilwirkung: Darmerkrankungen wie Durchfall und Verstopfung; Frauenleiden wie Unregelmäßigkeit sowie Schmerzen bei Regelblutung und Ausfluß.

Ma 28 (Shui-Dao / Wasserstraße) liegt im Unterbauch zwischen Mittellinie und Schlüsselbeinmittellinie in Höhe von etwa zwei Fünfteln zwischen dem Nabel und dem Schambein.

Heilwirkung: Erkrankungen der Niere, Harnblase und Geschlechtsorgane; Ödeme, Reizblase, Nierenbecken- und Eierstockentzündung und Schmerzen bei der Regelblutung.

Ma 29 (Gui-Lai / Wiederkehr) liegt im Unterbauch zwischen Mittellinie und Schlüsselbeinmittellinie in Höhe des unteren Fünftels zwischen dem Nabel und dem Schambein. Heilwirkung: wie Ma 28.

Ma 32 (Fu-Tu / Liegender Hase) liegt auf dem vorderen Oberschenkel, 1 Handlänge (vom Handgelenk zur Mittelfingerspitze) oberhalb des Oberrandes der Kniescheibe. Heilwirkung: Schmerzen, Lähmungen und Sensibilitätsstörungen des Beins; Allergien.

Ma 34 (Liang-Qiu / Balkenhügel) liegt im Oberschenkel, 2 Endglieder des Zeigefingers lang über dem äußeren Rand der Kniescheibe bei rechtwinklig gebeugtem Bein.

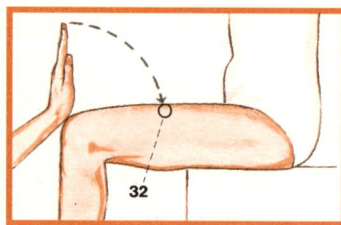

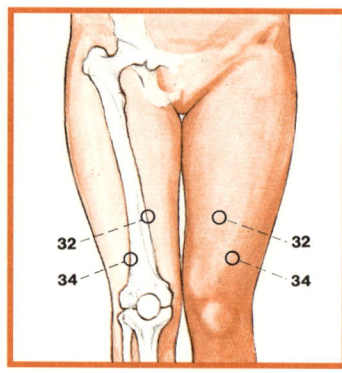

Ma 39 (Xia-Ju-Xu / Untere große Lücke) liegt im Unterschenkel neben dem Schienbein, 1 Daumenbreit unter der Mitte zwischen äußerer Kniegrube und Höchstpunkt des äußeren Knöchels.
Heilwirkung: Durchfall, Entzündungen und andere Erkrankungen des Dünndarms; Erkrankungen des Unterschenkels.

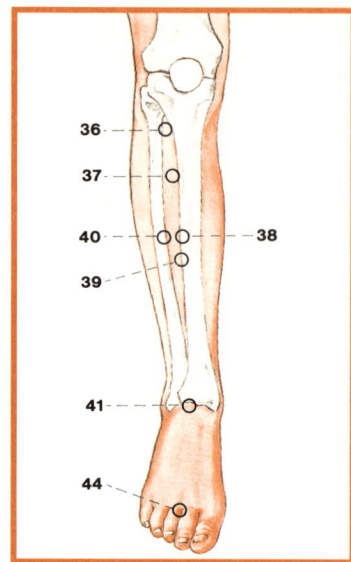

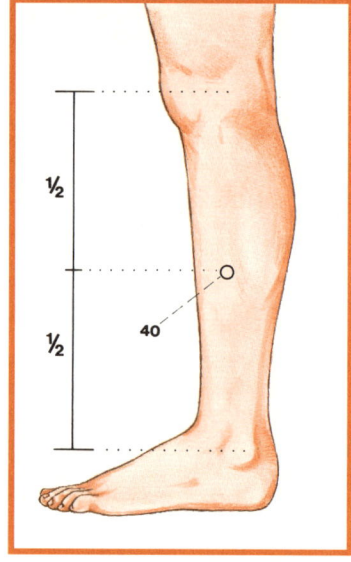

Heilwirkung: Magenschmerzen; Entzündungen, Schmerzen und Spannungsgefühle in der Brust; Erkrankungen des Knies.

Ma 36 (Zu-San-Li / Drei Meßteile des Beins) liegt im äußeren Unterschenkel, 1 Daumenbreit neben dem Schienbein, 4 Fingerbreit unter der äußeren Kniegelenkgrube.
Heilwirkung: Erkrankungen des Magen-Darm-Trakts wie Verdauungsstörungen, Durchfall, Verstopfung und Magen- und Zwölffingerdarmgeschwüre; Erkrankungen im Mund- und Rachenbereich; Frauenleiden wie Entzündungen der Milchdrüsen und Zyklusstörungen; Konstitutionsschwäche und psychische Erregungszustände; Fieber, Schmerzen, Krampfanfälle; Erkrankungen des Beins und des Knies.

Ma 37 (Shang-Ju-Xu / Obere große Lücke) liegt im Unterschenkel neben dem Schienbein, 2 Endglieder des Zeigefingers lang über dem Mittelpunkt zwischen der äußeren Kniegrube und dem Höchstpunkt des äußeren Knöchels.
Heilwirkung: Bauchschmerzen, Durchfall, Blähungen, Verstopfung und andere Erkrankungen des Dickdarms; Erkrankungen des Unterschenkels.

Ma 38 (Tiao-Kou / Längliche Öffnung) liegt im Unterschenkel in Höhe des Mittelpunkts zwischen der äußeren Kniegrube und dem Höchstpunkt des äußeren Knöchels, 1 Daumenbreit neben dem Schienbein.
Heilwirkung: Magenschmerzen; Schmerzen und Bewegungseinschränkungen des Schultergelenks; Erkrankungen des Unterschenkels.

Ma 40 (Feng-Long / Donnerschlag) liegt im Unterschenkel in der Mitte zwischen der Kniegrube und dem Höchstpunkt des äußeren Knöchels. Feng-Long ist die Lautwiedergabe des Donnerschlags im alten Chinesisch, es ist die sinnbildliche Umschreibung für starken Husten gebraucht, siehe auch Lu 7, Seite 31.
Heilwirkung: starke Schleimbildung in den Bronchien, Bronchitis, Husten; Krampf- und Schwindelanfälle, psychische Erregungszustände, Bluthochdruck; Schulter-Arm-Syndrom und Erkrankungen des Unterschenkels.

Ma 41 (Jie-Xi / Bach des Gelenks) liegt auf dem Fußgelenk zwischen den Sehnen.
Heilwirkung: Kopfschmerzen; Erkrankungen des Fußgelenks.

Ma 44 (Nei-Ting / Innenhof) liegt am Fußrücken zwischen dem zweiten und dritten Zehengrundgelenk.
Heilwirkung: Zahnschmerzen, Schmerzen und Schwellungen im Mund- und Rachenbereich, Gesichtslähmung, Trigeminusschmerzen und Kopfschmerzen; Magenschmerzen und andere Verdauungsstörungen.

Milz-Pankreas-Meridian
(Abkürzung: MP)

Der Milz-Pankreas-Meridian wirkt hauptsächlich bei Erkrankungen des Verdauungssystems, der Harn- und Geschlechtsorgane, der Psyche und bei Schmerzen entlang des Meridians. Er entspringt neben dem inneren Nagelbett der Großzehe, läuft entlang der Innenseite des Fußrückens vor dem inneren Knöchel vorbei und weiter auf der Innenseite des Unterschenkels hinter dem Schienbein, dann über die Innenseite des Knies und des Oberschenkels, über die Leistenbeuge und am Bauch auf der Schlüsselbeinmittellinie. Im Brustbereich läuft er seitwärts versetzt neben der Brustwarze bis zum zweiten Zwischenrippenraum, danach weiter nach unten seitwärts zum sechsten Zwischenrippenraum auf der Achselmittellinie. Es gibt insgesamt 21 Punkte, sieben davon werden hier besprochen.

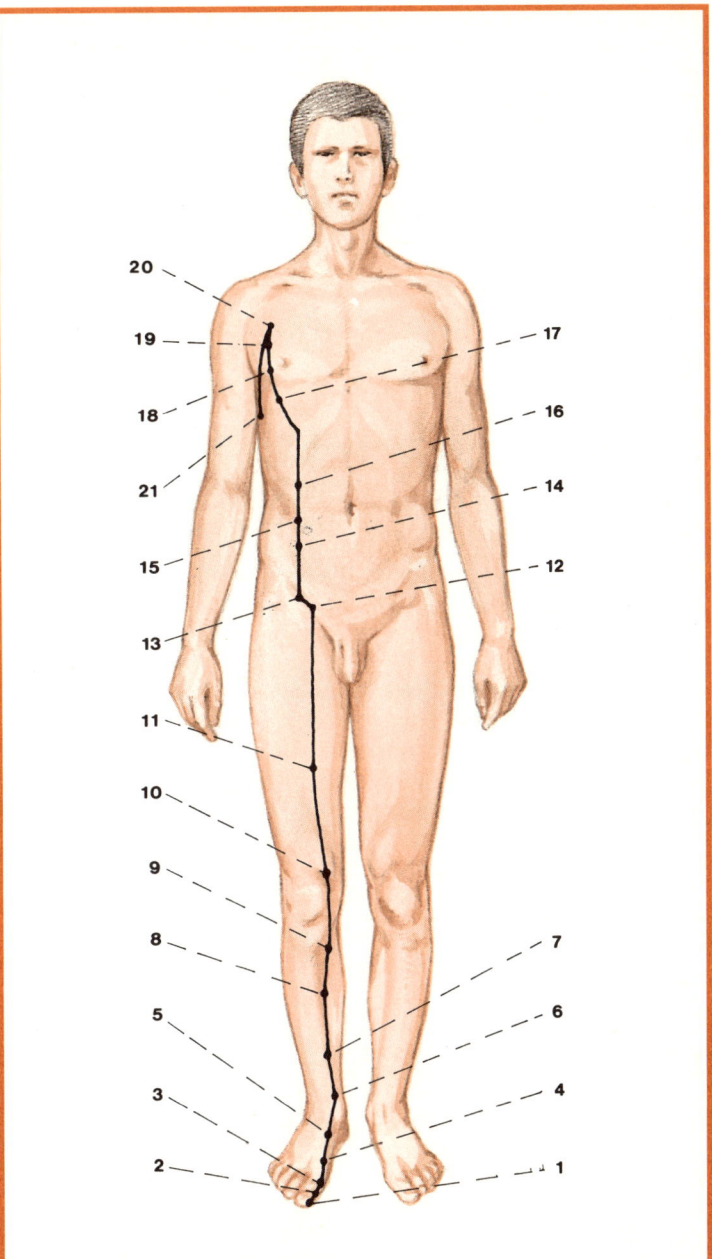

Verlauf des Milz-Pankreas-Meridians

MP 1 (Yin-Bai / Verborgende Helligkeit) liegt am inneren Nagelbett der Großzehe.
Heilwirkung: starke Regelblutung, Zwischenblutung; Blähungen.

MP 4 (Gong-Sun / Großvater-Enkelkind) liegt an der Innenseite des Fußrückens vor der Basis des ersten Mittelfußknochens.
Heilwirkung: Magenschmerzen, Durchfall, Blähungen, Erbrechen und andere Verdauungsstörungen; Schmerzen bei der Regelblutung; wirkt krampflösend auf innere Organe.

MP 6 (San-Yin-Jiao / Kreuzung der drei Yin-Meridiane) liegt 4 Fingerbreit über dem Höchstpunkt des inneren Knöchels hinter dem Schienbein. Die drei Yin-Meridiane sind Milz-Pankreas-, Leber- und Nierenmeridian, die alle auf der Yin-Seite (Innenseite) des Beins verlaufen und sich hier im Punkt MP 6 kreuzen.

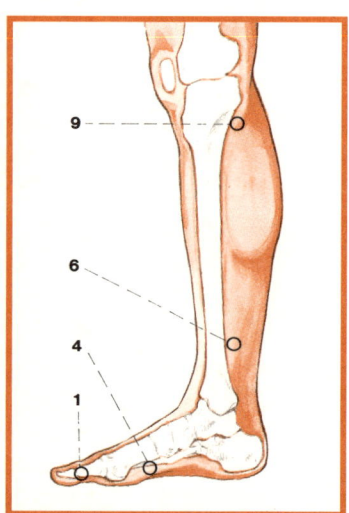

Heilwirkung: Verdauungsstörungen wie Durchfall, Blähungen und Völlegefühl; Frauenleiden wie Zyklusstörungen, Schmerzen bei der Regelblutung, Schwergeburt, Ausfluß und Eierstockentzündung; Erkrankungen der Harnorgane wie Nierenfunktionsschwäche, Blasenentzündung und Bettnässen; Potenzstörungen; Schmerzen und Juckreiz im Bereich der Geschlechtsorgane; Schlafstörungen und andere psychische Erregungszustände.

MP 9 (Yin-Ling-Quan / Quelle des Yin-Hügels) liegt unter dem oberen Schienbeinende an der Innenseite des Unterschenkels in Höhe des Kniescheibenbandansatzes.
Heilwirkung: Erkrankungen der Harn- und Geschlechtsorgane wie Harnblasenentzündung, Bettnässen, Zyklusstörungen und Schmerzen bei der Regelblutung; Verdauungsstörungen wie Blähungen und Durchfall; Erkrankungen des Beins und des Knies.

MP 10 (Xue-Hai / Blutmeer) liegt an der Innenseite des Oberschenkels, knapp über dem Gelenkkopf des Oberschenkelknochens am unteren Rand des inneren Oberschenkelmuskels.
Heilwirkung: Erkrankungen der Harn- und Geschlechtsorgane wie Zyklusstörungen, starke Regelblutung; Zwischenblutung und Reizblase; Allergien; Erkrankungen des Knies und des Oberschenkels.

MP 15 (Da-Heng / Große Quere) liegt auf der Schlüsselbeinmittellinie neben der Nabelmitte.

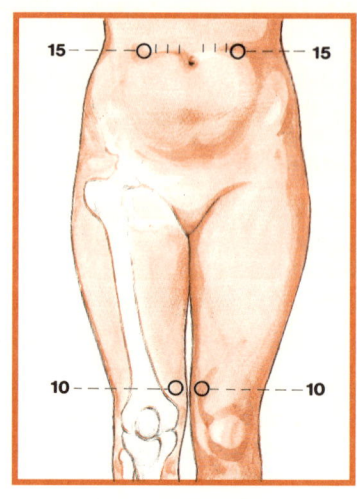

Heilwirkung: Erkrankungen des Magen-Darm-Trakts wie Durchfall, Verstopfung, Blähungen und Bauchschmerzen.

Herzmeridian
(Abkürzung: H)

Der Herzmeridian wirkt hauptsächlich bei Erkrankungen des Herzens, bei Störungen des vegetativen Nervensystems und psychischen Störungen, Schmerzen im Brustbereich und bei Schmerzen entlang des Meridianverlaufs. Er tritt in der Mitte der Achselhöhle an die Körperoberfläche, nimmt seinen Lauf entlang der hinteren Beugeseite des Oberarms, des Ellenbogens und des Unterarms, weiter über das Handgelenk, die Handinnenfläche, dann über die Innenseite des kleinen Fingers und endet am inneren Nagelbett des kleinen Fingers. Der Herzmeridian hat neun Punkte, vier davon werden hier beschrieben.

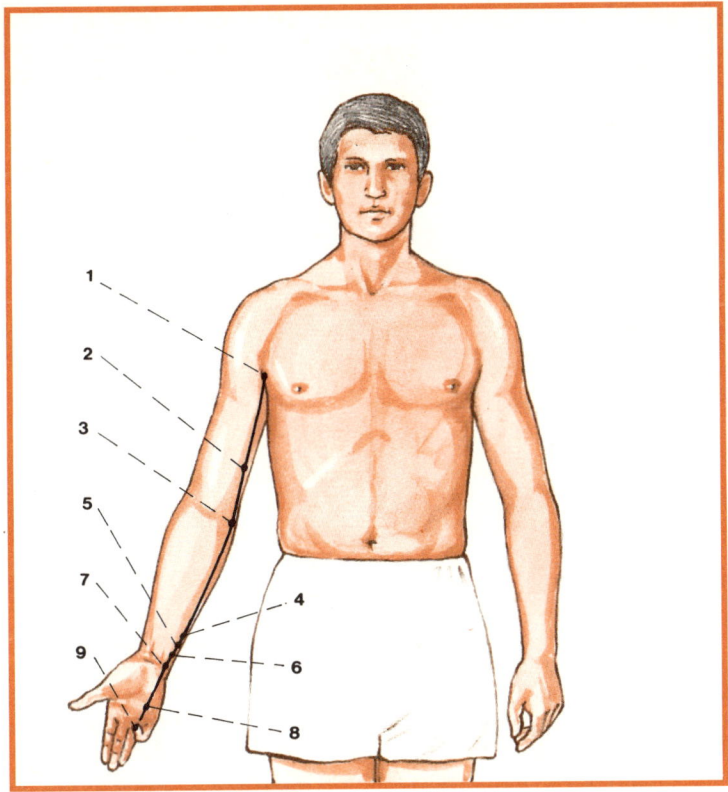

Verlauf des Herzmeridians

Rippenpartie, Schluckauf; Schlafstörungen und andere psychische Erregungszustände; Schmerzen, Lähmungen und Sensibilitätsstörungen in der Ellenbogenseite des Arms.

H 5 (Tong-Li / Innere Verbindung) liegt auf der Beugeseite des Unterarms, 1 Daumenbreit oberhalb des Handgelenks am Innenrand der Sehne des ellenseitigen Handbeugers.
Heilwirkung: Herzanfall, Herzrhythmusstörungen, Herzfunktionsschwäche; Bewußtseinstrübung, Schlafstörungen und andere psychische Erregungszustände; Schmerzen im Handgelenk.

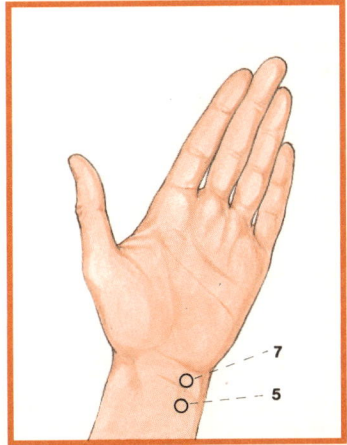

H 1 (Ji-Quan / Höchste Quelle) liegt in der Mitte der Achselhöhle hinter dem Brustmuskel.
Heilwirkung: Ohnmacht, Herzanfall, Beklemmung in der Brust; Bewegungseinschränkungen, Schmerzen des Schultergelenks und andere Beschwerden des Arms.

H 3 (Shao-Hai / Meer des Shao-Yin) liegt bei gebeugtem Ellenbogen in der Mitte zwischen dem inneren Ende der Ellenbogenfalte und dem inneren Gelenkkopf des Oberarmknochens. Shao-Yin ist ein anderer Name für Herzmeridian. Das Meer wird für die Umschreibung der starken Einflußnahme benutzt, das heißt die Einflußnahme

dieses Punktes auf dem Meridian ist so stark und unerschöpflich wie das Wasser des Meeres.

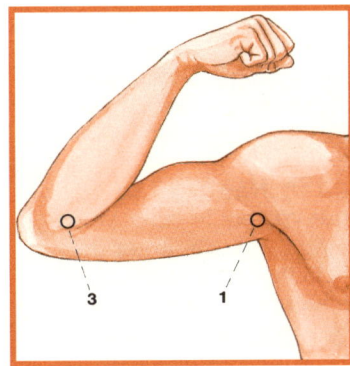

Heilwirkung: Herzanfall, Beklemmung in der Brust, Schmerzen und andere Beschwerden in der seitlichen

H 7 (Shen-Men / Geistiges Tor) liegt direkt auf der Innenseite des Hangelenks am Innenrand der Sehne des ellenseitigen Handbeugers.
Heilwirkung: Herzanfall und Herzrhythmusstörungen; Konzentrationsschwäche, Schlafstörungen und andere psychische Erregungszustände; Krampfanfall.

Dünndarmmeridian

(Abkürzung: Dü)

Der Dünndarmmeridian wirkt hauptsächlich bei Erkrankungen der Mund- und Rachenhöhle, des Ohrs, der Brust, des Nackens, der Schulter und des oberen Rückens sowie bei Schmerzen entlang des Meridianverlaufs. Er beginnt neben dem äußeren Nagelbett des kleinen Fingers, läuft entlang der Ellenseite des kleinen Fingers, der Handkante des Handgelenks und des Unterarms, über den Ellenbogen und aufwärts über die Rückseite des Oberarms, der Schulter und zickzackartig über den Oberteil des Schulterblatts, verläuft dann seitlich am Hals, steigt zur Wange hinauf und endet vor dem Gehörgang. Es befinden sich auf seinem Verlauf insgesamt 19 Punkte, acht davon werden hier vorgestellt.

Dü 1 (Shao-Ze / Kleines Moor) liegt am äußeren Nagelbett des kleinen Fingers.
Heilwirkung: Kopfschmerzen, Milchdrüsenentzündung, Muttermilchmangel.

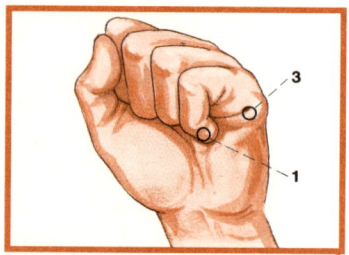

Dü 3 (Hou-Xi / Hinterer Bach) liegt hinter dem Köpfchen des fünften Mittelhandknochens an der Handkante.

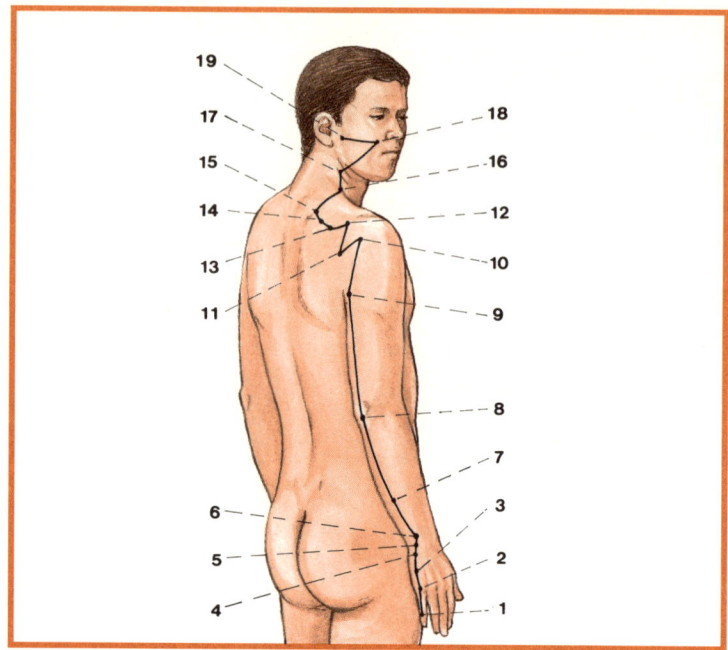

Verlauf des Dünndarmmeridians

Heilwirkung: Kopfschmerzen, Nackensteifheit, Schmerzen im Arm, in der Schulter und dem Rücken, Hexenschuß; Hörstörungen; psychische Erregungszustände.

Dü 9 (Jian-Zhen / Reinheit der Schulter) liegt bei einem am Körper angelegten Arm 1 Daumenbreit oberhalb des hinteren Achselfaltenendes.
Heilwirkung: Schulter-Arm-Syndrom und andere Beschwerden der Schulter.

Dü 10 (Nao-Shu / Schulterpunkt) liegt in einer Vertiefung senkrecht unter dem Schulterblattkamm und der hinteren Achselfalte.
Heilwirkung: wie Dü 9.

Dü 11 (Tian-Zhong / Himmlische Ahnen) liegt auf dem Schulterblatt bei einem Drittel der Entfernung vom unteren

Schulterblattwinkel zum Mittelpunkt des Schulterblattkamms.
Heilwirkung: Schmerzen und andere Erkrankungen der Schulter und des oberen Rückens; Entzündung der Milchdrüsen, Muttermilchmangel.

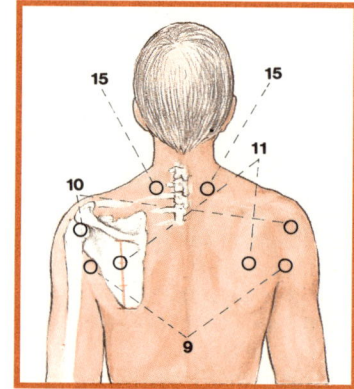

Dü 15 (Jian-Zhong-Shu / Mittlerer Schulterpunkt) liegt 2 Endglieder des Zeigefingers lang neben dem Dornfortsatz des siebten Halswirbels.
Heilwirkung: Husten, Bronchialasthma; Schmerzen und andere Beschwerden in Schulter, in Nacken und im Rücken.

Dü 18 (Quan-Liao / Jochbeingrube) liegt im Gesicht am Unterrand des Jochbeins senkrecht unter dem äußeren Augenwinkel.
Heilwirkung: Gesichtslähmung, Zuckung der Gesichtsmuskeln, Trigeminusschmerzen, Zahnschmerzen, Nebenhöhlenentzündung.

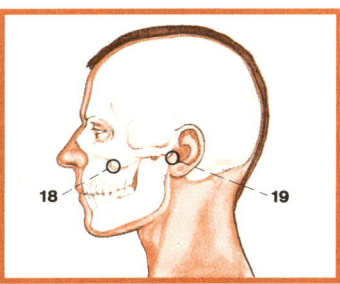

Dü 19 (Ting-Gong / Palast des Gehörs) liegt in der Vertiefung vor dem Gehörgang und hinter dem Kiefergelenk.
Heilwirkung: Hörstörungen, Menièrekrankheit, Mittelohrentzündung und andere Erkrankungen des Ohrs.

Harnblasenmeridian
(Abkürzung: B)

Der Harnblasenmeridian wirkt hauptsächlich bei Erkrankungen der verschiedenen inneren Organe, bei Kopf-, Nacken-, Rücken- und Kreuzschmerzen sowie bei Erkrankungen im Bein. Er beginnt im inneren Augenwinkel, läuft zuerst aufwärts neben der Mittellinie des Kopfs, über die Stirn, den Scheitel, dann abwärts über den Hinterkopf zum Nacken. Dort teilt sich der Meridian in zwei neben der Wirbelsäule parallel abwärts führende Läufe. Der Äußere verläuft auf der Linie der Schulterblattinnenkante, der Innere in der Mitte zwischen der Linie der Schulterblattinnenkante und der Mittellinie des Rückens. Nachdem die beiden Läufe den Rücken und das Kreuz verlassen haben, laufen sie weiter über die Oberschenkelrückseite und vereinigen sich dann in der Mitte der Kniekehle. Danach läuft der Meridian über die Unterschenkelrückseite, im unteren Bereich etwas seitlich versetzt, und weiter hinter dem äußeren Knöchel an der Außenseite des Fußrückens. Er endet am äußeren Nagelbett der fünften Zehe. Der Harnblasenmeridian ist der längste Meridian und hat insgesamt 67 Punkte, 28 davon werden hier beschrieben.

B 1 (Jing-Ming / Strahlendes Auge) liegt am Nasenbein direkt neben dem inneren Augenwinkel.
Heilwirkung: Augenerkrankungen und Schnupfen.

B 2 (Cuan-Zu / Sammlung des Bambus) liegt am inneren Ende der Augenbraue. Als Bambus wird im alten Chinesisch die Augenbraue bezeichnet, da ihre Form der eines Bambusblatts ähnlich ist.
Heilwirkung: Schwindel, Stirnkopfschmerzen und Augenerkrankungen.

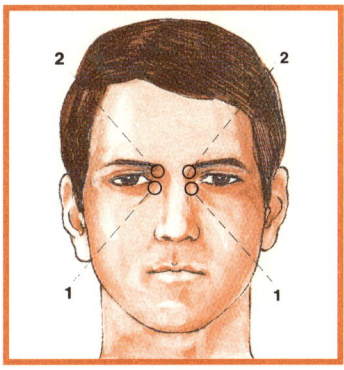

B 10 (Tian-Zhu / Himmlische Säule) liegt am Nackenhaaransatz am Außenrand des Trapezmuskels. Als himmlische Säule wird im alten Chinesisch die Halswirbelsäule bezeichnet.
Heilwirkung: Erkältungen, Schmerzen und Schwellungen im Mund- und Rachenbereich, verstopfte Nase, entzündliche Augenerkrankungen; Kopfschmerzen, Nackensteifheit.

B 11 (Da-zhu / Großes Weberschiffchen) liegt in der Mitte zwischen der Mittellinie des Rückens und der Linie der Schulterblattinnenkante in Höhe des Dornfortsatzes des ersten Brustwirbels.
Heilwirkung: Bronchialasthma, Bronchitis; Schmerzen im Nacken, in der Schulter und im Rücken; Kopfschmerzen, Fieber und Gliederschmerzen bei Erkältungen.

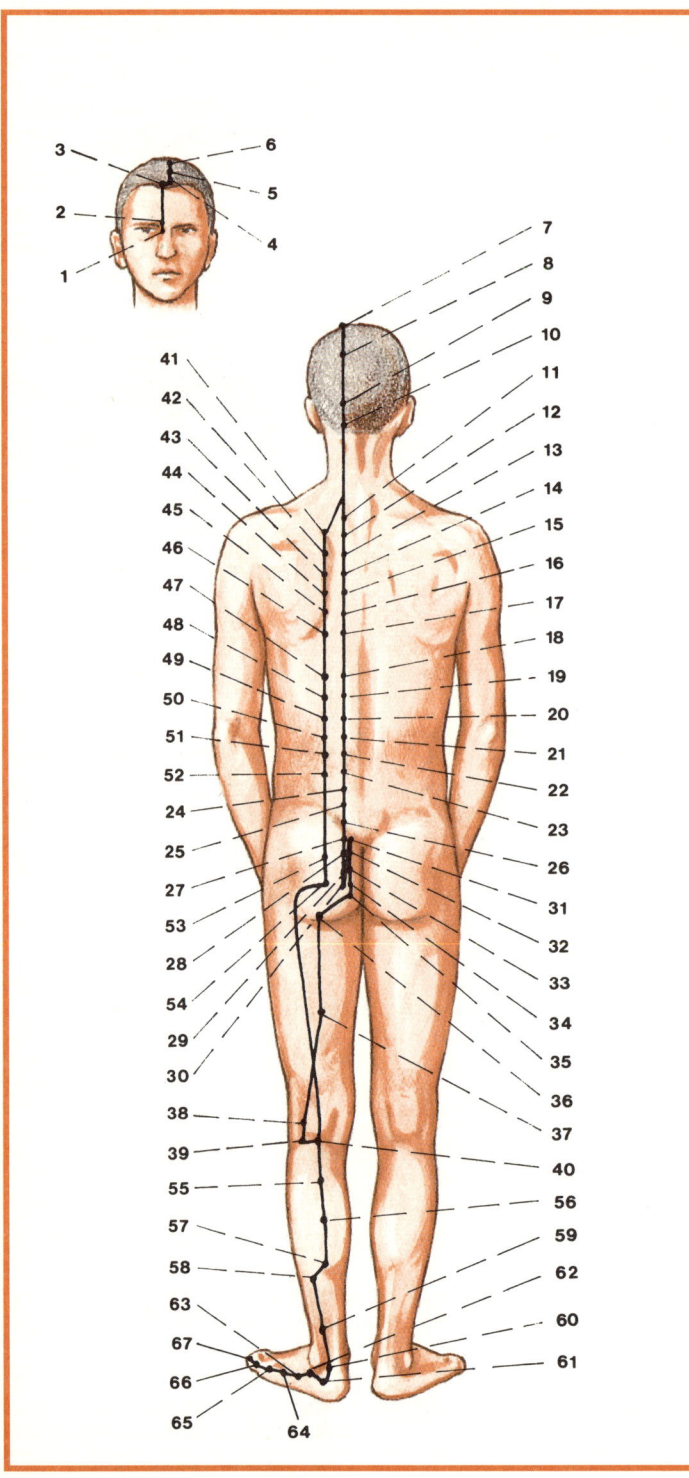

Verlauf des Harnblasenmeridians

B 12 (Feng-Men / Tor des Winds) liegt in der Mitte zwischen der Mittellinie des Rückens und der Linie der Schulterblattinnenkante in Höhe des Dornfortsatzes des zweiten Brustwirbels.
Heilwirkung: Allergien, sonst siehe B 11.

B 13 (Fei-Shu / Zustimmungs-punkt der Lunge) liegt in der Mitte zwischen der Mittellinie des Rückens und der Linie der Schulterblattinnenkante in Höhe des Dornfortsatzes des dritten Brustwirbels.
Heilwirkung: schwache Konstitution, Schmerzen im Brustbereich, sonst siehe B 11.

B 15 (Xin-Shu / Zustim-mungspunkt des Herzens) liegt in der Mitte zwischen der Mittellinie des Rückens und der Linie der Schulterblatt-innenkante in Höhe des Dorn-fortsatzes des fünften Brust-wirbels.
Heilwirkung: Schmerzen in Brust- und Herzregion, Herz-rhythmusstörungen; Schlaf-störungen und andere psychische Erregungszu-stände; schwache Konstitu-tion; Erbrechen, Husten und Bronchitis.

B 17 (Ge-Shu / Zustimmungs-punkt des Zwerchfells) liegt in der Mitte zwischen der Mit-tellinie des Rückens und der Linie der Schulterblattinnen-kante in Höhe des Dornfort-satzes des siebten Brust-wirbels.
Heilwirkung: Bronchialasthma, Bauchschmerzen, Magen-beschwerden, Erbrechen, Schluckauf; Blutarmut, chroni-sche Blutungsbereitschaft; Nesselsucht und Allergien.

B 18 (Gan-Shu / Zustimmungspunkt der Leber) liegt in der Mitte zwischen der Mittellinie des Rückens und der Linie der Schulterblattinnenkante in Höhe des Dornfortsatzes des neunten Brustwirbels.
Heilwirkung: Erkrankungen der Leber, der Gallenblase, des Magens und des Zwölffingerdarms; Augenerkrankungen; Störungen der Regelblutung; psychische Erregungszustände.

B 19 (Dan-Shu / Zustimmungspunkt der Gallenblase) liegt in der Mitte zwischen der Mittellinie des Rückens und der Linie der Schulterblattinnenkante in Höhe des Dornfortsatzes des zehnten Brustwirbels.
Heilwirkung: Erkrankungen der Leber und der Gallenblase; Schmerzen in der seitlichen Rippenpartie und Schluckauf.

B 20 (Pi-Shu / Zustimmungspunkt der Milz) liegt in der Mitte zwischen der Mittellinie des Rückens und der Linie der Schulterblattinnenkante in Höhe des Dornfortsatzes des elften Brustwirbels.
Heilwirkung: Erkrankungen des Magens und des Zwölffingerdarms; Verdauungsstörungen; Erkrankungen der Leber und der Gallenblase; Störungen der Regelblutung; schwache Konstitution.

B 21 (Wei-Shu / Zustimmungspunkt des Magens) liegt in der Mitte zwischen der Mittellinie des Rückens und der Linie der Schulterblattinnenkante in Höhe des Dornfortsatzes des zwölften Brustwirbels.
Heilwirkung: Erkrankungen des Magens und Zwölffingerdarms; Verdauungsstörungen wie Völlegefühl, Übelkeit und Blähungen; Schlafstörungen und andere psychische Erregungszustände.

B 22 (San-Jiao-Shu / Zustimmungspunkt des Drei-Erwärmers) liegt in der Mitte zwischen der Mittellinie und der Linie der Schulterblattinnenkante in Höhe des Dornfortsatzes des ersten Lendenwirbels. Der Drei-Erwärmer ist in der chinesischen Medizin ein „Organ", das unter anderem die Funktionen der verschiedenen inneren Organe koordiniert und insbesondere für den Wasserhaushalt (Aufnahme und Ausscheidung) zuständig ist.
Heilwirkung: Verdauungsstörungen wie Völlegefühl, Übelkeit und Blähungen; Erkrankungen der Harnorgane wie Nierenfunktionsschwäche und Bettnässen; Kreuzschmerzen.

B 23 (Shen-Shu / Zustimmungspunkt der Niere) liegt in der Mitte zwischen der Mittellinie des Rückens und der Linie der Schulterblattinnenkante in Höhe des Dornfortsatzes des zweiten Lendenwirbels.
Heilwirkung: Erkrankungen der Harn- und Geschlechtsorgane wie Nierenfunktionsschwäche, Harnblasenentzündung, Beschwerden der Regelblutung und Potenzstörungen; Hörstörungen; Schlafstörungen, psychische Erregungszustände; schwache Konstitution; Kreuzschmerzen.

B 24 (Qi-Hai-Shu / Zustimmungspunkt des Qi-Meeres) liegt in der Mitte zwischen der Mittellinie des Rückens und der Linie der Schulterblattinnenkante in Höhe des Dornfortsatzes des dritten Lendenwirbels.
Heilwirkung: siehe B 23.

B 25 (Da-Chang-Shu / Zustimmungspunkt des Dickdarms) liegt in der Mitte zwischen der Mittellinie des Rückens und der Linie der Schulterblattinnenkante in Höhe des Dornfortsatzes des vierten Lendenwirbels.
Heilwirkung: Erkrankungen des Dick- und Enddarms; Kreuzschmerzen, Ischias, Schmerzen, Lähmungen und Sensibilitätsstörungen des Beins und der Hüfte.

B 26 (Guan-Yuan-Shu / Zustimmungspunkt der Lebenskraft) liegt in der Mitte zwischen der Mittellinie des Rückens und der Linie der Schulterblattinnenkante in Höhe des Dornfortsatzes des fünften Lendenwirbels.
Heilwirkung: Erkrankungen des Dünndarms sowie der Harn- und Geschlechtsorgane; schwache Konstitution; sonst siehe B 25.

B 27 (Xiao-Chang-Shu / Zustimmungspunkt des Dünndarms) liegt in der Mitte zwischen der Mittellinie des Rückens und der Linie der Schulterblattinnenkante in Höhe des ersten Dornfortsatzes des Kreuzbeins.
Heilwirkung: Erkrankungen des Dünndarms; Erkrankungen der Harn- und Geschlechtsorgane; Kreuzschmerzen, Ischias und Erkrankungen des Beins.

**B 28 (Pang-Guang-Shu /
Zustimmungspunkt der
Harnblase)** liegt in der Mitte
zwischen der Mittellinie des
Rückens und der Linie der
Schulterblattinnenkante in
Höhe des zweiten Dornfort-
satzes des Kreuzbeins.
Heilwirkung: Erkrankungen
der Harnblase; Durchfall;
Kreuzschmerzen und Erkran-
kungen des Beins.

**B 32 (Ci-Liao / Zweites
Kreuzbeinloch)** liegt in dem
zweiten Loch des Kreuzbeins,
etwa 1 kleinen Fingerbreit
neben dem zweiten Dornfortsatz des Kreuzbeins.
Heilwirkung: Erkrankungen
der Beckenorgane; Schwer-
geburt; Schmerzen im Len-
den- und Kreuzbereich und
Erkrankungen des Beins.

B 36 (Cheng-Fu / Stütze) liegt
in der Mitte der Gesäßquer-
falte.
Heilwirkung: Verstopfung,
Hämorrhoiden; Erkrankungen
der Harnblase; Schmerzen im
Lenden- und Kreuzbereich
und Erkrankungen des Beins.

**B 37 (Yin-Men / Großes Tor
der Mitte)** liegt auf der Rückseite des Oberschenkels auf
der Mittellinie von Gesäß-
querfalte zur Kniekehle und
zwar auf der Grenze zwischen
dem zweiten und dem dritten
Fünftel.
Heilwirkung: Hexenschuß,
Ischias, Schmerzen, Lähmungen und Sensibilitäts-
störungen des Beins.

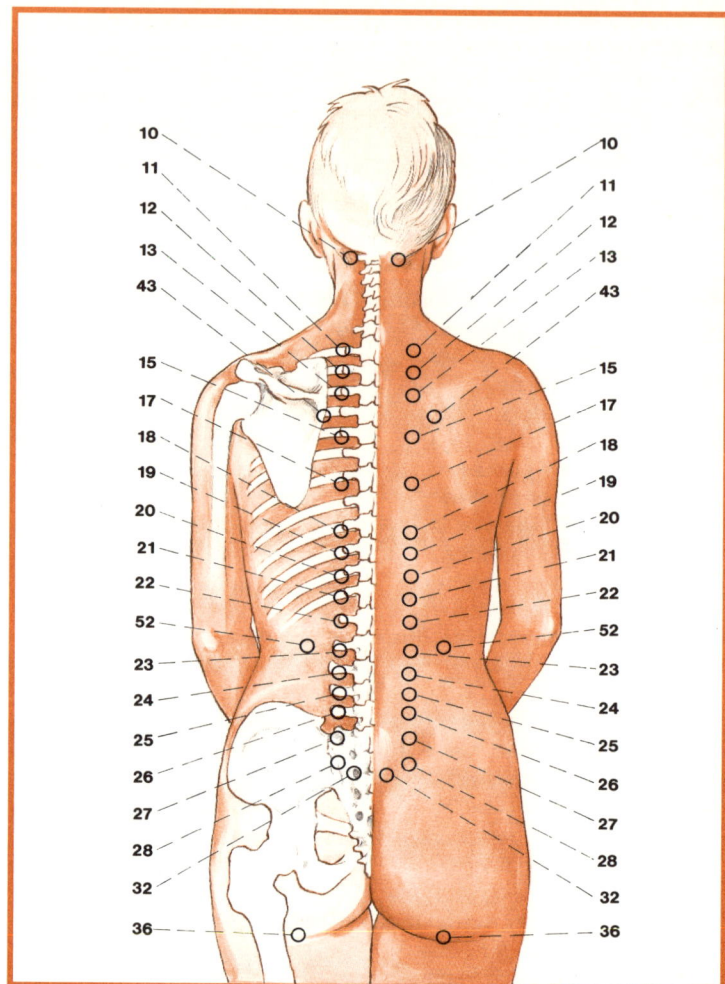

B 40 (Wei-Zhong / Kniekeh-lenmitte) liegt in der Mitte der Kniekehle.
Heilwirkung: Erkrankungen der Harnblase; Bewußtlosigkeit, Allergien, Fieber; Kreuz- und Lendenschmerzen, Wadenkrampf und andere Erkrankungen des Beins.

B 43 (Gao-Huang-Shu / Zustimmungspunkt des Lebenszentrums) liegt auf der Linie der Schulterblattin-nenkante in Höhe des Dornfortsatzes des vierten Brustwirbels.
Heilwirkung: Husten und Erkältungen, Bronchialasthma, Bronchitis; Übelkeit, Erbrechen und schwache Konstitution.

B 52 (Zhi-She / Sitz des Willens) liegt auf der Linie der Schulterblattinnenkante in Höhe des Dornfortsatzes des zweiten Lendenwirbels.
Heilwirkung: Erkrankungen der Harn- und Geschlechtsorgane; Rücken- und Kreuzschmerzen.

B 57 (Cheng-Shan / Berg-stütze) liegt auf der Rückseite des Unterschenkels in der Mitte zwischen der Kniekehle und Achillessehne in Höhe des äußeren Knöchels; das heißt etwa in der Mitte des Winkels, der von den beiden Bäuchen des Wadenmuskels gebildet wird.
Heilwirkung: Hämorrhoiden und Verstopfung; Erkrankungen der Beckenorgane; Ischias, Kreuzschmerzen, Wadenkrampf und andere Erkrankungen des Beins.

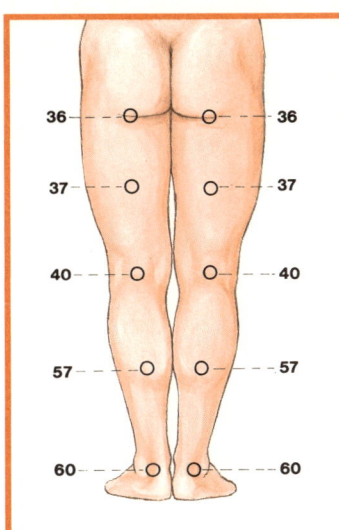

B 60 (Kun-Lun / Kun-Lun-Berg) liegt vor der Achillessehne in Höhe des höchsten Punkts des äußeren Knöchels. Kun-Lun ist der Name eines hohen Bergs in Tibet. Hier bezeichnet er den äußeren Knöchel, der im Bereich des Fußes wie ein hoher Berg hervorragt.
Heilwirkung: Kopf- und Nackenschmerzen, Nasenbluten, Schwindel, Bronchialasthma; Erkrankungen des Beins und des Fußes; Schwergeburt.

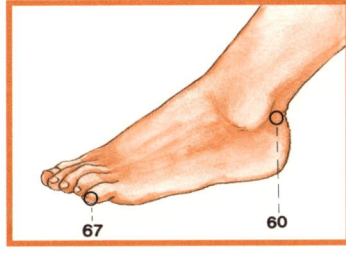

B 67 (Zhi-Yin / Ankunft in Yin) liegt am äußeren Nagelbett der fünften Zehe.
Heilwirkung: Kopfschmerzen; Schwergeburt und Fehllage des Kinds im Mutterleib.

Nierenmeridian
(Abkürzung: N)

Der Nierenmeridian wirkt hauptsächlich bei Erkrankungen der Harn- und Geschlechtsorgane, der Mund- und Rachenhöhle, bei Krampfanfällen und Schmerzen entlang des Meridianverlaufs. Er beginnt mitten auf der Fußsohle, zieht seitwärts über den Innenrand des Fußrückens, macht einen kreisförmigen Bogen hinter dem inneren Knöchel und führt hinter dem Schienbein auf der Innenseite des Unterschenkels, des Knies und des Oberschenkels über die Leistenbeuge und am Bauch knapp neben der Mittellinie weiter aufwärts. Im Brustbereich verläuft er seitwärts versetzt in der Mitte zwischen der Mittellinie und der Schlüsselbeinmittellinie und endet direkt unter dem Schlüsselbein. Es gibt in seinem Verlauf insgesamt 27 Punkte, vier davon werden hier vorgestellt.

N1 (Yong-Quan / Sprudelnde Quelle) liegt auf der Fußsohle auf der Grenze zwischen dem ersten und dem zweiten Drittel der Fußsohlenlänge ohne die Zehen.
Heilwirkung: Bewußtlosigkeit, Krampfanfälle, Bluthochdruck, Kopfschmerzen, psychische Erregungszustände; Reizblase und Nierenfunktionsschwäche.

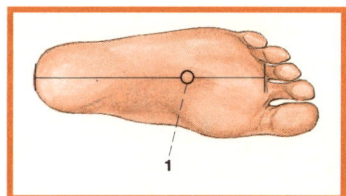

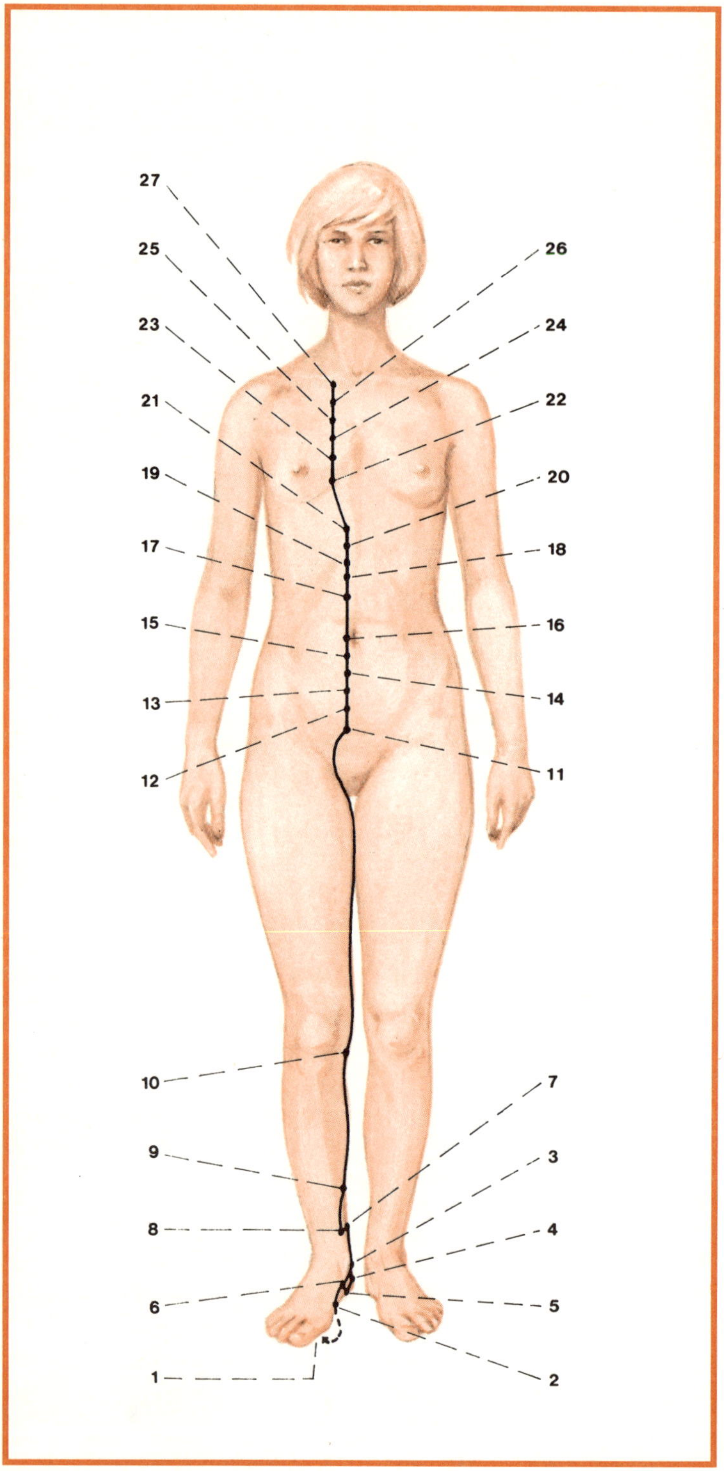

N 3 (Tai-Xi / Großer Bach)

liegt vor der Achillessehne in Höhe des höchsten Punkts des inneren Knöchels.
Heilwirkung: Erkrankungen der Harn- und Geschlechtsorgane; Beschwerden im Mund- und Rachenbereich; Rücken- und Nackenschmerzen, Beschwerden des Fußgelenks.

N 6 (Zaho-Hai / Leuchtendes Meer) liegt senkrecht unter dem höchsten Punkt des inneren Knöchels.
Heilwirkung: Verstopfung; sonst siehe N 3.

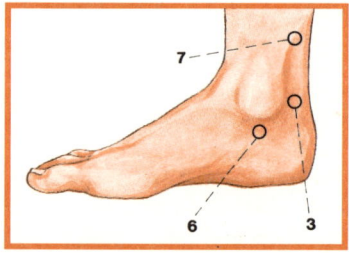

N 7 (Fu-Liu / Wiederkehrende Strömung) liegt direkt vor der Achillessehne 2 Endglieder des Zeigefingers lang oberhalb des höchsten Punkts des inneren Knöchels.
Heilwirkung: Erkrankungen der Harn- und Geschlechtsorgane; Störungen der Schweißausscheidung, Durchfall; Erkrankungen des Beins.

Verlauf des Nierenmeridians

Perikardmeridian

(Abkürzung: P)

Der Perikardmeridian wirkt hauptsächlich bei Erkrankungen des Magens, des Herzens und des Kreislaufs, bei psychischen Störungen, bei Schmerzen im Brustbereich und entlang des Meridianverlaufs. In einigen Büchern wird dieser Meridian als „Kreislauf und Sexualität" bezeichnet. Auf Chinesisch heißt er Xin-Bao (wörtlich: Herzbeutel). Gemeint ist unter anderem, daß der Herzbeutel wie eine Hülle das Herz vor störenden Einflüssen schützt. Er tritt neben der Brustwarze auf, zieht über die vordere Schulter aufwärts und über die mittlere Beugeseite des Oberarms, des Ellenbogens und des Unterarms abwärts, weiter über die Mitte des Handgelenks, die Handfläche, den Mittelfinger und endet an dessen Spitze. Es befinden sich auf seinem Verlauf insgesamt neun Punkte, zwei davon werden hier beschrieben.

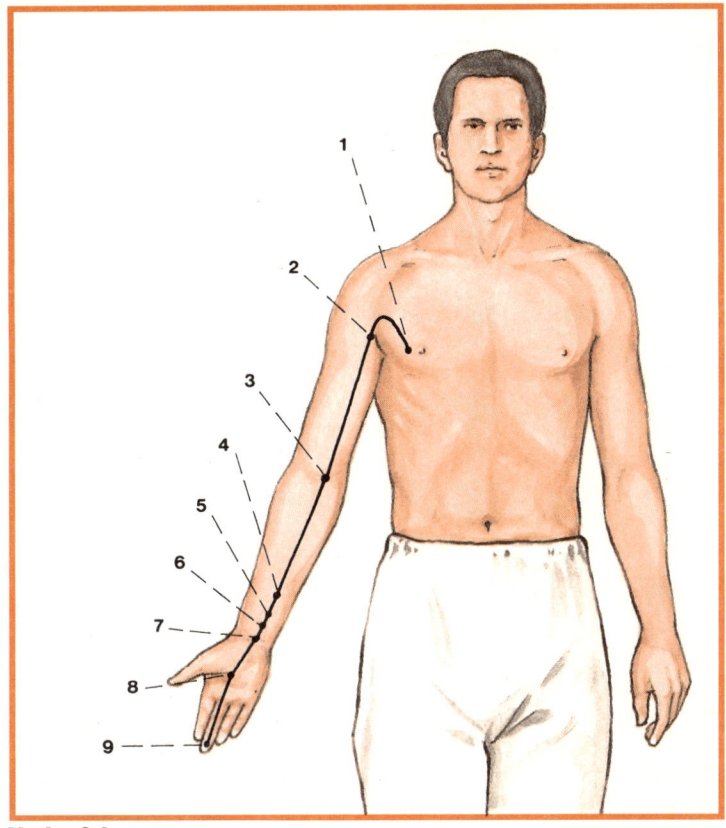

Verlauf des Perikardmeridians

P 3 (Qu-Ze / Gewundenes Moor) liegt auf der Ellenbeugefalte am Innenrand der Bizepssehnen.
Heilwirkung: Herzanfall, Herzrhythmusstörungen und andere funktionelle Beschwerden des Herzens; Beklemmungen in der Brust, Bewußtlosigkeit, Krampfanfälle, Fieber, Erbrechen und Magenschmerzen; Schmerzen und andere Erkrankungen des Arms.

P 6 (Nei-Guan / Innere Schranke) liegt auf der Beugeseite des Unterarms zwischen den beiden Sehnen der Unterarmmuskeln, 2 Endglieder des Zeigefingers lang über dem Handgelenk.
Heilwirkung: Herzanfall, Herzrhythmusstörungen, Bluthochdruck und -niederdruck; Schlafstörungen und andere psychische Erregungszustände; Schmerzen in der Brust und der seitlichen Rippenpartie, Magenschmerzen, Übelkeit, Erbrechen, Schluckauf; Bronchialasthma.

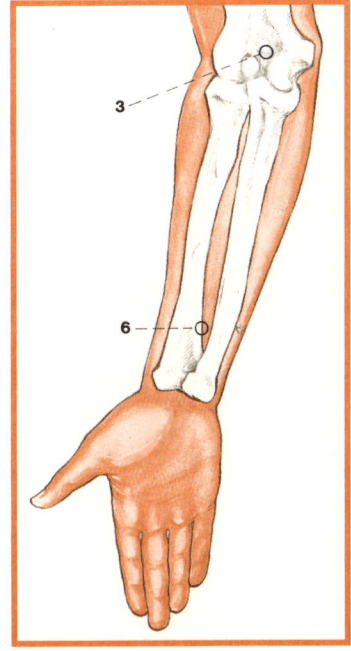

Drei-Erwärmer-Meridian

(Abkürzung: 3E)

Der Drei-Erwärmer-Meridian wirkt hauptsächlich bei Erkrankungen des Ohrs, der Mund- und Rachenhöhle, bei Migräne, bei Schmerzen in der seitlichen Körperpartie und entlang des Meridianverlaufs. Er fängt an der Spitze des Ringfingers an, läuft über den Handrücken und das Handgelenk aufwärts, dann entlang der Streckseitenmitte des Unterarms, des Ellenbogens und des Oberarms, führt weiter über die hintere Schulter, steigt am hinteren Halsteil hinauf zum Ohr, geht hinten um das Ohr herum und beendet seinen Verlauf am äußeren Ende der Augenbraue. Auf seinem Verlauf liegen insgesamt 23 Punkte, sechs davon werden hier beschrieben.

3E 3 (Zhong-Zhu / Mittleres Eiland) liegt auf dem Rücken, 1 Daumenbreit oberhalb des Fingergrundgelenks zwischen dem vierten und dem fünften Mittelhandknochen.
<u>Heilwirkung:</u> Hörstörungen, Mittelohrentzündung und andere Erkrankungen des Ohrs; Kopf-, Nacken- und Rückenschmerzen, Schulter-Arm-Syndrom und andere Beschwerden des Arms.

3E 4 (Yang-Chi / Yang-Teich) liegt in einer Vertiefung in der Mitte des Handgelenks auf der Streckseite.
<u>Heilwirkung:</u> Schmerzen im Handgelenk.

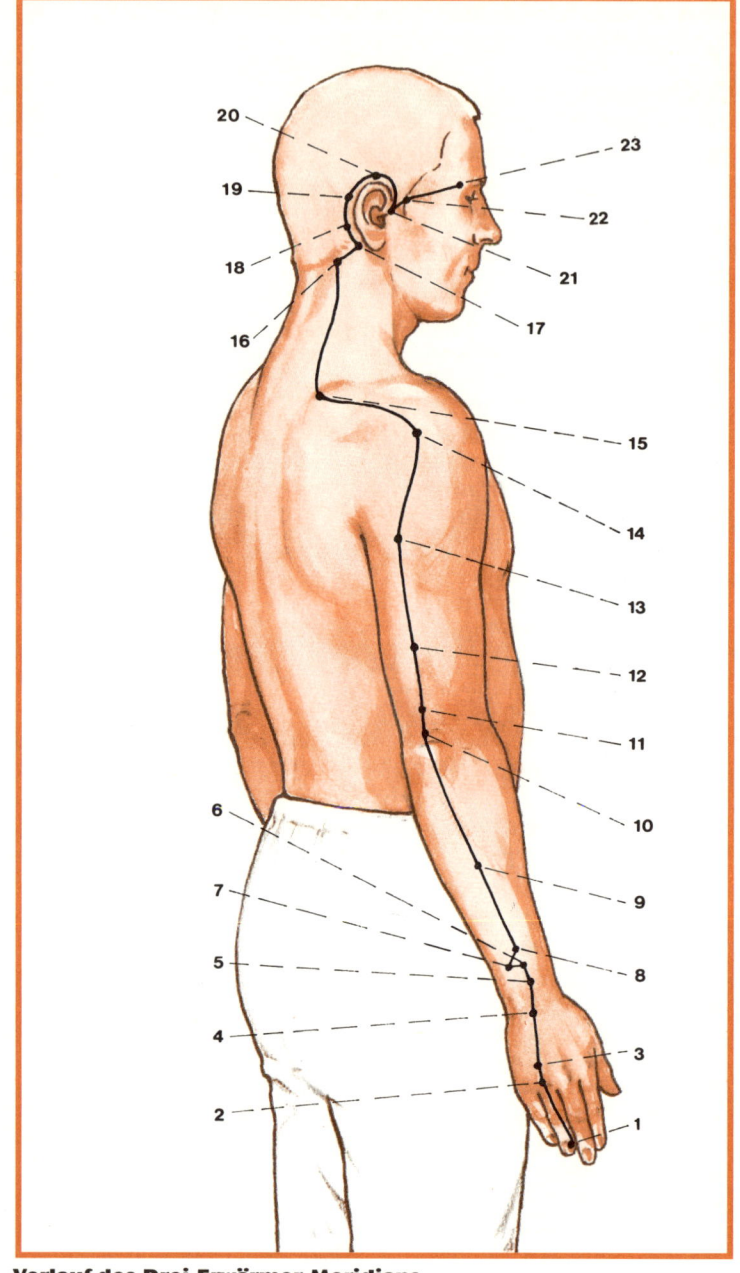

Verlauf des Drei-Erwärmer-Meridians

48

3E 5 (Wai-Guan / Äußere Schranke) liegt auf der Streckseite des Unterarms in der Mitte zwischen Elle und Speiche 2 Endglieder des Zeigefingers lang oberhalb des Handgelenks.
Heilwirkung: Mittelohrentzündung, Hörstörungen, Menièrekrankheit und andere Ohrerkrankungen; Fieber, Mandelentzündung, Erkältungen; Schmerzen, Lähmungen und Sensibilitätsstörungen in Arm, Schulter, Nacken und Rücken, Schmerzen in der seitlichen Rippenpartie, Hexenschuß; Verstopfung.

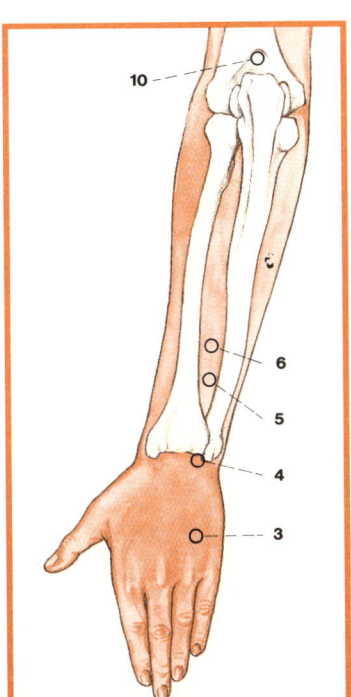

3E 6 (Zhi-Gou / Seitlicher Graben) liegt auf der Streckseite des Unterarms am Innenrand der Speiche, 4 Fingerbreit oberhalb des Handgelenks.

Heilwirkung: Verstopfung; Schmerzen im Arm, in der Schulter, im Nacken und im Rücken und in der seitlichen Rippenpartie.

3E 10 (Tian-Jing / Himmlischer Brunnen) liegt bei leicht gebeugtem Arm in einer Vertiefung des Ellenbogengelenks auf der Rückseite des Oberarms.
Heilwirkung: Lymphstauung und Lymphknotenentzündung (Hals- und Achselhöhle); Schmerzen im Arm, im Ellenbogen, in der Schulter und im Nacken.

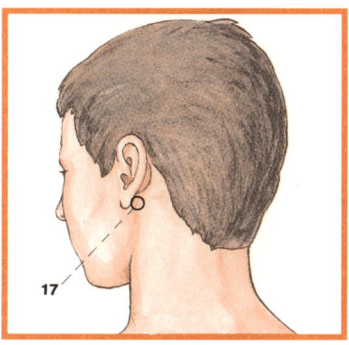

3E 17 (Yi-Feng / Hüter gegen Wind) liegt hinter dem Kiefernwinkel am Vorderrand des Kopfwenders.
Heilwirkung: Mittelohrentzündung, Hörstörungen und andere Ohrerkrankungen; Gesichtslähmung, Mandelentzündung.

Gallenblasenmeridian
(Abkürzung: G)

Der Gallenblasenmeridian wirkt hauptsächlich bei Erkrankungen der Gallenblase, bei Kopf- und Nackenschmerzen sowie Schmerzen in der seitlichen Körperpartie und entlang des Meridianverlaufs. Er beginnt am äußeren Augenwinkel, geht zum Ohr, zieht in der Schläfengegend hin und her und setzt sich dann von der Stirn über den Scheitel zum Nacken fort. Von dort aus läuft er über die Schulter nach vorne, auf der seitlichen Rumpfgegend zickzackartig zum Hüftgelenk, dann über die Außenseite des Oberschenkels, des Knies und des Unterschenkels abwärts, vor dem äußeren Knöchel vorbei, danach über den Fußrücken und endet neben dem äußeren Nagelbett der vierten Zehe. Er hat in seinem Verlauf insgesamt 44 Punkte; 13 davon werden hier besprochen.

G 12 (Wan-Gu / Vollendeter Knochen) liegt unter dem Schädel in einer Vertiefung hinter dem Warzenfortsatz. Wan-Gu ist eine alte Bezeichnung für das Schläfenbein, das den Schädel an der Basis seitlich verschließt und auf dem der Warzenfortsatz sitzt.
Heilwirkung: Hörstörungen, Mittelohrentzündung und andere Ohrerkrankungen; Kopf- und Nackenschmerzen, Zahnschmerzen, Gesichtslähmung, Beschwerden im Mund- und Rachenbereich; Schlafstörungen.

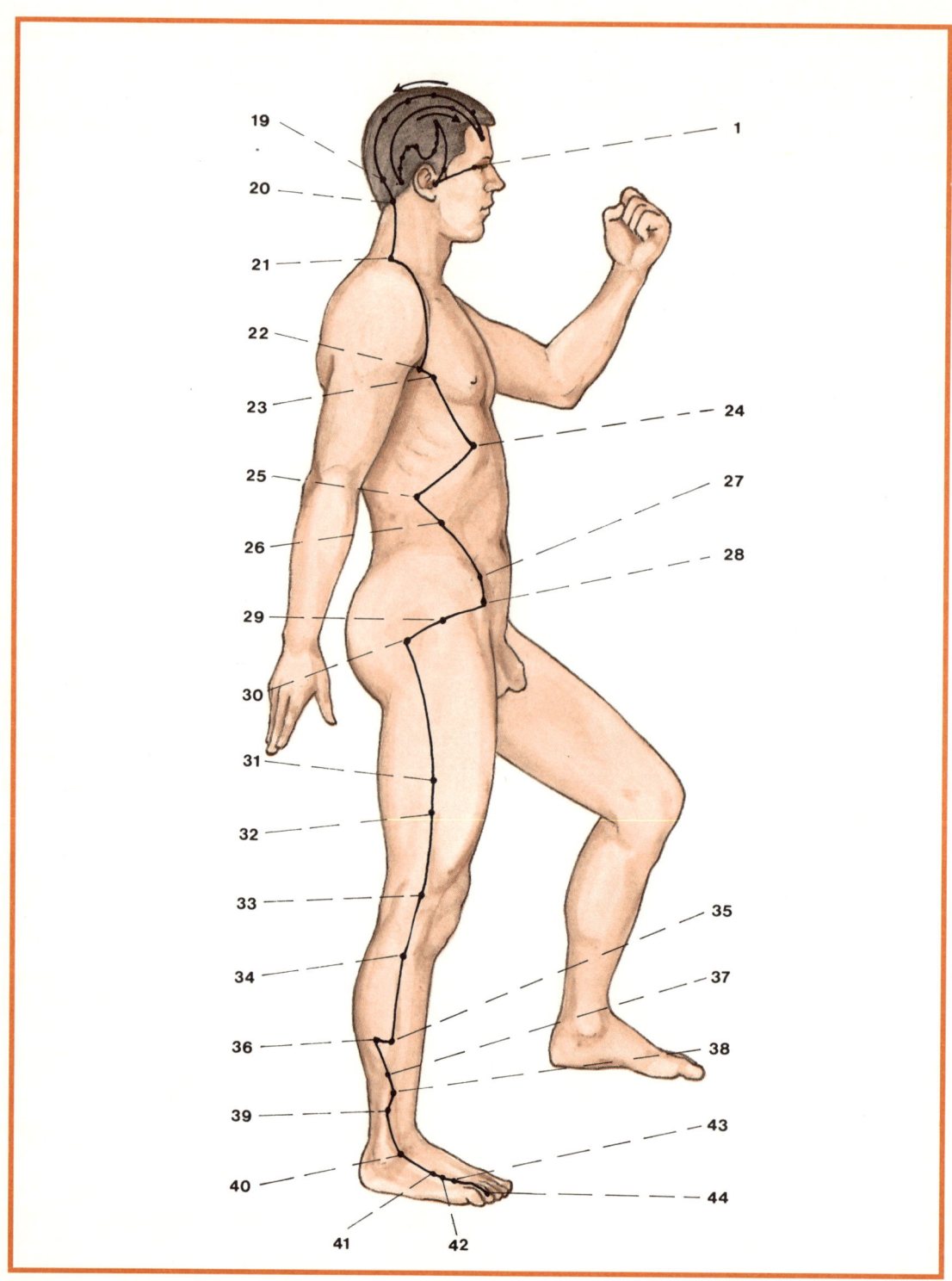

Verlauf des Gallenblasenmeridians

50

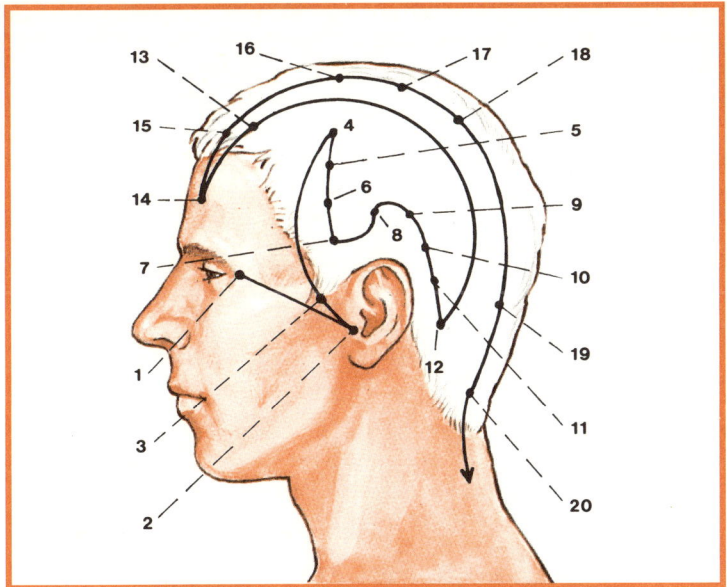

Verlauf des Gallenblasenmeridians im Kopfbereich

G 21 (Jian-Jing / Brunnen der Schulter) liegt auf der höchsten Ebene der Schulter zwischen dem Dornfortsatz des siebten Halswirbels (Prominenz) und dem äußeren Ende des Schlüsselbeins. Heilwirkung: Schmerzen und andere Beschwerden in Nacken, Schulter und Rücken; Muttermilchmangel, Milchdrüsenentzündung und Schwergeburt.

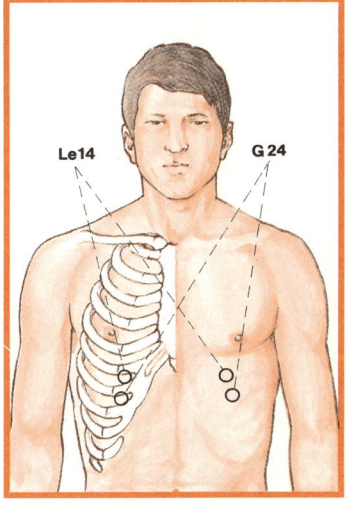

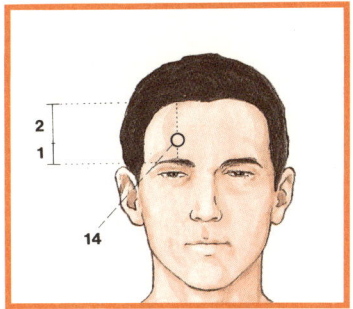

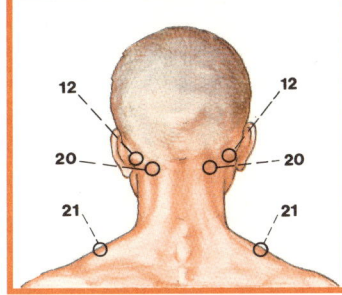

G 14 (Yang-Bai / Yang-Helligkeit) liegt oberhalb der Augenbrauenmitte auf der Grenze zwischen dem ersten und dem zweiten Drittel der Stirnbreite.
Heilwirkung: Bindehautentzündung, Augenlidlähmung und andere Augenerkrankungen; Stirnhöhlenentzündung, Stirnkopfschmerzen, Gesichtslähmung.

G 20 (Feng-Chi / Teich des Winds) liegt am Hinterkopf unter dem Schädel zwischen dem Trapezmuskel und dem Kopfwender.
Heilwirkung: Erkrankungen der Augen, der Nase, des Ohrs und des Mund- und Rachenbereichs; Erkältungen, Kopfschmerzen, Schwindel, Nackenschmerzen, Bluthochdruck und psychische Erregungszustände.

G 24 (Ri-Yue / Sonne und Mond) liegt am inneren Ende (zum Rippenbogen hin) des siebten Zwischenrippenraums. Sonne und Mond ist ein anderer altchinesischer Name für Augen. Die Augen werden nach Ansicht der chinesischen Medizin durch Leber und Gallenblase reguliert.
Heilwirkung: Erkrankungen der Leber und der Gallenblase; Magenschmerzen, Gürtelrose, Schluckauf.

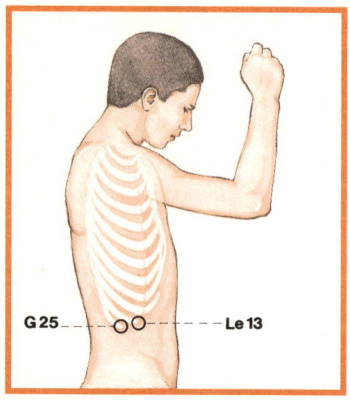

G 25 (Jing-Men / Tor des Ursprungs) liegt am freien Ende der zwölften Rippe. Jing bedeutet im alten Chinesisch auch Ursprung. Hier ist es eine abgekürzte Umschreibung für Yuan-Qi (ursprüngliche Energie), was unter anderem die erbliche Energie bedeutet, die nach Meinung der chinesischen Medizin in den Nieren gespeichert wird. Heilwirkung: Erkrankungen der Niere; Schmerzen in der seitlichen Rippenpartie, Blähungen.

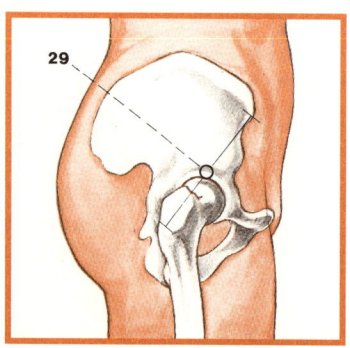

G 29 (Ju-Liao / Sitzgruppe) liegt in der Mitte zwischen dem Mittelpunkt des großen Rollhügels und der Knochennase des Dammbeinkamms. Heilwirkung: Erkrankungen der Beckenorgane; Unterleibsschmerzen; Schmerzen

und Beschwerden des Hüftgelenks, des Kreuzes und des Beins.

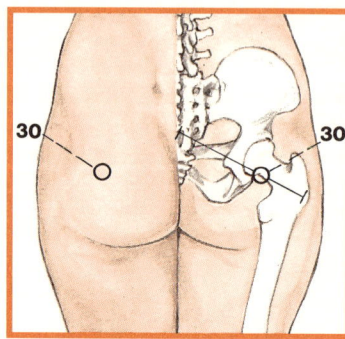

G 30 (Huan-Tiao / Beugen und Springen) liegt auf der Strecke zwischen dem höchsten Punkt des Rollhügels und der Kreuzbeinkanalöffnung (unter dem Kreuzbein), und zwar auf der Grenze zwischen dem ersten und dem zweiten Drittel. Heilwirkung: Ischias, Kreuzschmerzen, Schmerzen, Lähmung und Sensibilitätsstörungen des Beins.

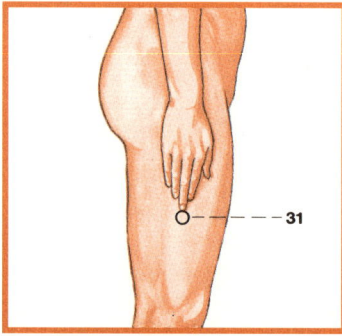

G 31 (Feng-Shi / Markt des Winds) liegt an der Außenseite des Oberschenkels. Wenn man bei aufrechtem Stand die Hand auf den Oberschenkel legt, ist der Punkt genau an der Spitze des Mittelfingers. Heilwirkung: siehe G 30.

G 34 (Yang-Ling-Quan / Quelle des Yang-Hügels) liegt in einer Vertiefung vor und unter dem Wadenbeinköpfchen. Heilwirkung: Leber- und Gallenblasenerkrankungen; Schmerzen in der seitlichen Rippenpartie, Ischias und Erkrankungen des Beins.

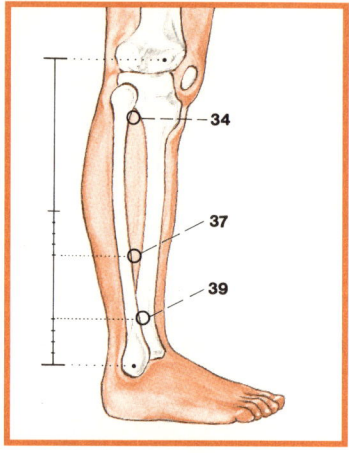

G 37 (Guang-Ming / Strahlende Helligkeit) liegt an der Außenseite des Unterschenkels auf der Strecke zwischen der äußeren Kniegrube und dem höchsten Punkt des äußeren Knöchels, 4 Fingerbreit unter der Mitte. Heilwirkung: Erkrankungen der Augen; Migräne; Schmerzen und Spannungsgefühle in der Brust; Kreuzschmerzen und Erkrankungen des Beins.

G 39 (Xuan-Zhong / Hängende Glocke) liegt an der Außenseite des Unterschenkels, 4 Fingerbreit über dem höchsten Punkt des äußeren Knöchels vor dem Wadenbein.

Heilwirkung: Schmerzen in der seitlichen Rippenpartie, Migräne, Schulter- und Nackenschmerzen, Erkrankungen des Beins.

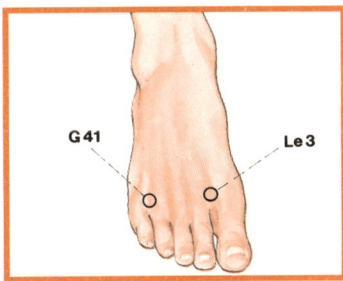

G 41 (Zu-Lin-Qi / Kontrolle der Träne am Fuß) liegt am Fußrücken, 1 Daumenbreit oberhalb des Zehengrundgelenks zwischen dem vierten und fünften Mittelfußknochen. Lin bedeutet unter anderem: von oben aus einem strategischen Punkt das Geschehen unten kontrollieren. Hier ist es ein Hinweis auf die Heilwirkung für Augenerkrankungen, bei denen zum Teil Tränen fließen.
Heilwirkung: Erkrankungen der Augen; Schmerzen und Spannungsgefühl in der seitlichen Rippenpartie und Brust, Milchdrüsen- und Lymphknotenentzündung. Das kräftige Drücken auf diesen Punkt bringt die Milchproduktion zum Versiegen.

Lebermeridian
(Abkürzung: Le)

Der Lebermeridian wirkt hauptsächlich bei Erkrankungen der Leber und Gallenblase, der Harn- und Geschlechtsorgane, bei psychischen Erregungszuständen, Spannungsgefühlen und Schmerzen in der seitlichen Rippenpartie und im Kopf, im Unterleib und entlang des Meridianverlaufs. Er beginnt neben dem äußeren Nagelbett der Großzehe, läuft über den Fußrücken aufwärts, vor dem inneren Knöchel vorbei, auf der Innenseite des Unterschenkels hinter dem Schienbein, auf der Innenseite des Knies und des Oberschenkels. Nachdem er die Leistenbeuge passiert hat, durchzieht er das äußere Geschlechtsorgan und läuft weiter aufwärts über die seitliche Region des Bauchs und endet im sechsten Zwischenrippenraum. Es befinden sich auf seinem Verlauf insgesamt 14 Punkte; vier davon werden hier vorgestellt.

Le 3 (Tai-Chong / Größter Ansturm) liegt am Fußrücken, 1 Daumenbreit oberhalb des Zehengrundgelenks zwischen dem ersten und dem zweiten Mittelfußknochen.
Heilwirkung: Milchdrüsenentzündung, Schwergeburt und Erkrankungen der Harn- und Geschlechtsorgane; Augenerkrankungen; Kopfschmerzen, Schwindel, Krampfanfälle, Bluthochdruck, Schlafstörungen und psychische Erregungszustände.

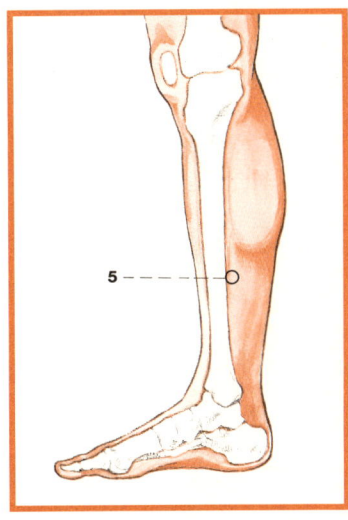

Le 5 (Li-Gou / Graben der Holzwürmer) liegt an der Innenseite des Oberschenkels hinter dem Schienbein auf der Strecke zwischen innerem Knöchel und unterem Ansatz des Kniescheibenbands, 2 Fingerbreit unter der Mitte.
Heilwirkung: Erkrankungen der Gallenblase und Leber, der Harn- und Geschlechtsorgane.

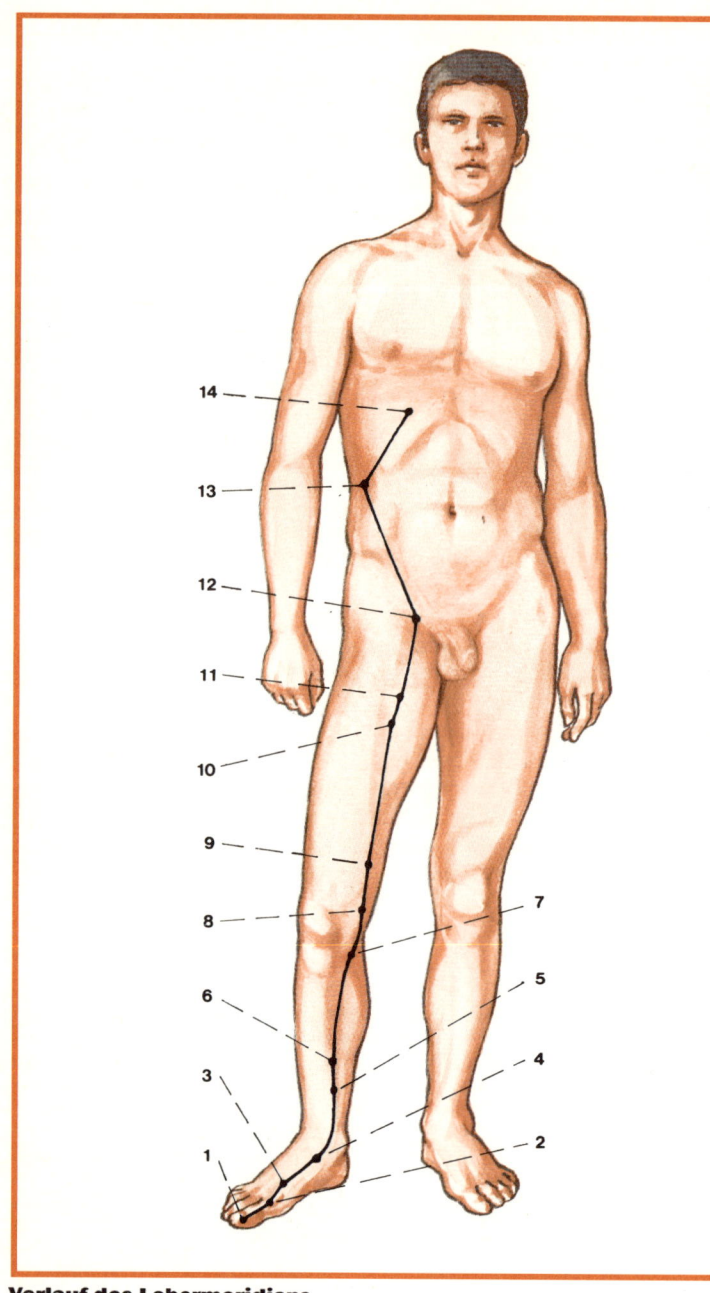

Verlauf des Lebermeridians

Le 13 (Zhang-Men / Tor am Ende) liegt am freien Ende der elften Rippe, Abbildung siehe Seite 52.
<u>Heilwirkung</u>: Lebererkrankungen; Bauchschmerzen und andere Verdauungsstörungen; Schmerzen in der seitlichen Rippenpartie.

Le 14 (Qi-Men / Tor des Zyklus) liegt am inneren Ende des sechsten Zwischenrippenraums nahe zum Brustbein, Abbildung siehe Seite 51.
<u>Heilwirkung</u>: Erkrankungen der Leber und der Gallenblase; Magenschmerzen, Völlegefühl und andere Verdauungsstörungen; Gürtelrose und Schmerzen in der seitlichen Rippenpartie.

Lenkergefäß
(Abkürzung: LG)

Das Lenkergefäß wirkt hauptsächlich bei Funktionsstörungen des Zentralnervensystems, bei Erkrankungen der Wirbelsäule und der inneren Organe. Es beginnt unterhalb des Steißbeins, läuft genau über die Mittellinie im Rücken, das heißt über die Wirbelsäule aufwärts, über Nacken und Kopf, weiter nach vorne zum Gesicht und dann herunter über die Nase und endet im Oberkiefer. Auf seinem Verlauf liegen insgesamt 28 Punkte; zehn davon werden hier besprochen.

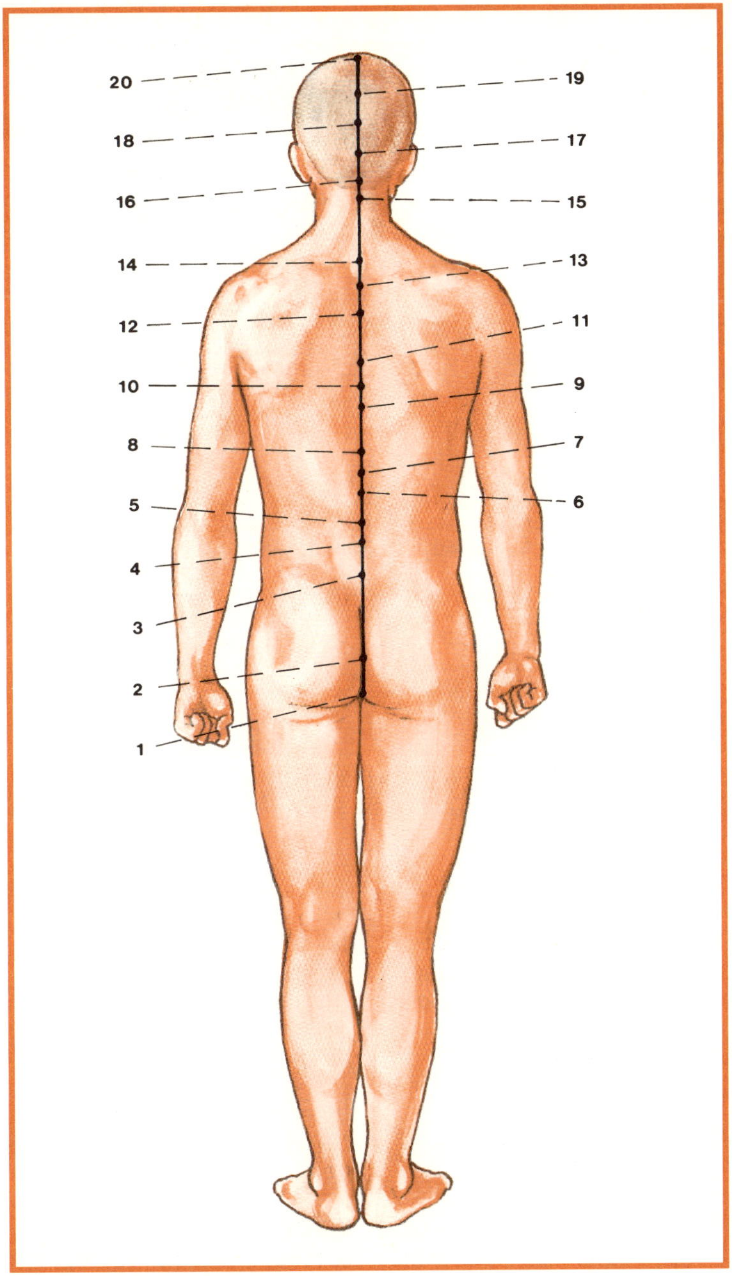

LG 1 (Chang-Qiang / Starke Robustheit) liegt in der Mitte zwischen der Steißbeinspitze und dem After.
Heilwirkung: Hämorrhoiden, Aftervorfall; Schmerzen im Kreuz- und Lendenbereich.

LG 2 (Yao-Shu / Zustimmungspunkt der Lende) liegt in der Öffnung des Kreuzbeinkanals zwischen dem Kreuz- und Steißbein.
Heilwirkung: Krampfanfälle; Durchfall, Hämorrhoiden; Erkrankungen der Beckenorgane; Störungen der Regelblutung; Potenzstörungen; Schmerzen im Kreuz- und Lendenbereich.

LG 3 (Yao-Yang-Guan / Yang-Schranke der Lenden) liegt unter dem Dornfortsatz des vierten Lendenwirbels.
Heilwirkung: Erkrankungen der Harn- und Geschlechtsorgane; Durchfall; Ischias, Hexenschuß und Schmerzen im Kreuz- und Lendenbereich sowie Beschwerden im Bein; schwache Konstitution.

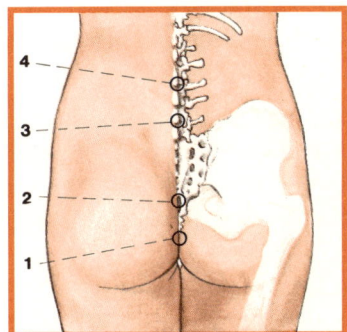

Verlauf des Lenkergefäßes

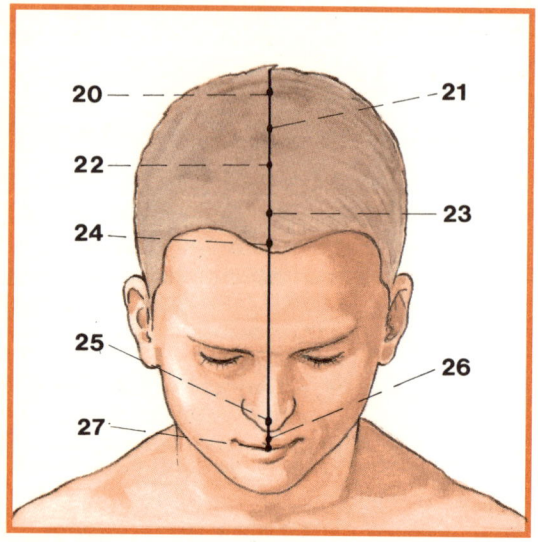

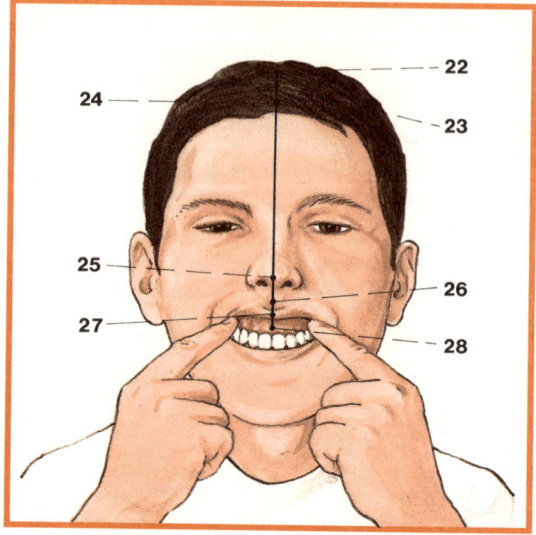

Verlauf des Lenkergefäßes am Kopf LG 20–27   **Verlauf des Lenkergefäßes am Kopf LG 22-28**

LG 4 (Ming-Men / Tor des Lebens) liegt unter dem Dornfortsatz des zweiten Lendenwirbels.
Heilwirkung: siehe LG 3.

LG 14 (Da-Zhui / Großer Wirbel) liegt unter dem Dornfortsatz des siebten Halswirbels.
Heilwirkung: Erkältungen, Wetterfühligkeit, Husten, Bronchialasthma, Fieber, Krampfanfälle; Kopf- und Nackenschmerzen; psychische Erregungszustände.

LG 15 (Ya-Men / Tor der Stummheit) liegt auf der Mittellinie des Nackens, zwischen dem ersten und zweiten Halswirbel, etwa 1 kleinen Fingerbreit oberhalb des Nackenhaaransatzes.
Heilwirkung: Taubstummheit, Heiserkeit und andere Erkrankungen im Mund- und Rachenbereich; Krampfanfälle, Gehirnerschütterung, psychische Erregungszustände; Kopf- und Nackenschmerzen.

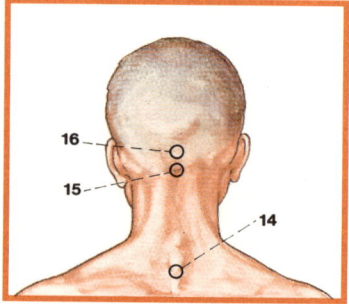

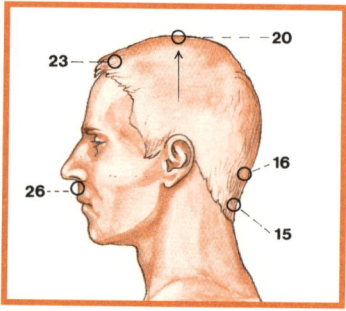

LG 16 (Feng-Fu / Präfektur des Windes) liegt auf der Mittellinie des Nackens, direkt unter dem Schädel.
Heilwirkung: Schlaganfall; sonst siehe LG 15.

LG 20 (Bai-Hui / Hundertfache Vereinigung) liegt auf dem Scheitel, wo sich die Kopfmittellinie mit der Verbindungslinie beider Ohrspitzen überschneidet.
Heilwirkung: Kopfschmerzen, Schwindel, Ohnmacht, Schlaganfall; Schlafstörungen, psychische Erregungszustände; Hämorrhoiden, Aftervorfall.

LG 23 (Shang-Xing / Oberer Stern) liegt auf der Mittellinie des Kopfes, 1 Daumenbreit oberhalb des Stirnhaaransatzes.
Heilwirkung: Kopfschmerzen, Stirnhöhlenentzündung, Erkrankungen der Augen und der Nase.

LG 26 (Shui-Gou / Wassergraben) liegt in der Mitte der Furche zwischen der Nase und der Oberlippe.
Heilwirkung: Blutniederdruck, Ohnmacht, Krampfanfälle, psychische Erregungszustände; Hexenschuß, Schmerzen bei der Regelblutung, Gesichtslähmung.

Konzeptionsgefäß

(Abkürzung: KG)

Das Konzeptionsgefäß wirkt hauptsächlich auf die inneren Organe, besonders auf die Harn- und Geschlechtsorgane. Es fängt zwischen dem äußeren Geschlechtsorgan und dem After an, läuft auf der Mittellinie über den Bauch, die Brust, den Hals und das Kinn aufwärts und endet unter der Unterlippe. Es hat auf seinem Verlauf insgesamt 24 Punkte; neun davon werden hier beschrieben.

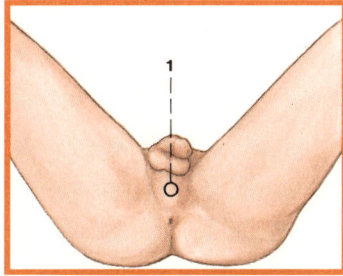

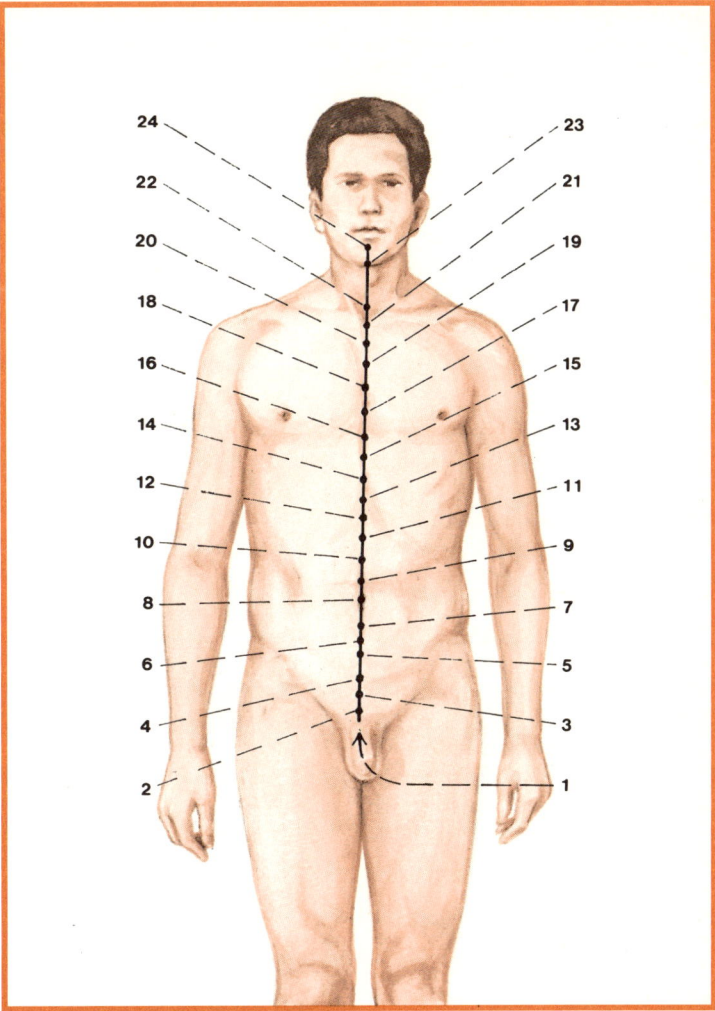

Verlauf des Konzeptionsgefäßes

KG 3 (Zhong-Ji / Mittlerer Pol) liegt auf der Mittellinie des Bauchs, ein Fünftel vom Schambein in Richtung Nabel entfernt.
Heilwirkung: Bauchschmerzen, Durchfall; Erkrankungen der Beckenorgane; Störungen der Regelblutung; Potenzstörungen.

KG 4 (Guan-Yuan / Schranke der Lebenskraft) liegt auf der Mittellinie des Bauches, zwei Fünftel vom Schambein in Richtung Nabel entfernt.
Heilwirkung: schwache Konstitution; sonst siehe KG 3.

KG 6 (Qi-Hai / Qi-Meer) liegt auf der Mittellinie des Bauches, sieben Zehntel vom Nabel in Richtung Schambein entfernt.
Heilwirkung: Störungen der Regelblutung, Erkrankungen der Beckenorgane; Bauchschmerzen, Blähungen, Durchfall; schwache Konstitution; psychische Erregungszustände.

KG 8 (Qi-Zhong / Nabelmitte) liegt im Zentrum des Nabels.
Heilwirkung: Bauchschmerzen, Durchfall, Blähungen und andere Erkrankungen des Darms; Ohnmacht, körperliche Erschöpfung, innere Unruhe und psychische Erregungszustände.

KG 9 (Shui-Fen / Wasserverteilung) liegt auf der Mittellinie des Bauchs, ein Achtel vom Nabel in Richtung Brustbein entfernt.
Heilwirkung: Nierenfunktionsschwäche, Ödeme; Blähungen, Durchfall.

KG 12 (Zhong-Wan / Mittlerer Magenkanal) liegt in der Mitte zwischen dem Bauchnabel und dem unteren Brustbeinende.
Heilwirkung: Erkrankungen des Magens und des Zwölffingerdarms, Verdauungsstörungen; Erkrankungen der Gallenblase; Schlafstörungen und andere psychische Erregungszustände.

KG 14 (Ju-Que / Großer Palast) liegt 1 Daumenbreit unter dem Schwertfortsatz.
Heilwirkung: Krampfanfälle; Schluckauf; Verdauungsstörungen und andere Erkrankungen der Gallenblase und des Magens; Funktionsstörungen und andere Erkrankungen des Herzens; innere Unruhe und andere psychische Erregungszustände.

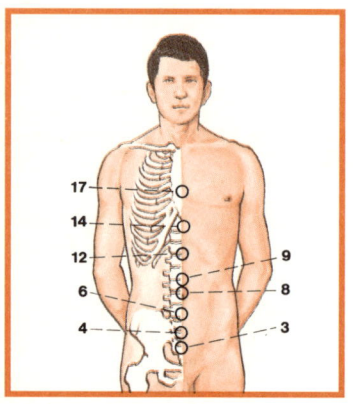

KG 17 (Tan-Zhong / Brustmitte) liegt am Brustbein in der Mitte zwischen den beiden Brustwarzen in Höhe des vierten Zwischenrippenraums.
Heilwirkung: Husten, Bronchialasthma, Bronchitis; Milchdrüsenentzündung, Muttermilchmangel; Schmerzen und Beklemmungen in der Brust; Herzanfall, Herzrhythmusstörungen; Schluckauf.

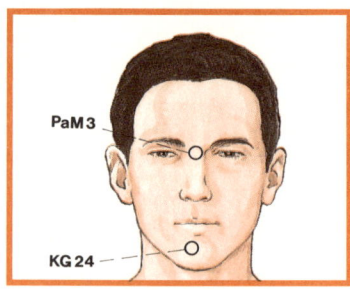

KG 24 (Cheng-Jiang / Speichelaufnahme) liegt auf der Mittellinie des Gesichts in einer Vertiefung des Kinns unter der Lippe.
Heilwirkung: Gesichtslähmung, Kieferklemme, Zahnschmerzen, Herpeserkrankungen an den Lippen und der Mundschleimhaut; Nackensteifheit.

Andere Punkte

Punkte außerhalb der Meridiane
(Abkürzung: PaM)

PaM 3 (Yin-Tang / Siegelhalle) liegt in der Mitte zwischen den beiden Augenbrauen.
Heilwirkung: Schwindel, Krampfanfälle, innere Unruhe, psychische Erregungszustände; Nasenbluten, Schnupfen, Erkältungen, Husten, Bronchitis; Kopfschmerzen, Stirnhöhlenentzündung.

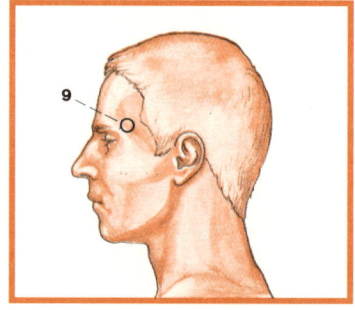

PaM 9 (Tai-Yang / Höchstes Yang) liegt in einer Vertiefung in der Schläfe, etwa 1 Daumenbreit hinter dem äußeren Ende der Augenbraue.
Heilwirkung: Kopfschmerzen, Schwindel; Erkältungen; Augenerkrankungen.

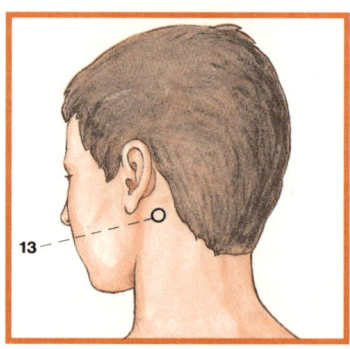

PaM 13 (Yi-Ming / Hüter für die Helligkeit) liegt senkrecht unter dem höchsten Punkt des Warzenfortsatzes am Muskelansatz des Kopfwenders.
Heilwirkung: Schlafstörungen und andere psychische Erregungszustände; Erkrankungen der Augen und des Ohrs; Mandelentzündung und andere Beschwerden im Rachen; Gesichtslähmung.

PaM 51 (Chuan-Xi / Keuchen) liegt 1 Daumenbreit neben dem Dornfortsatz des siebten Halswirbels.
Heilwirkung: Keuchhusten, Bronchialasthma; Allergien; Schmerzen in der Schulter, im Nacken und im Rücken.

PaM 62 (Yi-Shu / Zustimmungspunkt des Pankreas) liegt auf dem Rücken in der Mitte zwischen der Mittellinie und der Linie der Schulterblattinnenkante neben dem Dornfortsatz des achten Brustwirbels.

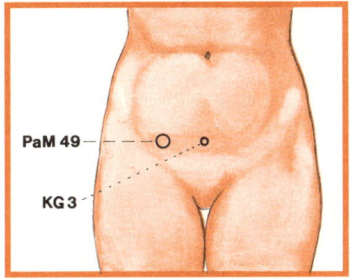

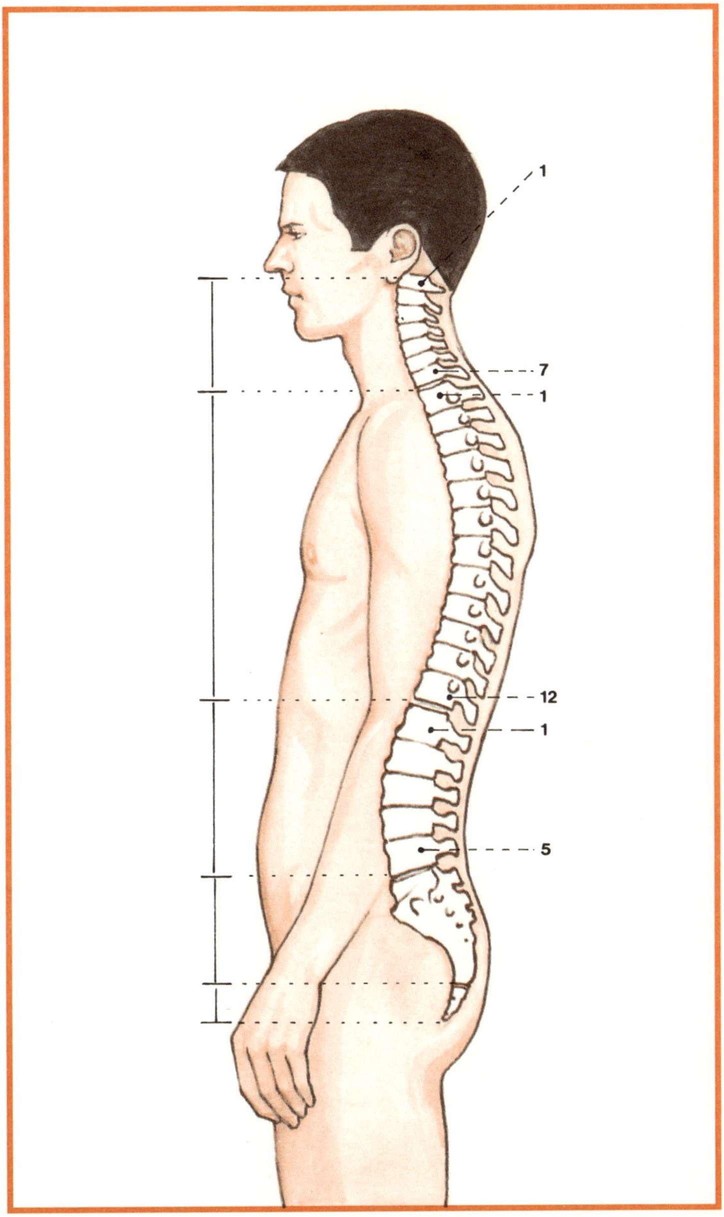

PaM 49 (Zi-Gong / Palast des Kinds) liegt 4 Fingerbreit neben dem Punkt KG 3, der ein Fünftel über dem Schambein liegt. Palast des Kinds ist eine Umschreibung für die Gebärmutter im Chinesischen.
Heilwirkung: Erkrankungen der Harn- und Geschlechtsorgane.

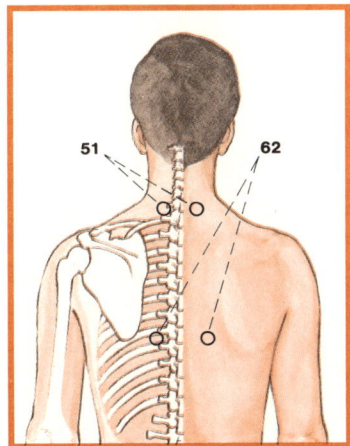

Abbildung der Wirbelsäule zur Verdeutlichung von PaM 85

Heilwirkung: Zuckerkrankheit, Entzündung und Funktionsschwäche der Bauchspeicheldrüse; Übelkeit, Bauchschmerzen.

PaM 85 (Hua-Tuo-Jia-Ji / Nebenwirbelpunkte nach Hua-Tuo) liegen jeweils 1 kleinen Fingerbreit von der Mittellinie des Rückens entfernt neben den Dornfortsätzen der einzelnen Wirbel.

Hua-Tuo war ein berühmter Arzt in China, der in der Epoche der „Drei Reiche" (220 bis 265 n.Chr.) gelebt hat. Er hatte sich in Bereichen der Akupunktur, Heilgymnastik, Kräuterheilkunde und Unfallchirurgie hervorgetan. Nach der Überlieferung hat er diese und einige andere Punkte entdeckt.
Heilwirkung: siehe folgende Tabelle

Heilwirkungen von PaM 85

Lage der Punkte (in Höhe des Dornfortsatzes)	Heilwirkungen
Halswirbel 1 2 3	Erkrankungen der Sinnesorgane und in der Kopfregion
4 5 6 7	Erkrankungen in Hals- und Nackenregion
	Erkrankungen in Schulter und Armen
Brustwirbel 1 2 3 4	Erkrankungen von Lungen, Bronchien, Herzen und Erkrankungen der Brustregion
5 6 7 8 9 10 11 12	Erkrankungen der inneren Organe im Bauch (Verdauungs-, Stoffwechsel-, Harn- und Geschlechtsorgane)
	Erkrankungen in der Lenden-Kreuz-Region
Lendenwirbel 1 2 3 4 5	Erkrankungen der Beine
Kreuzbeinwirbel 1 2 3 4	Erkrankungen der Harn- und Geschlechtsorgane und im Unterleib

**PaM 108 (Luo-Zhen /
Nackensteifheit)** liegt auf
dem Handrücken, 1 Daumen-
breit oberhalb des Finger-
grundgelenks zwischen dem
zweiten und dem dritten Mit-
telhandknochen.
Heilwirkung: Nackensteifheit,
Schulter-Arm-Syndrom,
Schmerzen im Nacken, in der
Schulter und im Rücken;
Magenschmerzen.

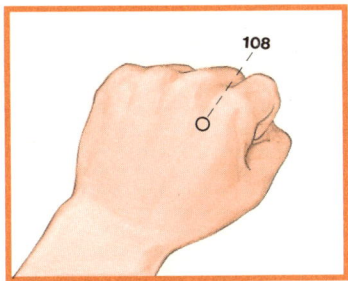

**PaM 145 (Xi-Yan / Knie-
Augen)** sind zwei Punkte, die
jeweils in einer Grube im vorderen Kniebereich links und
rechts neben dem Knie-
scheibenband liegen.

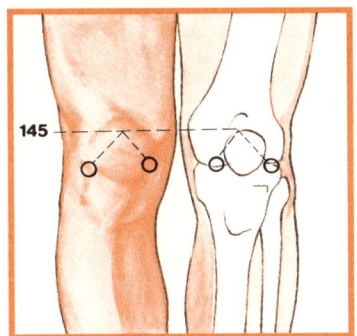

Heilwirkung: Beschwerden im
Kniebereich.

Neue Punkte
(Abkürzung: NP)

**NP 45 (Ding-Chuan /
Asthmaberuhigungspunkt)**
liegt 1 kleinen Fingerbreit
neben dem Dornfortsatz des
siebten Halswirbels. Ist identisch mit einem Teil von
PaM 85.
Heilwirkung: Bronchialasthma,
Husten, Bronchitis, Nacken-
und Schulterschmerzen.

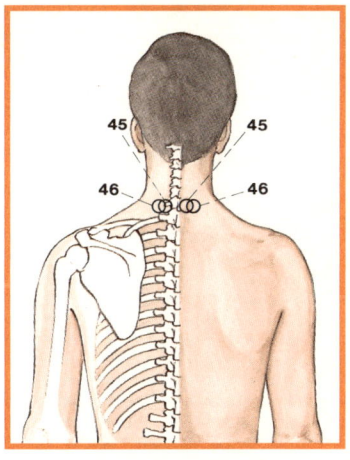

**NP 46 (Wai-Ding-Chuan /
Äußerer Asthmaberuhi-
gungspunkt)** liegt 2 Fingerbreit neben dem Dornfortsatz
des siebten Halswirbels.
Heilwirkung: siehe NP 45.

Technische Grundlagen

Neben dem notwendigen
Wissen über die genaue Lage
und Wirkung der Punkte und
Meridiane spielt die fachgerechte Massage bei der
Behandlung eine maßge-
bende Rolle. Denn die optimale Reizung der Punkte ist
entscheidend für den Be-
handlungserfolg.

Bedingt durch die anatomischen Eigenschaften des
menschlichen Körpers und
die Notwendigkeit der unterschiedlichen Kraftdosierung,
gibt es verschiedene Massa-
gehandgriffe für die Akupressurbehandlung. Sie sind zum
Teil identisch mit den hierzulande bekannten Techniken.

In diesem Kapitel werden
Ihnen die Massagegriffe vorgestellt, die zur Behandlung
der beschriebenen Krank-
heiten benötigt werden. Die
Griffe werden mit deutschen
und chinesischen Fachbe-
griffen bezeichnet, da die
Übersetzungen nicht immer
zufriedenstellend sind.

Grundgriffe

An-Drücken

Man drückt mit der Fläche eines Fingers, meistens mit dem Daumen, einen Punkt oder mit einer Hand einen Körperteil. Durch die relativ große Druckfläche wird nur der obere Muskel und das Unterhautbindegewebe, aber nicht der tiefer liegende Muskel und der Nerv massiert.

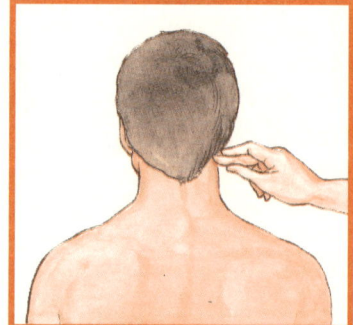

Qia-Tiefdrücken mit dem Fingernagel

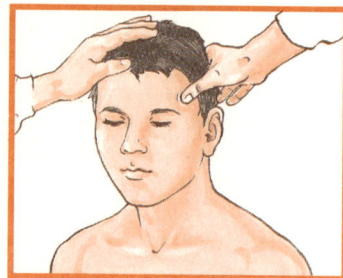

An-Drücken mit dem Daumen

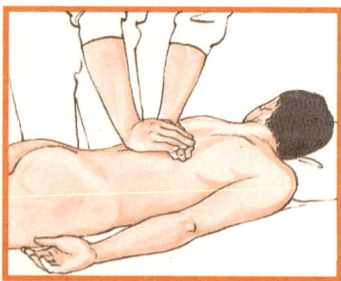

An-Drücken mit der Handfläche

Qia-Tiefdrücken

Man drückt einen Punkt mit der Fingerkuppe, dem Fingernagel oder dem Ellenbogen, um das tiefer liegende Gewebe, Muskeln und Nerven, zu reizen. Diese Art der Massage eignet sich, um die tief liegenden Punkte in Oberschenkel, Hüftgegend und Rücken oder auch stark verspannte Muskeln zu massieren.

Rou-Friktion

Bei dieser Massagetechnik drückt man den Finger oder die Handfläche bzw. den Handballen fest auf die Haut und massiert in kleinen Kreisen. Hier wird also nicht die Haut, sondern vielmehr die Muskeln und das Unterhautbindegewebe massiert. Das Wort „Rou" wird „dschou" ausgesprochen.

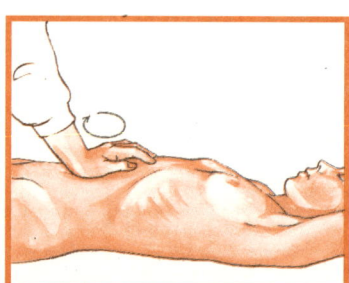

Rou-Friktion mit dem Handballen

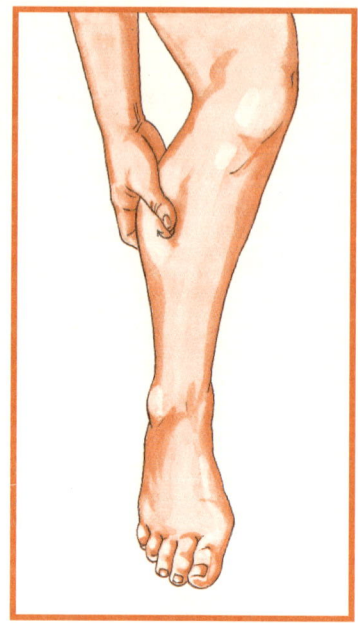

Rou-Friktion mit dem Finger

Mo-Kreisend reiben

Mit dieser Technik werden hauptsächlich die Haut und ein Teil des Unterhautbindegewebes kreisend massiert. Man setzt entweder die Fläche eines Daumens oder die einer Hand ein. Dabei entsteht Wärme, die als zusätzliche Reizung ein weiterer Vorteil für die Behandlung ist.

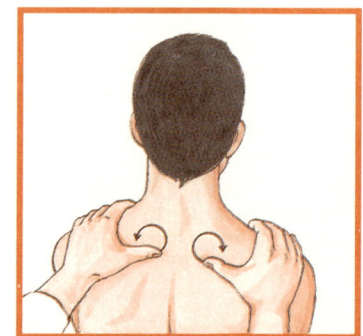

Mo-Kreisend reiben mit dem Daumen

Tui-Schieben

Man schiebt entweder mit der Daumenfläche, der Handfläche, dem Handballen oder der Faust in eine Richtung oder hin und her. Diese Technik wird meist bei der Massage eines längeren Meridianteils, wie sie im Rücken, Arm und Bein zu finden sind, eingesetzt. Eine Variation des Tui-Schiebens ist das Streichen mit der Handfläche. Dabei wird fast gar nicht gegen den Körper gedrückt. Man setzt diese Variation in der Regel gleich zu Beginn einer Massage ein, um den Körper auf die intensivere Massage vorzubereiten.

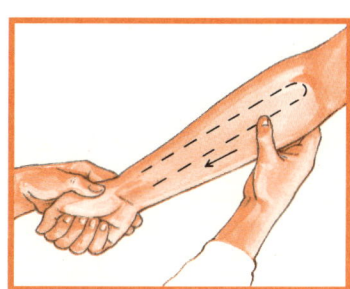

Tui-Schieben mit dem Daumen

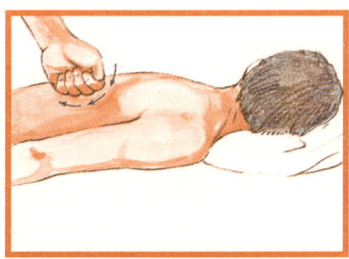

Tui-Schieben mit der Faust

Na-Greifen

Bei dieser Technik greift man eine Muskelgruppe oder einen Teil davon, um im Muskel gelegene Punkte zu erreichen. Je nach Art der Stelle kann man entweder mit Daumen und Zeigefinger oder mit der ganzen Hand massieren. Diese Technik wird auch zur Behandlung von Muskelverspannungen, insbesondere im Schulter- und Rückenbereich, eingesetzt.

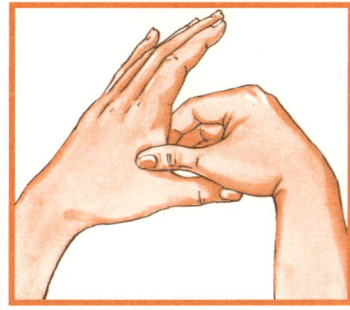

Na-Greifen mit zwei Fingern

Nie-Kneten

Mit Daumen und zwei bzw. vier Fingern knetet man eine Muskelgruppe bzw. einen Körperteil. Diese Technik setzt man oft bei der Massage eines Meridianteils in den Armen oder Beinen ein. „Nie" wird „ni'e" ausgesprochen.

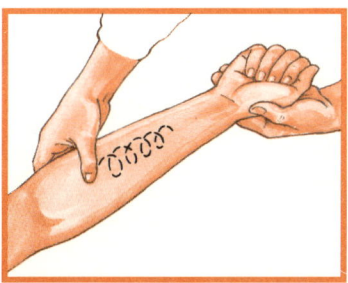

Nie-Kneten mit dem Daumen

Hilfsgriffe

Ca-Hinundherreiben

Mit der Handkante, dem Handballen oder der Handfläche reibt man die Haut meist flächen- oder streifenmäßig hin und her. Ähnlich wie Mo-Kreisend Reiben produziert diese Technik Wärme, die aber hier viel intensiver ist. Man setzt Ca-Hinundherreiben oft im Rückenbereich, z. B. bei Muskelverspannung und Erkältungen, ein. „Ca" wird „tsa" gesprochen.

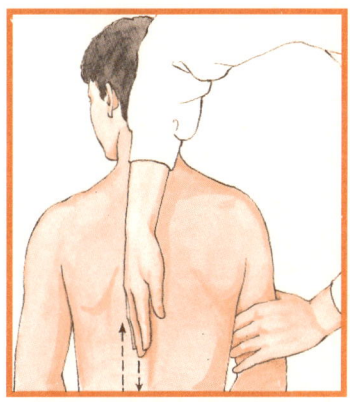

Ca-Hinundherreiben mit der Handkante

Chui-Klopfen

Mit lockerer Faust oder mit der Handkante klopft man die Punkte in muskulösen Körperteilen, wie Schulter, Rücken und Oberschenkel. Dabei spielt der gleichmäßige

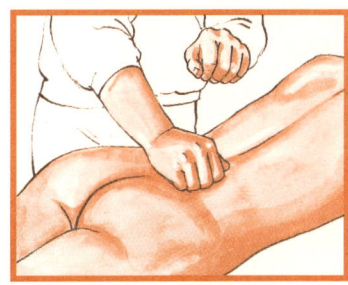

Chui-Klopfen mit Fäusten

Rhythmus eine wesentlichere Rolle als die Geschwindigkeit. Zu beachten ist, daß die Klopfbewegung locker und mehr aus dem Handgelenk als aus dem Ellenbogen heraus ausgeführt wird. Mit dieser Technik kann man die sehr tief liegenden Muskeln bis zu ihren Ansätzen an Knochen oder Gelenken intensiv reizen und lockern. Meist klopft man am Ende einer Massage. „Chui" wird „tschu'i" gesprochen.

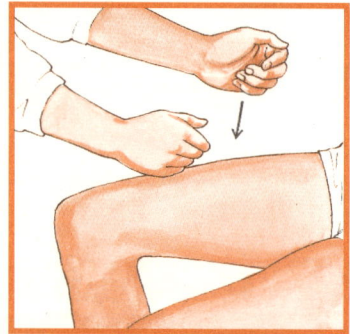

Chui-Klopfen mit Fäusten

Gun-Rollen
Bei dieser Technik fixiert man die Handkante durch leichten Druck auf den Körper – die Finger bleiben locker – und bewegt die Hand locker schüttelnd hin und her. Auch hier ist eine gleichmäßige rhythmische Bewegung wichtiger als die Schnelligkeit. Durch diese Technik erreicht man den gleichen Effekt wie bei Chui-Klopfen. „Gun" wird „ku'en" gesprochen.

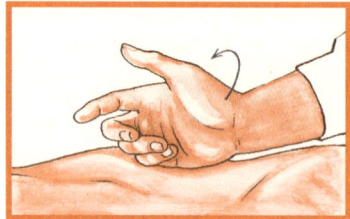

Zhen-Vibrieren mit der Hand

Zhen-Vibrieren
Bei dieser Technik fixiert man die Fingerkuppe oder Handfläche relativ fest auf einen Punkt und rüttelt den Finger oder die ganze Hand. Man kann dabei auch den ganzen Arm kräftig anspannen, um körpereigene Vibration zu erzeugen. Je schneller und feiner die Schwingung ist, desto intensiver ist auch die Wirkung.

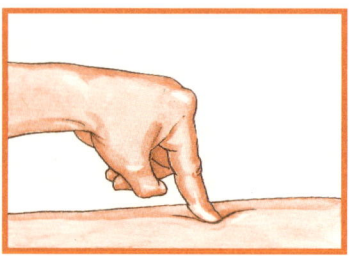

Zhen-Vibrieren mit der Fingerkuppe

Ma-Wischen
Man legt den Daumen, vier Finger bzw. die ganze Hand relativ fest am Körper an, z. B. auf die Stirn, und zieht sie unter Druck darüber, etwa so, als ob man damit Schweißperlen von der Stirn wischen würde.

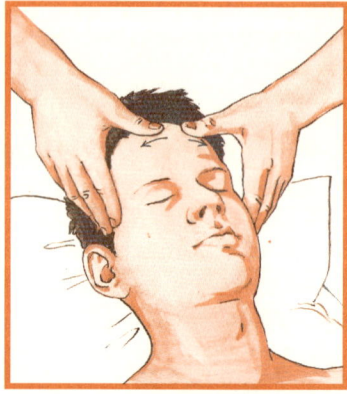

Ma-Wischen mit den Daumen

Nien-Zwiebeln
Mit den Fingern hebt man die Haut einschließlich des Unterhautbindegewebes hoch und dreht sie hin und her. Dieser Handgriff reizt die Haut und das Unterhautbindegewebe sehr intensiv. Außer bei der Augenlidhaut wird er auch an Teilverläufen des Meridians angewandt, um eine intensive Reizung des gesamten Meridians zu erreichen.

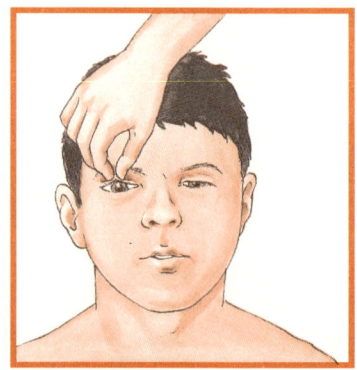

Nien-Zwiebeln

In der Akupressurbehandlung werden die hier vorgestellten Massagegriffe meist kombiniert ausgeführt. Wer jedoch noch nicht so geübt ist, kann die einzelnen Techniken auch nacheinander anwenden.

Anmerkung zur Selbstbehandlung

Viele Menschen haben im Krankheitsfall oder bei anderen Störungen des Wohlbefindens den Wunsch, sich zuerst selbst zu helfen. Dazu ist die Akupressur gut geeignet. Man braucht jedoch nicht nur Kenntnisse über die Behandlungsmethode selbst, sondern auch über die Beschwerden. Dies setzt voraus:

• daß man sich selbst genau und geduldig beobachtet, denn nur so kann man die Signale des eigenen Körpers, wie Appetitverlust, Konstitutionsschwäche, Ödeme im Bein und in der Knöchelgegend sowie Farbveränderungen der Haut, wahrnehmen.

• daß man diese beobachteten Zeichen einordnen kann, das heißt, man muß eine richtige Diagnose stellen können.

• daß man einschätzen kann, ob eine Selbstbehandlung möglich und erfolgverspreend ist. Dazu muß man den weiteren Verlauf der Erkrankung nach der Selbstbehandlung sorgfältig beobachten und entscheiden, wie lange man die Behandlung durchführen kann. Das heißt, man muß auch bereit sein, sie an einen kompetenten Fachmann, z. B. Arzt, Heilpraktiker oder Psychotherapeuten, zu übertragen. Dies ist eine relativ schwierige Entscheidung,

da das Wissen über die Krankheiten, ihre Entstehung und Weiterentwicklung sehr umfangreich ist. Gehen Sie in Zweifelsfällen daher zum Arzt. Die Besprechung der Krankheitsbehandlung (siehe Seite 69) ist daher wie folgt aufgebaut:

• Eine ausführliche Beschreibung der Erkrankung erleichtert die Diagnose.

• Die Angabe der indizierten Punkte und Massagegriffe sowie Ratschläge zu anderen Behandlungsmethoden ermöglichen die optimale Selbstbehandlung.

• Hinweise dazu, wann ein Fachmann aufgesucht werden muß und welche kritischen Situationen auftreten können, zeigen die Grenzen der Selbstbehandlung auf.

Im allgemeinen gelten bei der Akupressur folgende Gegenanzeigen:

1. Bei einigen akuten Infektionskrankheiten, wie Diphtherie und Typhus, und bei aktiv fortschreitenden und allen aktiven Formen der Tuberkulose sind andere, effektivere Behandlungsmethoden vorzuziehen.

2. Tumore, insbesondere bösartige, und ihre Tochtergeschwülste dürfen nie direkt oder in ihrer Umgebung massiert werden.

3. Bei Hautkrankheiten, -verletzungen und Knochenbrüchen darf man nur außerhalb der erkrankten Stellen massieren.

4. Bei Blutungsgefahr und -neigung sowie bei Gerinnungsstörungen darf nicht massiert werden.

5. In der Schwangerschaft dürfen wegen der Gefahr einer Fehlgeburt bestimmte Punkte in Bauch-, Lenden-Kreuz-Region und andere Punkte mit starkem Einfluß auf die Gebärmutter, wie Di 4, MP 6, MP 9, B 60, B 67, G 21 und Le 3, nicht massiert werden.

6. Kurz nach der Geburt, in der Zeit, in der sich die Gebärmutter noch nicht zurückgebildet hat, darf man den Unterleib nicht massieren.

7. Bei Säuglingen und Kleinkindern (unter 5 Jahren) darf man in der Scheitelgegend, in der die Schädelöffnungen (Fontanellen) noch nicht verschlossen sind, nicht massieren.

8. Bei sehr schwacher Konstitution und sehr starker körperlicher Erschöpfung darf man nicht zu kräftig massieren, weil der Patient leicht in Ohnmacht fallen könnte.

Kraftaufwand, Dauer und Häufigkeit der Behandlung

Um eine optimale Heilwirkung zu erreichen, muß man neben der richtigen Auswahl der Punkte, der genauen Lokalisation dieser Punkte und den richtigen Massagegriffen auch den Reiz entsprechend dosieren. Kraftaufwand, Behandlungsdauer und Behandlungshäufigkeit sind dabei die bestimmenden Faktoren.

Kraftaufwand

Bei der Akupressur bemüht man sich, beim Patienten eine typische Empfindung hervorzurufen. Diese Empfindung kann, je nach Lage der Punkte, Druck, Spannung, Kribbeln, Taubheit, Wärme, manchmal sogar leichter Schmerz sein. Sie ist selten örtlich beschränkt und kann sich weit in die benachbarte Region ausbreiten. Die chinesische Medizin bezeichnet das als „De-Qi". „De-Qi" bedeutet, daß das Qi des Punktes bzw. des Meridians angeregt wird und dadurch eine Reihe von Reaktionen im Körper ausgelöst werden. So kann man Störungen und andere Krankheitsprozesse stoppen bzw. beseitigen. Ob und wie intensiv dieses Qi-Gefühl provoziert wird, hängt erstens von der Genauigkeit der Lokalisation, zweitens von den richtig ausgewählten Handgriffen und drittens vom genau dosierten Kraftaufwand ab. Im allgemeinen sollte man das

Qi-Gefühl deutlich, jedoch nicht schmerzhaft spüren. Massiert man zu schwach, entsteht zu wenig Qi-Gefühl, und die Heilwirkung ist nicht ausreichend. Massiert man zu stark, ist es nicht nur unangenehm und schmerzhaft, sondern es beeinträchtigt auch die Heilwirkung. Natürlich spielt hierbei die eigene Empfindsamkeit, die ja bekanntlich je nach Stimmung, persönlicher Erfahrung, Einstellung sowie Kulturkreis schwankt, ebenfalls eine wichtige Rolle. Daher sollte man geduldig mit dem Kraftaufwand experimentieren, um ein deutliches, aber nicht unangenehmes Qi-Gefühl zu bekommen. Auch bei Behandlung von Dritten, sollte man so verfahren. Innerhalb dieser individuellen Empfindungsbreite des Qi-Gefühls wird die Intensität des Reizes durch das Krankheitsbild bestimmt. Bei leichten Beschwerden genügt es oft, wenn man bei der Akupressur das Qi-Gefühl leicht wahrnimmt. Bei schweren Beschwerden, z. B. Koliken, muß schon ein sehr intensives Qi-Gefühl, das möglichst in die benachbarte Region ausstrahlt, erreicht werden. Aber auch hier gilt, daß das Qi-Gefühl auf keinen Fall schmerzhaft sein soll. Im allgemeinen sollte man den Kraftaufwand, sowohl innerhalb einer einzelnen Behandlung als auch während der gesamten Behandlungs-

dauer, allmählich erhöhen, bis die gesamte Behandlung ohne Schwierigkeit toleriert werden kann. Ferner sollte man darauf achten, daß die Haut nicht durch allzu starke Griffe verletzt wird. Vor allem die Haut im Gesichtsbereich ist sehr zart. Eventuell benutzt man deshalb bei der Massage Gleitmittel (siehe Seite 68).

Dauer der Behandlung

Gewöhnlich wird jeder Punkt bei mittelmäßiger Reizstärke zwischen ein und drei Minuten massiert, damit der Körper ausreichend gereizt wird. Die Bestimmung der Behandlungsdauer ist ähnlich wie beim Kraftaufwand. Bei leichten Beschwerden braucht man in der Regel nicht mehr als eine Minute pro Punkt zu massieren. Bei starken Beschwerden muß man häufig bis zu drei Minuten, manchmal auch länger massieren. Außerdem steht die Behandlungsdauer proportional zur Stärke des Qi-Gefühls. Ist das Qi-Gefühl deutlich bzw. stark zu spüren, braucht man nicht lange zu massieren. Ist es nicht deutlich, muß man länger massieren. Demnach ist auch die Dauer einer Akupressurbehandlung abhängig davon, wie schwer die Beschwerden sind, wie intensiv das Qi-Gefühl zu spüren ist und wie viele Punkte man massiert.

Zusätzlich hat die Routine einen entscheidenden Einfluß auf die Behandlungsdauer. Noch zu beachten ist, daß die kindliche Haut leichter verletzt werden kann als die des Erwachsenen. Mann kann auf relativ verläßliche Zeichen der Hautrötung achten. Wenn diese leichte Hautrötung an der massierten Stelle auftritt, bedeutet es in der Regel, daß man ausreichend massiert hat.

Häufigkeit der Behandlung

Die Häufigkeit der gesamten Behandlung hängt in erster Linie von der Erkrankung selbst ab. Bei chronischen Krankheiten bzw. Erkrankungen mit leichten Beschwerden braucht man in der Regel nur ein- bis zweimal in der Woche zu behandeln. Bei akuten Krankheiten bzw. bei Erkrankungen mit starken Beschwerden oder bei hartnäckigen, chronischen Beschwerden und bei akutem Schub einer chronischen Erkrankung muß man öfters, das heißt drei- bis fünfmal in der Woche, massieren, manchmal sogar ein- bis mehrmals täglich. Wenn man nur ab und zu, das heißt vielleicht ein- bis zweimal im Monat, leichte Kopfschmerzen bekommt, genügt es gewöhnlich, ein- bis zweimal in der Woche zu behandeln. Wenn man aber öfters, das heißt fast einmal in der Woche, starke Kopfschmerzen hat, muß man mindestens einmal am Tag massieren, damit eine gewisse Besserung eintritt. Bei optimaler Behandlung braucht man sie in der Regel weniger oft zu wiederholen. Ist die Wirkung gering, muß man häufiger massieren, um eine Besserung zu erreichen. Nach einer gewissen Anzahl von Behandlungen wird eine Pause von ein bis zwei Wochen eingelegt, in der Regel nach acht bis sechzehn Behandlungen oder nach einer Behandlungsperiode von vier bis sechs Wochen. Diese Pause ist notwendig, damit

● der Körper sich erholt,

● der Körper lernt, ohne die Reizung von außen gesund zu werden und zu bleiben und

● man an sich beobachten kann, inwieweit sich der Zustand nach der Behandlung verändert (verbessert oder verschlechtert). Daran kann unter anderem gemessen werden, ob man richtig behandelt hat, ob und wie intensiv man weiter behandelt und ob noch eine andere Behandlungsmethode in Anspruch zu nehmen ist. Hat man Zweifel, ob die Selbstbehandlung weiter fortgesetzt werden soll oder nicht, sollte man zum Arzt gehen.

Bei manchen hartnäckigen Beschwerden muß man unter Umständen mehrere Behandlungsperioden von jeweils acht bis sechzehn Einzelbehandlungen erhalten, um eine Heilung oder eine relativ stabile Besserung des Zustands zu erzielen. Häufig braucht man in den späteren Perioden nicht mehr so intensiv wie am Anfang zu behandeln, weil eine Besserung nach einigen Perioden sichtbar ist.

Gleitmittel

Bei Akupressur gebraucht man oft Gleitmittel (mit oder ohne Auszug von Heilkräutern). Sie vermindern den Reibwiderstand, die Massage kann ungehindert durchgeführt werden, und die Haut wird nicht unnötig verletzt. Kräuterauszüge haben zusätzliche Heilwirkung, die die Behandlung sinnvoll unterstützt. Neben den in Handel erhältlichen unterschiedlichen Massageölen werden hier einige vorgestellt:

Frischer Ingwersaft
Entfernen Sie die dünne Schale der Ingwerknolle, zerstoßen Sie den frischen Ingwer in einem Mörser, und passieren Sie den Saft durch ein feines Sieb. Der frische Ingwersaft ist nicht nur ein hervorragendes Gleitmittel, sondern er besitzt auch eine wärmende Eigenschaft, die eine aufbauende und milde Wirkung hat. Ingwersaft eignet sich zur Massage von Kindern, bei chronischem Durchfall und bei Gelenkbeschwerden und Schwellungen im Gelenkbereich. Bei empfindlicher Haut sollte man den Ingwersaft mit ein wenig sauberem Wasser verdünnen.

Branntwein
Überwiegend bei Erwachsenen ist Branntwein von guter Qualität geeignet. Er hat belebende Wirkung auf die örtliche Blutzirkulation und wirkt leicht fiebersenkend. Besonders bei Erkältungen und Erkrankungen des rheumatischen Formenkreises wird er gern genommen.

Auszug von chinesischen Heilkräutern
Dieser Auszug verschiedener chinesischer Heilkräuter, der oft in konzentrierter Form im Handel zu erwerben ist, ist als sogenannter Tigerbalsam bzw. als japanisches Heilpflanzenöl bekannt. Gewöhnlich werden diese Mittel tropfenweise mit einer Handvoll bzw. einem Eßlöffel voll Hautpflegeöl oder neutralem Massageöl vermengt, damit die Haut nicht zu stark gereizt wird. Die ätherischen Öle der Kräuter haben eine durchblutende, entschwellende, schmerzlindernde Wirkung.

常見病痛的
治疗

Behandlung der häufigsten Krankheiten und Beschwerden

In diesem Abschnitt werden verschiedene Erkrankungen bzw. Beschwerden besprochen, bei denen die Akupressur entweder als Haupt- oder als begleitende Behandlungsmethode sinnvoll eingesetzt werden kann. Damit sie optimal wirkt und keine gesundheitlichen Schäden entstehen, wird empfohlen, die vorangegangenen Kapitel genau durchzulesen. Dies gilt besonders für die Kapitel „Grundlagen der Akupressur" und „Anmerkungen zur Selbstbehandlung".

Bei den einzelnen Krankheiten und Beschwerden werden jene Punkte, die zur Akupressur benötigt werden, nochmals in einer Zeichnung auf dem jeweiligen Teilstück des Meridians dargestellt. Dies trifft allerdings nicht auf PaM 85 zu, da hier nicht einzelne Punkte, sondern ganze Strecken massiert werden. Schlagen Sie deshalb im entsprechenden Kapitel nach. An

dieser Stelle sei noch einmal betont, daß die Akupressur zwar eine wirksame Methode, aber trotzdem kein Allheil- und schon gar kein Zaubermittel ist. Sie hat sehr breite Einsatzbereiche, aber auch ihre Grenzen. Daher sollte man sich sorgfältig über die möglichen kritischen Situationen, bei denen eine fachliche Hilfe unumgänglich ist, informieren und nicht zögern, diese Hilfe in Anspruch zu nehmen.

Hier noch einige allgemeine Hinweise, die Sie beachten sollten, wenn Sie sich selbst oder jemand anderen mit Akupressur behandeln:

• Massieren Sie geduldig und aufmerksam, atmen Sie ruhig.
• Suchen Sie die Punkte sehr genau, und passen Sie den Kraftaufwand sowie die Massagedauer der jeweiligen Verträglichkeit an.
• Da die Meridiane auf beiden Körperhälften symmetrisch verlaufen – mit Ausnahme

des Konzeptions- und des Lenkergefäßes –, können Sie die Punkte sowohl auf der rechten als auch auf der linken Körperhälfte massieren. Dies muß nicht sein, aber die Wirkung der Akupressur wird so verstärkt.
• Beobachten Sie die Reaktionen des Körpers während und nach der Behandlung sehr aufmerksam, damit Sie gegebenenfalls darauf reagieren können.
• Nehmen Sie vor der Behandlung eine bequeme Körperhaltung ein, nicht nur, um die ganze Behandlungsdauer mühelos zu überstehen, sondern auch, um die Punkte leichter zu finden. Wenn es nötig ist, sollten Sie die empfohlene Körperhaltung einnehmen; siehe Beschreibung der jeweiligen Punkte.
• Schneiden Sie die Fingernägel rundlich und kurz, damit keine unnötigen Hautverletzungen verursacht werden.

- Die Hände sollten sauber und warm sein. Gegebenenfalls reiben Sie sie so lange gegeneinander, bis sie warm sind.
- Wenn es nicht anders empfohlen, sollten Sie nach Möglichkeit zuerst mit den Punkten anfangen, die fern von der erkrankten Stelle liegen, und sich dann nur allmählich der erkrankten Stelle nähern.
- Massieren Sie nicht im hungrigen Zustand oder gleich nach einer üppigen Mahlzeit, besonders nicht die Punkte im Bauchbereich. Es empfiehlt sich, nach einer Mahlzeit etwa eineinhalb Stunden zu warten.
- Bei körperlicher Erschöpfung oder psychischer Aufregung sollten Sie nicht kräftig massieren. Besser ist es, wenn Sie die Behandlung erst nach einer Erholung beginnen.
- Achten Sie darauf, daß der Behandlungsraum angenehm warm ist und gut belüftet wird. Jedoch sollte er nicht überheizt sein und kein direkter Luftzug entstehen.
- Nach einer Akupressurbehandlung sollten Sie sich genug Zeit zum Ausruhen nehmen. Je länger Sie massiert haben, desto länger sollten Sie sich ausruhen, in der Regel genügen fünf bis fünfzehn Minuten. Wenn es möglich ist, legen Sie sich hin und decken sich gegebenenfalls warm zu.

Ernährung

Appetitlosigkeit und Magersucht
(Anorexia und Anorexia nervosa)

Eine Verminderung der Eßlust bzw. des Hungergefühls kann eine Begleiterscheinung fieberhafter Erkrankungen, Infektionen oder Erkrankungen des Verdauungstraktes, z. B. Gastroentritis, und anderer organischer Krankheiten sein. Häufig hat die Appetitlosigkeit jedoch psychische Hintergründe wie Belastungen und Konflikte in Beruf und Familie. Auch bei Kindern kann sie psychisch bedingt sein, z. B. bei gestörter Eltern-Kind-Beziehung. Insbesondere zu stark beschützte Kinder können sich mittels der Essensverweigerung zur Wehr setzen, da dies eine der wenigen Machtmöglichkeiten ist, die dem Kind zur Verfügung stehen. Nicht selten glauben aber nur die Eltern, ihre Kinder äßen zu wenig. Meist haben Kinder einen gut entwickelten Regulationsmechanismus für die Nahrungsaufnahme, und sie nehmen so viel auf, wie sie brauchen. Kinder müssen und sollen nicht dick sein; viel wichtiger für eine gesunde Entwicklung ist, daß sie zufrieden und lebhaft sind. Ab und zu auftretende Appetitlosigkeit ist in der Regel kein Anlaß zur Sorge. Manchmal kann es einfach auch daran liegen, daß das Kind zwischen den Mahlzeiten bereits reichlich gegessen hat – häufig sind dies Süßigkeiten. Ein extremer Fall der Appetitlosigkeit ist die Magersucht (Anorexia nervosa). Sie wird relativ häufig bei jungen Mädchen, manchmal auch bei jungen Frauen, zwischen dem 20. und 30. Lebensjahr, sehr selten bei männlichen Jugendlichen beobachtet. Meist liegt ein gestörtes Körperbewußtsein vor, die Angst vor Gewichtszunahme ist sehr groß. Als Ursache wird eine unbewußte Abwehrhaltung gegen die Entwicklung zur Frau, besonders bei sexualfeindlichen Eltern bzw. bei dominanten Müttern, angenommen. Als mögliche organische Ursache wird eine hormonelle Störung diskutiert. Neben dem Widerwillen gegen das Essen erbrechen Anorexia-nervosa-Patientinnen häufig. In vielen Fällen werden auch Abführmittel eingenommen. Durch mangelnde Nahrungsaufnahme, Erbrechen und Durchfall magern die Mädchen/Frauen sichtlich ab und verlieren enorm an Wasser, Mineralstoffen und Eiweiß. Dies führt schließlich zu einer extremen Schwächung des Körpers. Später treten Ödeme (Flüssigkeitsansammlungen) in den Beinen sowie Herz- und andere Organschäden auf. Ein weiteres typisches Zeichen ist das Fehlen der Regelblutung oder eine Zyklusstörung (siehe Seite 176).

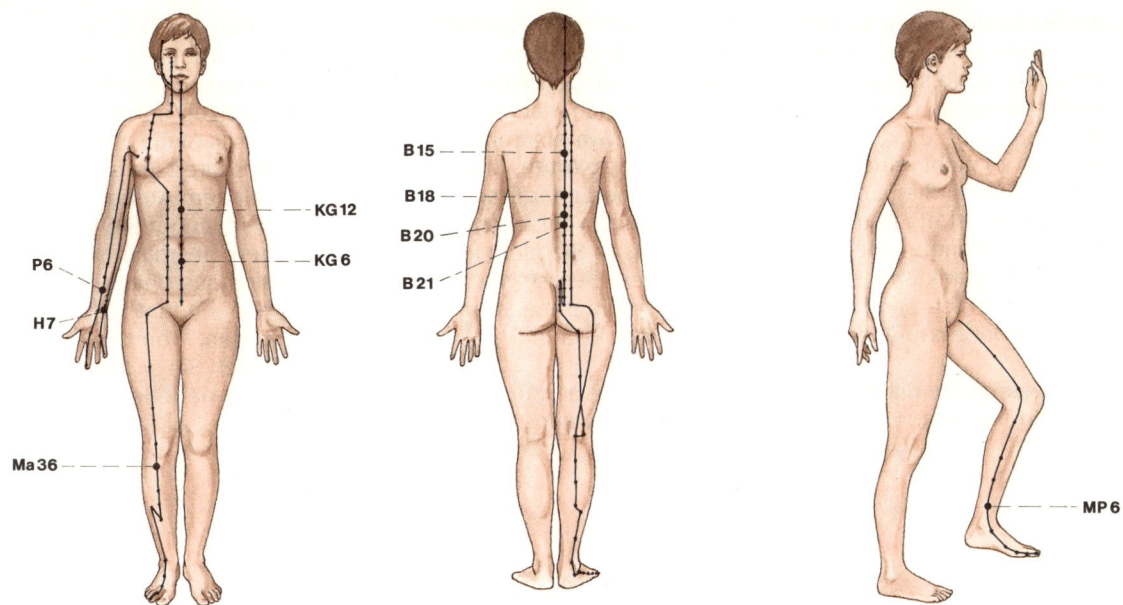

Massage:

➠ Qia-Tiefdrücken und Rou-Friktion: P 6, H 7, Ma 36

➠ An-Drücken und Rou-Friktion: MP 6, B 15, B 18, B 20, B 21

➠ An-Drücken, Mo-Kreisend reiben und Rou-Friktion: KG 6, KG 12

➠ An-Drücken und Tui-Schieben: PaM 85 (Brust- und Lendenwirbelsäule)

Anmerkung:

● Eine Verminderung von Süßigkeiten und zuckerhaltigen Getränken (süße Fruchtsäfte, Limonade und Cola) zwischen den Mahlzeiten beseitigt bei Kindern oft die Appetitlosigkeit zu den Hauptmahlzeiten.

● Reagieren Sie auf die Essensverweigerung Ihres Kindes ruhig und gelassen, und zwingen Sie vor allen Dingen Ihr Kind nie zum Essen! Die Eßgewohnheit wird sich von selbst wieder normalisieren.

● Sie sollten auf jeden Fall versuchen, die Ursachen der Appetitlosigkeit herauszufinden. Gehen Sie zum Arzt, wenn Sie alleine nicht weiterwissen oder wenn zusätzliche Beeinträchtigungen des Wohlbefindens, Fieber und andere Anzeichen von Infektionen oder Gewichtsverlust auftreten bzw. wenn das Kind nicht zunimmt und schläfrig, matt oder weinerlich ist.

● Gehen Sie auch zum Arzt, um eine fachgerechte Behandlung der erkannten Grundleiden oder Ursachen zu erhalten. Im Fall der Anorexia nervosa sollten Sie unbedingt die Hilfe eines ausgebildeten Psychotherapeuten oder Psychiaters in Anspruch nehmen. Eine Familientherapie kann ebenfalls sinnvoll sein.

● Eine Änderung der Lebensverhältnisse, wie Auszug aus dem Elternhaus, Heirat oder sexuelle Bindung an einen Mann oder das Ergreifen eines Berufs, kann unter Umständen vorteilhaft und fördernd auf die Therapie der Magersucht wirken.

Bewußtsein und Psyche

Anfallsleiden
(Epilepsien)

Das Anfallsleiden, auch Fallsucht genannt, ist eine sich wiederholende, anfallsweise auftretende Gehirnfunktionsstörung und durch Krämpfe und Bewußtseinsstörungen gekennzeichnet. Die Ursachen liegen in einer erblich bedingten Anfallsbereitschaft mit unterschiedlicher starker Ausprägung und / oder in den verschiedenen Erkrankungen des Gehirns selbst, wie Fehlbildungen, Verletzungen, Blutungen, Entzündungen und Tumore, sowie in Erkrankungen des Gesamtorganismus, die mit einer Funktionsstörung des Gehirns einhergehen, wie Fieber, Infektionen, Harnvergiftung sowie Unterzuckerung und andere Vergiftungen durch krampfauslösende Stoffe wie Kampfer, Strychnin, Blei und Alkohol. Die meisten Epilepsien beginnen im Kindesalter oder in der Jugend. Sie werden meist durch Entwicklungsstörungen, Geburtsverletzungen oder Störungen des Hirnstoffwechsels hervorgerufen. Wenn sie erst im Erwachsenenalter entstehen, werden sie meist durch Gehirnverletzungen, Gefäßerkrankungen (nach Schlaganfall) oder Tumore verursacht. Nach ihren Erscheinungsbildern unterteilt man die Anfälle unter anderem in:

1. Grand mal (große Anfälle):
Die Erkrankung kann in jedem Lebensalter beginnen. Gekennzeichnet ist sie durch plötzlichen Bewußtseinsverlust, Krämpfe des gesamten Körpers und Atemnot. Zu Beginn des Anfalls schreit der Patient oft und stürzt dann plötzlich hin. Häufig sind auch unwillkürlicher Urin- oder Stuhlabgang sowie Schaum vor dem Mund zu beobachten. Die Anfälle dauern in der Regel ganz kurz (nur wenige Minuten), danach folgt tiefer Schlaf, und der Patient wacht oft mit Kopfschmerzen, Muskelkater und Mattigkeit auf.

2. Petit mal (kleine Anfälle):
Die Erkrankung beginnt meist in der Kindheit oder in der Jugend. Gekennzeichnet ist sie durch kurze Perioden mit geistiger Abwesenheit mit einem bizarren Verhalten auf Umweltreize oder Unansprechbarkeit (Absenzen). Krämpfe fehlen ganz oder sind unbedeutend, meist werden sie nur als Schwindel- oder Ohnmachtsanfälle wahrgenommen.

3. Fokale Anfälle:
Die Erkrankung kann wie beim Grand mal in jedem Lebensalter beginnen. Je nach Lokalisation der Funktionsstörung im Gehirn können die Anfälle nur einen bestimmten Teil oder eine ganze Körperhälfte betreffen. Das Bewußtsein kann manchmal erhalten bleiben, und der Patient kann verzerrte optische Wahrnehmungen oder Farbhalluzinationen bekommen.

4. Fokale Anfälle mit komplexer Symptomatik:
Die Erkrankung kann in jedem Lebensalter beginnen. Sie ist gekennzeichnet durch drei Phasen:
Aura: Veränderung des Bewußtseins, der Wahrnehmung und des Befindens mit einer großen Vielfalt von Äußerungsformen
Anfallskern: Anfallsweise Bewußtseinstrübung mit unterschiedlicher Ausprägung von Umdämmerung, vielgestaltige, objektiv registrierbare Begleitsymptome und Handlungsabläufe, wie Automatismen der Mund- und Körperbewegungen (z. B. Schmatzen und Treten), sowie zwanghaftes Wiederholen von Worten oder Lauten
Reorientierungsphase: Sie dauert einige Minuten oder länger, bis das Bewußtsein zurückkommt.

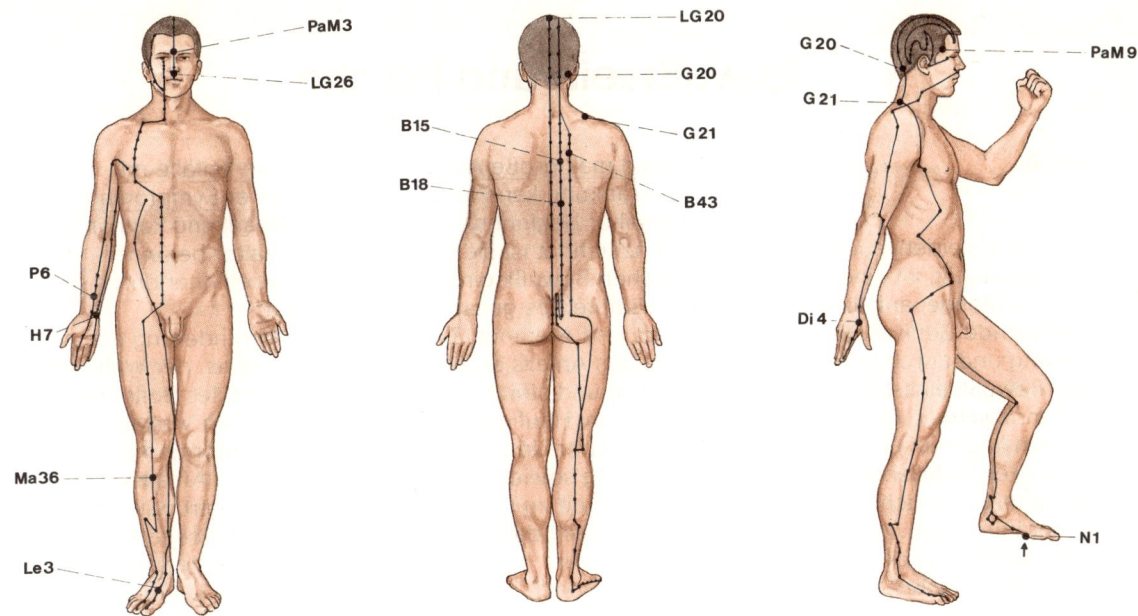

Massage:

➤ Qia-Tiefdrücken und Rou-Friktion: LG 20, LG 26, G 20, N 1, Ma 36, P 6, H 7

➤ Qia-Tiefdrücken und Tui-Schieben: Le 3

➤ Na-Greifen und Rou-Friktion: G 21, Di 4

➤ An-Drücken und Rou-Friktion: PaM 3, PaM 9, B 15, B 18, B 43

➤ An-Drücken und Ma-Wischen: Stirn, von der Mitte nach außen

Anmerkung:

● Akupressur kann während des Anfalls als Notfallmaßnahme eingesetzt werden, damit der Patient schnell wieder zu sich kommt und die Dauer des Anfalls verkürzt wird. Wenn Sie Akupressur in der anfallsfreien Phase kontinuierlich anwenden, kann sie längerfristig die Häufigkeit, die Stärke und die Dauer der Anfälle reduzieren.

● Auch wenn Akupressur gegen Epilepsien sehr wirksam ist, sollten Sie trotzdem zum Arzt gehen. Möglicherweise brauchen Sie noch Medikamente, damit Sie mit der richtig eingestellten Dosis mehr oder weniger anfallsfrei werden. Nehmen Sie die verordneten Medikamente regelmäßig und gewissenhaft ein.

● Epileptiker sind trotz ihrer Krankheit weiterhin sozial handlungsfähig. Sie können fast allen Berufen nachgehen, mit Ausnahme jener, in denen ein eventueller Anfall Sie selbst und andere Menschen gefährden könnte, z. B. Bus- und Taxifahrer, Zug- und Kranführer, Schrankenwärter oder Dachdecker. Fahren Sie nicht selbst Auto, es sei denn, Sie sind mindestens über ein Jahr frei von Anfällen.

● Meiden Sie möglichst Alkohol, denn er verstärkt die Anfallsneigung. Trinken Sie nie große Mengen auf einmal, weil große Mengen von erbrochener Flüssigkeit beim Anfall die Luftwege blockieren können (Erstickungsgefahr!).

● Vermeiden Sie unnötige Anstrengungen, Aufregungen oder Schlafentzug. Suchen Sie einen Arzt, einen Psychiater oder einen Psychotherapeuten auf, wenn Sie Hilfe brauchen.

- Tragen Sie stets eine Karte mit Hinweisen auf Ihre Krankheit bei sich, damit bei einem Anfall erste Hilfe geleistet werden kann. Gehen Sie regelmäßig zu Kontrolluntersuchungen.
- Beobachten Sie und notieren Sie, wie häufig Sie Anfälle bekommen.
- Gehen Sie beim ersten Anfall zum Arzt, um die Ursache zu klären. Rufen Sie sofort Ihren Arzt, wenn Ihre Kinder Krämpfe (auch Fieberkrämpfe) bekommen und wenn die Anfälle in kurzen Abständen aufeinanderfolgen.
- Gehen Sie zum Arzt, wenn die Anfälle trotz der verschriebenen Medikamente auftreten, an Häufigkeit zunehmen oder wenn unerwünschte Nebenwirkungen der Medikamente, wie Hautausschlag, Nervosität oder Schwindel, auftreten. Informieren Sie sich bei Ihrem Arzt auch über die Nebenwirkungen der verschriebenen Medikamente!

Ratschläge für Anwesende bei einem epileptischen Anfall:
- Schützen Sie den Kranken vor Verletzungen! Räumen Sie deshalb alle harten Gegenstände beiseite, an denen er sich verletzen könnte.
- Versuchen Sie nicht, den Kranken gegen die Krämpfe festzuhalten.
- Ist die Verkrampfung abgeklungen, bringen Sie den Kranken nach Möglichkeit ganz sanft in die stabile Seitenlage. Wenn dies nicht möglich ist, dann lassen Sie ihn auf dem Rücken liegen, schieben Sie ihm ein Kissen oder eine Decke unter den Kopf, und öffnen Sie einengende Kleidungsstücke.

- Schieben Sie dem Kranken ein Taschentuch oder ähnliches zwischen die Zähne, damit er sich nicht auf die Zunge beißen kann. Versuchen Sie aber nicht, den Mund gewaltsam zu öffnen, weil Sie sonst die Gesichtsmuskeln verletzen könnten.
- Warten Sie ruhig ab, bis der Anfall vorbei ist, und beobachten Sie, welche Teile des Körpers bei den Krämpfen beteiligt sind, damit Sie später dem Arzt wichtige Informationen geben können. Wischen Sie den Schaum vom Mund ab. Geben Sie dem Kranken kurz nach dem Anfall keine Flüssigkeiten.

Gehirnerschütterung
(Commotio cerebri)

Eine Gehirnerschütterung ist eine rein funktionelle, das heißt ohne anatomisch sichtbare Schäden, und reversible Störung des Gehirns, die durch eine stumpfe Gewalteinwirkung (Schlag, Sturz) und deren Druckwellen hervorgerufen wird. Je nach Schweregrad der Erschütterung können neben kurzer Bewußtlosigkeit auch Kopfschmerzen, Schwindel, Übelkeit, Erbrechen und Gedächtnisstörungen bzw. Bewußtseinstrübungen auftreten. Auch Monate nach der Gehirnerschütterung können noch Restbeschwerden (postcommotionelles Syndrom), wie Kopfschmerzen, Schwindel, Kreislauflabilität, rasche Ermüdbarkeit, Konzentrationsschwierigkeiten und Depression, bestehen, die aber stets (früher oder später) völlig abklingen.

Massage:
➠ Na-Greifen und Rou-Friktion: Di 4, B 60 zusammen mit N 3
➠ Qia-Tiefdrücken und Rou-Friktion: G 20, LG 26, H 7, P 6, Ma 36, N 1
➠ Qia-Tiefdrücken und Tui-Schieben: Le 3
➠ An-Drücken und Tui-Schieben: Lu 7
➠ An-Drücken und Rou-Friktion: PaM 3, PaM 9, LG 20, G 12, 3E 17, B 15, B 18
➠ An-Drücken und Ma-Wischen: Stirn, von der Mitte nach außen
➠ An-Drücken, Rou-Friktion und Tui-Schieben: seitliche Kopfregion

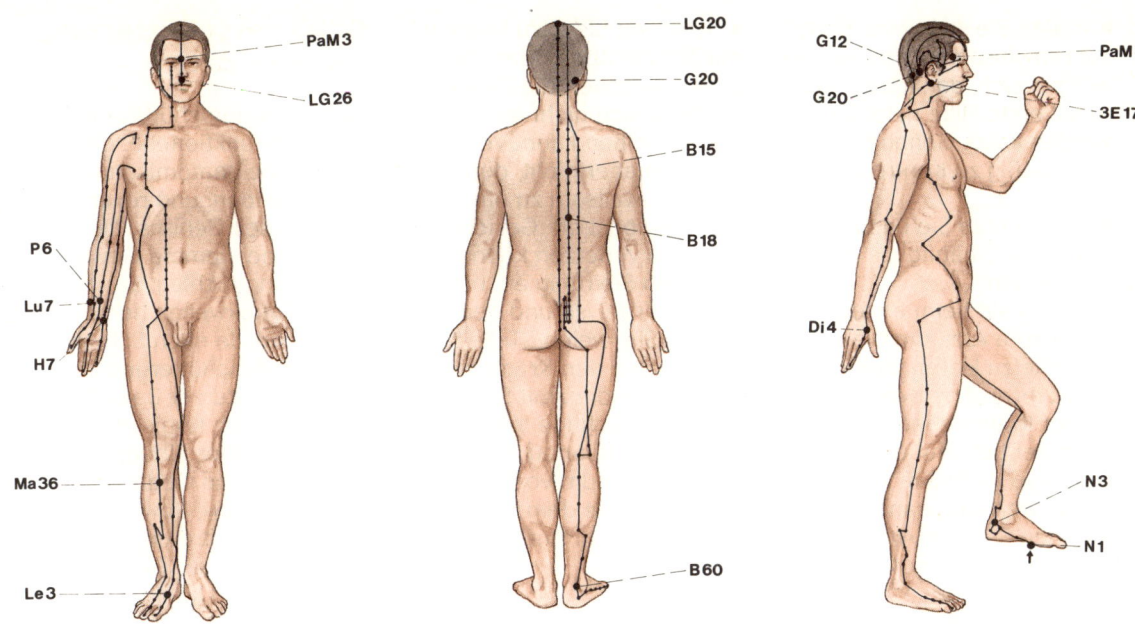

Anmerkung:

● Akupressur ist eine wirksame Methode, um die unmittelbaren und späteren Beschwerden der Gehirnerschütterung zu behandeln. Jedoch sollten Sie auf ärztliche Hilfe nicht verzichten.

● Auch wenn Sie nur leichtere Beschwerden haben, sollten Sie grundsätzlich bei jeder Kopfverletzung, auch ohne sichtbaren Bruch, zum Arzt gehen bzw. sich ins Krankenhaus bringen lassen, damit gezielte Untersuchungen und eventuell notwendige Maßnahmen veranlaßt werden können. Sonst werden möglicherweise Komplikationen, wie Blutungen und Ödeme, übersehen, die schwerwiegende Folgen nach sich ziehen können.

● Ruhen Sie auf jeden Fall mindestens zwei Tage lang, und lassen Sie sich in dieser Zeit auf Zeichen der Verschlechterung hin beobachten, um eine rechtzeitige Behandlung durch einen Arzt einleiten zu können und Komplikationen auszuschließen.

● Informieren Sie Ihre Familie und den Partner über Ihre Verletzung, damit Sie Verständnis für Ihre eventuellen vorübergehenden psychisch-geistigen Beeinträchtigungen, wie Antriebsminderungen, Gedächtnisstörungen, erhöhte Reizbarkeit und Aggressivität, vermindertes Kritik- und Urteilsvermögen, Konzentrationsschwäche und schnelle Ermüdbarkeit, bekommen. Häufig tritt auch eine Überempfindlichkeit gegen Lärm, Licht, Hitze und Wetterumschwünge auf.

Nervöse Erschöpfung
(Neurasthenisches Syndrom)

Im beruflichen und privaten Alltag sind die meisten von uns ständig psychosozialem Streß ausgesetzt. Es ergeben sich Anforderungen und Aufgaben, Schwierigkeiten und Probleme, die wir zu erfüllen, zu lösen oder mit denen wir zu leben haben. Die Möglichkeiten und Fähigkeiten, Lösungen zu finden sowie mit den Problemen umzugehen, sind jedoch individuell sehr unterschiedlich, aber von der Persönlichkeit und der Umwelt bzw. der Gesellschaft geprägt.

Auf Streß reagiert der Körper unter anderem mit vermehrter Ausschüttung der Nebennierenrindenhormone Adrenalin und Noradrenalin, die uns in eine gewisse Alarmbereitschaft versetzen. Dabei

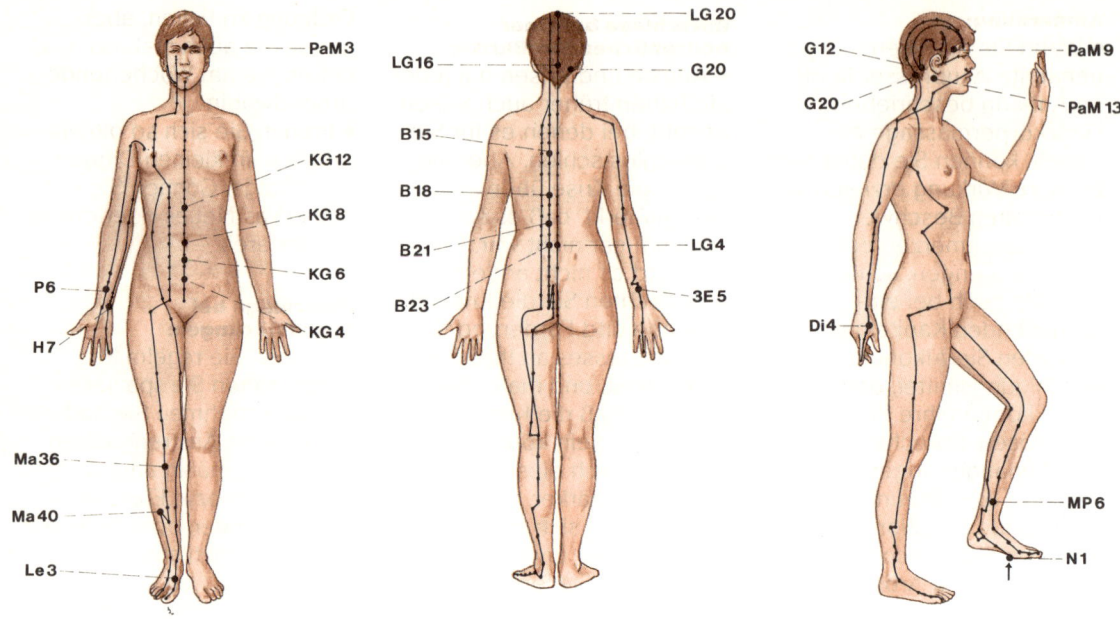

Akupressurpunkte bei nervöser Erschöpfung

entstehen Gefühle, wie Anspannung, Aufregung, manchmal Angst und Unruhe, die uns vor bestimmten Situationen schützen bzw. aktivieren, um diese zu bewältigen. Je nach individueller körperlicher und psychischer Belastbarkeit und Verhaltensmuster kann Streß bei uns folgende Beschwerden provozieren, die aber von alleine verschwinden, sobald die Streßsituation vorüber ist: Schwitzen, Herzjagen, Drang zum Stuhlgang oder Wasserlassen, Appetitlosigkeit, Kopfschmerzen und Schlafstörungen. Halten die psychosozialen Streßsituationen über längere Zeit an oder kehren sie immer wieder, fehlen dem Organismus die notwendigen Erholungs- und Aufbauphasen. In der Folge führen sie, früher oder später mit unterschiedlicher Stärke zu Ermüdungs-

erscheinungen, Erschöpfung oder nervösen Unruhen. Über das Nervensystem kommt es schließlich zu vegetativen Störungen, wie Kopfschmerzen, Schlafstörungen und Kreislaufbeschwerden, oder zu Funktionsstörungen einzelner Organe, wie Potenz-, Herzrhythmus- und Verdauungsstörungen. Sie machen die Organe anfällig für Erkrankungen, schwächen das Abwehrsystem, erhöhen die Risikofaktoren für Herzinfarkte (Bluthochdruck und Fettstoffwechselstörungen), beeinträchtigen das psychisch-körperliche Gleichgewicht, verhelfen Krankheiten, wie Rheuma oder Diabetes mellitus, zum Ausbruch und fördern den Mißbrauch von Drogen, wie Alkohol, Nikotin und Medikamenten.

Massage:
➡ An-Drücken und Rou-Friktion: PaM 3, PaM 9, PaM 13, LG 20, G 12, B 15, B 18, B 21, B 23, MP 6
➡ Qia-Tiefdrücken und Rou-Friktion: G 20, LG 16, P 6, H 7, 3E 5, Ma 36, Ma 40, N 1
➡ An-Drücken und Ma-Wischen: Stirn, von der Mitte nach außen
➡ Na-Greifen und Rou-Friktion: Di 4
➡ Qia-Tiefdrücken und Tui-Schieben: Le 3
➡ An-Drücken, Rou-Friktion und Mo-Kreisend reiben: KG 4, KG 6, KG 8, KG 12, LG 4

Anmerkung:

- Wenn Sie die oben genannte Akupressur in die im Anhang beschriebene Ganzkörpermassage einbauen, können Sie damit eine bessere Wirkung erzielen. Bei bestimmten Beschwerden, wie Kopfschmerzen oder Potenzstörungen, schlagen Sie bitte auch bei entsprechenden Kapiteln nach.
- Meiden Sie Alkohol und Beruhigungsmittel, denn diese können Ihre Probleme nicht lösen. Sprechen Sie mit Familienangehörigen oder Partnern bzw. Freunden über belastende Situationen.
- Planen Sie zwischen anstrengenden Arbeitsterminen regelmäßig Erholungspausen ein. Nur ein ausgewogener Arbeitstag kann Ihnen auf Dauer Belastbarkeit ohne Gesundheitsschäden sichern.
- Yoga, autogenes Training, Qi-Gong (chinesische Atemübungen und -meditation), Tai-Ji-Quan (Schattenboxen) und andere Entspannungs- oder Atemübungen können Ihnen bei Streßsituationen helfen; sie funktionieren jedoch nur, wenn Sie regelmäßig und ohne Anstrengung (Streß / Belastung) üben.
- Gehen Sie zum Arzt oder Psychiater bzw. Psychotherapeuten, wenn Sie sich über die Ursachen Ihrer Beschwerden nicht im klaren sind, wenn die Beschwerden Ihren Alltag beeinträchtigen, wenn die Selbstbehandlung nicht hilft, wenn Sie das Gefühl haben, nicht allein mit der Streßsituation fertig zu werden oder wenn Depressionen oder Niedergeschlagenheit andauern, sich verstärken oder häufig wiederkehren bzw. wenn Sie verzweifelt sind.

Ratschläge bei einer bedrohlichen Streßkrise:

- Ängste und Krisen hat jeder. Sie haben früher auch Krisen gehabt, bei denen es für Sie ausweglos schien. Aber Sie haben die Krise überwunden und gemerkt, daß es so schlimm gar nicht war. Dieses Mal wird es nicht anders sein.
- Betrachten Sie die Krise als Aufgabe und Forderung des Reifeprozesses an Ihre Persönlichkeit, und malen Sie sich aus, daß die Krise noch schlimmer sein könnte. Sie werden durch diese Krise reifer und stärker.
- Lassen Sie sich nicht unterdrücken oder ungerecht behandeln. Stellen Sie die Angelegenheiten sofort klar, und wehren Sie sich sofort, wenn nötig auch aggressiv. „Fressen" Sie nicht alles in sich hinein, und gehen Sie auch mal eigene Wege.
- Geben Sie sich nicht immer die Schuld, und suchen Sie aber auch nicht immer die Schuld bei den anderen. So können Sie sich vor Unterdrückung und Selbstmitleid schützen. Ändern Sie Ihre Verhaltensweisen bei Streß, und lernen Sie Streß zu verarbeiten und zu lösen, können Sie dauernden Erfolg haben.
- Suchen Sie Ausgleich und Entspannung durch Sport und kulturelle Veranstaltungen. Wenn Sie das Bedürfnis haben, sprechen Sie mit Ihren Familienangehörigen, Freunden oder Bekannten nüchtern und nicht weinerlich über Ihre Probleme. Bedenken Sie Meinungen und Ratschläge Ihrer Mitmenschen.
- Suchen Sie auch neue Kontakte.
- Versuchen Sie weitgehend Ihre tägliche Routine und Ordnung zu halten, aber gehen Sie auch mal aus, und fahren Sie am Wochenende „irgendwohin".
- Freuen Sie sich so oft wie möglich an kleinen Dingen des Alltags. Gönnen Sie sich mal etwas Neues oder etwas Besonderes.

Ratschläge bei Schlafstörungen:

- Treiben Sie regelmäßig Sport, gehen Sie spazieren, und unternehmen Sie andere körperliche Anstrengungen. Auch regelmäßig angewendete Atem- bzw. Entspannungsübungen oder Meditation ist empfehlenswert.
- Stehen Sie früh auf, und schlafen Sie nicht tagsüber, gehen Sie nicht zu früh ins Bett, und versuchen Sie, Ihren eigenen Schlafrhythmus herauszufinden und einzuhalten.
- Vermeiden Sie vor dem Schlafengehen Aufregungen, Streit und üppige Mahlzeiten. Trinken Sie keinen Kaffee oder schwarzen Tee ab Nachmittag.
- Sorgen Sie für ein ruhiges, nicht zu warmes und nicht zu helles Zimmer mit angenehmer Atmosphäre sowie für ein bequemes Bett.
- Versuchen Sie nicht, zwanghaft einzuschlafen und unbedingt acht Stunden zu schlafen. Auch ein Schlaf von etwa fünf Stunden kann für Sie ausreichend sein. Wenn Sie nicht schlafen können, nehmen Sie keine Schlaftabletten. Sie stören Ihren natürlichen Schlafrhythmus, verstärken die Schlafstörungen und machen süchtig. Trinken Sie lieber einen Beruhigungstee, eventuell ein Glas Bier oder Wein. Wenn dies auch nicht hilft, dann lesen Sie etwas (keine

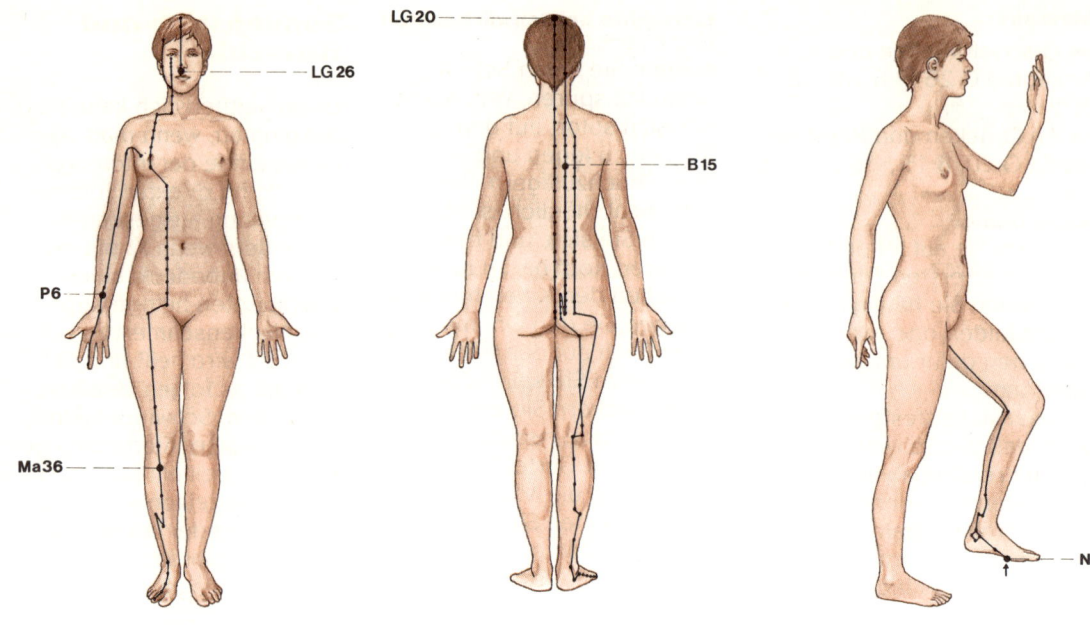

LG 20
LG 26
P6
Ma36
B15
N1

aufregende Lektüre), oder stehen Sie auf und beschäftigen Sie sich im Haus, bis Sie müde werden. Vielleicht gibt es Sachen, die Sie schon lange erledigen wollen und wofür Sie bis jetzt keine Zeit hatten.
● Seien Sie aktiv im Liebesleben, ein erfülltes Sexualleben wirkt entspannend und fördert das Einschlafen.

Ohnmacht und Schwächeanfall

Ein relativ kurzer Bewußtseinsverlust (Ohnmacht) ist in der Regel harmlos, wenn der Betroffene innerhalb von ein bis zwei Minuten wieder zu sich kommt. Meistens ist die Ohnmacht kreislaufbedingt, z. B. durch gestörten venösen Rückfluß des Bluts zum Herzen oder durch Einengung der Gefäße in der Hals-Nacken-Region. Dadurch wird das Gehirn nicht ausreichend mit Sauerstoff versorgt, es tritt Bewußtlosigkeit auf. Der Rückfluß des Bluts zum Herzen kann durch Lageveränderungen, wie plötzliches Aufstehen aus der Liegeposition, durch Kreislauflabilität, z. B. während der Regelblutung bei jungen oder körperlich geschwächten Frauen, oder durch Blutniederdruck (siehe

Seite 86) hervorgerufen werden. Außerdem kann Ohnmacht bei Epilepsie (siehe Seite 72), Schlaganfall, Sonnenstich (siehe Seite 79), Herzinsuffizienz (siehe Seite 136), Herzrhythmusstörungen, angeborenen Herzfehlern und bei Unterzuckerung auftreten. Ferner kann eine übermäßig starke Reaktion des vegetativen Nervensystems, z. B. Schreck durch schlechte Nachrichten, ein Unfall oder der Anblick von Blut, die Ursache einer Ohnmacht sein. Am Anfang des Schwächeanfalls spürt der Betroffene Schwindelgefühl oder auch Klopfen im Kopf, dann verlangsamt sich der Puls, kalter Schweiß bricht aus und es tritt Übelkeit bis hin zur Bewußtlosigkeit auf. Nach kurzer Zeit stellt sich das Bewußtsein wieder ein.

Massage:

➠ Qia-Tiefdrücken und Rou-Friktion: LG 26, P 6, Ma 36, N 1
➠ An-Drücken und Rou-Friktion: LG 20, B 15

Anmerkung:
● Gehen Sie auf jeden Fall nach einer ersten Ohnmacht oder wenn Sie häufig an Ohnmacht leiden oder wenn die Ursachen dafür unklar sind zum Arzt.
● Wenn sicher festgestellt wird, daß die Schwächeanfälle durch Kreislauflabilität verursacht werden, können Sie durch Kreislauftraining, z. B. regelmäßige sportliche und körperliche Betätigungen, Wechselduschen und Sauna den Anfällen bzw. der Ohnmacht wirksam vorbeugen. Wenn nötig, sprechen Sie mit Ihrem Arzt, bevor Sie mit dem Training beginnen.
● Meiden Sie Situationen, die erfahrungsgemäß bei Ihnen Ohnmachtsanfälle hervorrufen, z. B. plötzliches Aufstehen, langes Stehen ohne Bewegung oder in warmen Räumen.
● Wenn Sie Medikamente zur Behandlung von Bluthochdruck oder Zuckerkrankheit einnehmen, gehen Sie regelmäßig zu Ihrem Arzt, damit er Ihnen die optimale Dosis verordnet.
● Gehen Sie zum Arzt, wenn Sie bei einer Ohnmacht folgende Beschwerden haben: Schmerzen in der Brust, Zuckungen oder Krämpfe, Kopfschmerzen, Einnässen, Lähmungen oder ein taubes Gefühl, Kribbeln (Sensibilitätsstörungen) in Armen oder Beinen, Seh- oder Sprachstörungen, Konzentrationsschwäche.

Erste Hilfe bei Schwächeanfall und Ohnmacht:
● Wenn Sie einen Schwächeanfall spüren, versuchen Sie, sich sofort auf den Rücken zu legen und die Beine hochzulagern. Wenn dies nicht möglich ist, dann setzen Sie sich, und beugen Sie Ihren Kopf bis zu bzw. zwischen den Knien hinunter.
● Legen Sie den Ohnmächtigen flach auf den Rücken, und lagern Sie seine Beine hoch. Lockern Sie enge Kleidungsstücke, insbesondere Krägen und Gürtel.
● Wenn Sie die Möglichkeit haben, können Sie eine flache Atmung durch Atemspende unterstützen. Versuchen Sie aber nicht, mit Gewalt den Mund zu öffnen.

Sonnenstich und Hitzschlag

Einen Sonnenstich kann man bekommen, wenn man übermäßig lange der intensiven Einwirkung direkter Sonnenbestrahlung ausgesetzt ist, besonders wenn Kopf und Nacken unbedeckt sind. Zuerst treten heftige Kopf- und Nackenschmerzen auf, der Kopf wird heiß und färbt sich rot, es folgen Übelkeit, Erbrechen, Schwindelgefühl, Ohrensausen, Atemstörungen und eventuell ein Kreislaufkollaps. In einzelnen extremen Fällen kann der Sonnenstich zum Tode führen.
Der Hitzschlag ist eine Störung der Wärmeregulation nach längerem Einfluß von hoher Außentemperatur (z. B. Hochofenarbeiter) und unzureichender Wärmeabgabe des Körpers (Wärmestauung). Es treten Kopfschmerzen, Übelkeit, Benommenheit bis hin zur Bewußtlosigkeit, erhöhte Pulsfrequenz, hohes Fieber (über 40 °C) auf, die Haut ist rot, heiß und trocken. Der Blutdruck ist am Anfang normal, später fällt er ab. Schwitzt man bei hoher Außentemperatur sehr stark und führt nicht ausreichend Flüssigkeit zu, z. B. nach langen Märschen oder sportlichen Übungen, kann eine Hitzeerschöpfung oder ein Hitzekollaps eintreten. Dies ist häufiger bei Frauen als bei Männern der Fall. Es treten Schocksymptome wie erhöhte Pulsfrequenz und Kurzatmigkeit auf, der Blutdruck fällt ab. Die Körpertemperatur kann normal oder etwas erniedrigt sein. Bei extrem starkem Schweißverlust kann es zu Hitzekrämpfen kommen.

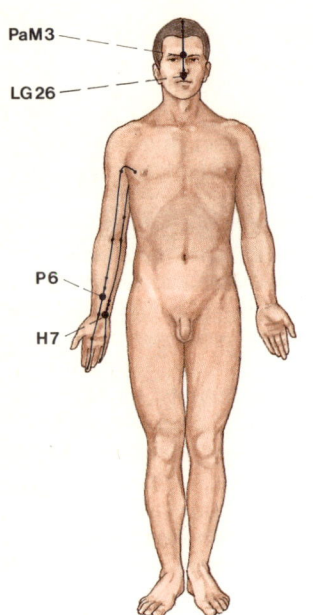
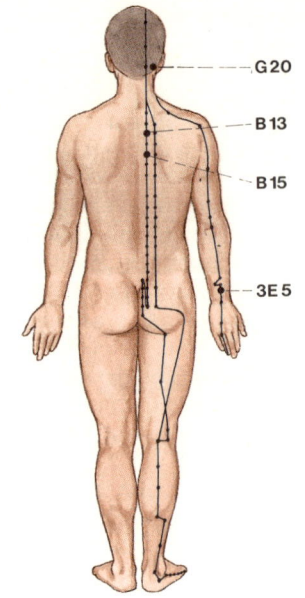
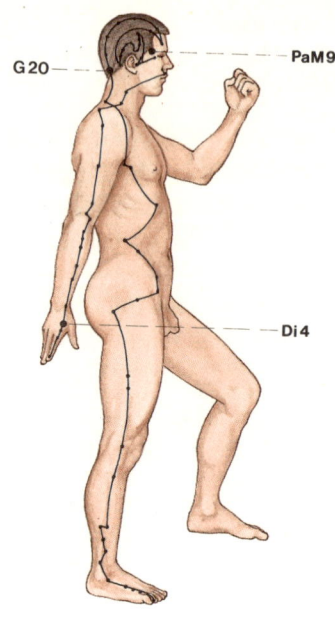

Akupressurpunkte bei Sonnenstich und Hitzschlag

Massage:
⟹ Qia-Tiefdrücken und Rou-Friktion: LG 26, P 6, H 7, 3E 5, G 20
⟹ An-Drücken und Rou-Friktion: PaM 3, PaM 9, B 13, B 15
⟹ Na-Greifen und Rou-Friktion: Di 4

Anmerkung:
● Bleiben Sie mit unbedecktem Kopf nicht länger als eine halbe Stunde unter intensiver Sonnenbestrahlung, denn eine längere Sonneneinwirkung kann Komplikationen, wie Hirnhautreizungen und Atemstillstand, herbeiführen.
● Tragen Sie weite, luftige und leichte Kleidung, und achten Sie darauf, daß der Raum, in dem Sie schwere körperliche Arbeit leisten, eine gute Luftzirkulation und eine niedrige Luftfeuchtigkeit hat.
● Sorgen Sie dafür, daß Sie eine ausreichende Menge an Flüssigkeit und Salz aufnehmen. Besser ist es, wenn Sie extreme körperliche Belastungen in einer heißen Umgebung meiden.

Erste Hilfe bei Sonnenstich und Hitzschlag:
● Bringen Sie den Patienten sofort an einen kühlen, schattigen Ort mit frischer Luft, lassen Sie ihn dort ruhig liegen, bei Sonnenstich mit erhöhter Kopflage, und öffnen Sie die Kleidung.
● Kühlen Sie den Körper und den Kopf mit kalten feuchten Tüchern bis auf 38 °C ab; tun Sie dies jedoch nicht bei Hitzekollaps oder Hitzekrämpfen.
● Geben Sie dem Patienten bei Hitzschlag, Hitzekollaps und -krämpfen wiederholt, langsam und in kleinen Mengen etwas zu trinken, aber nur dann, wenn er bei relativ klarem Bewußtsein bzw. ansprechbar ist. Empfehlenswert ist es, einen Teelöffel Kochsalz zu einem Liter Trinkflüssigkeit zu geben. Beim Hitzekollaps kann man dem Patienten auch etwas Heißes zum Trinken geben, eventuell auch mit einem Schuß Weinbrand versetzt.
● Rufen Sie auf jeden Fall den Arzt.

Infektionen

Grippe und grippaler Infekt

Eine echte Grippe (Influenza) ist eine akute Infektionserkrankung, die durch Influenzaviren (Typ A, B und C) verursacht wird. Übertragen wird die Grippe wie auch die grippalen Infekte durch Tröpfcheninfektion. Grippepatienten können zwei bis vier Tage vor und nach dem Auftreten der ersten Symptome andere Menschen anstecken.
Kurz nach der Ansteckung treten hohes Fieber, oft begleitet von Schüttelfrost, Unwohlsein, Abgeschlagenheit, gefolgt von Kopf-, Rücken- und Gliederschmerzen, Schnupfen, Husten, Heiserkeit und Halsschmerzen, bisweilen auch Übelkeit, Erbrechen und Durchfälle auf. Nach drei bis vier Tagen bessert sich gewöhnlich der Zustand. Es dauert aber noch einige Tage, bis der Kranke sich ganz erholt hat. In einigen Fällen, besonders bei geschwächten oder erschöpften bzw. älteren Patienten, können folgende Komplikationen auftreten: Ohrenentzündung (siehe Seite 116), Bronchitis, (siehe Seite 130), Lungenentzündung, Herz-Kreislauf-Schäden, wie Herzinsuffizienz (siehe Seite 136), Rhythmusstörungen und Kreislaufschock sowie relativ selten, Gehirnhautentzündung.
Ein grippaler Infekt (Erkältung) ist eine akute Virusinfektion der oberen Luftwege. Die grippalen Infekte haben zwar ein ähnliches Erscheinungsbild wie die echte Grippe, werden aber durch andere Virusarten verursacht. In seltenen Fällen können auch die Herzinnenhaut und der Herzmuskel befallen werden. Anzeichen hierfür sind schweres Herzjagen und Rhythmusstörungen. Auch die Bauchspeicheldrüse kann erkranken, entsprechende Anzeichen sind fahlgelbe, fettige und übelriechende Durchfälle.
Ähnlich wie bei der echten Grippe spielen hier für die Ansteckung und das Ausmaß der Erkrankung neben der Aggressivität der Viren auch die körperliche und psychische Verfassung sowie das durch sie beeinflußte Abwehrsystem eine entscheidende Rolle.

Massage:
➡ Na-Greifen und Rou-Friktion: Di 4
➡ An-Drücken und Rou-Friktion: PaM 3, PaM 9, Di 20, LG 14, B 13, KG 17
➡ Qia-Tiefdrücken und Rou-Friktion: G 20, 3E 5, P 6, Lu 5, Ma 36
➡ An-Drücken und Tui-Schieben: Lu 7 und Nasenbein
➡ An-Drücken und Ma-Wischen: unter den Schlüsselbeinen (mit 4 Fingern)
➡ An-Drücken und Mo-Kreisend reiben: Brustkorb (mit der Handfläche)

Anmerkung:
● Bei Fieber sollten Sie Bettruhe einhalten, bei Unwohlsein körperliche Anstrengungen vermeiden. Sie brauchen jetzt Erholung, damit Ihr Körper mit den Viren besser fertig wird.
● Bei Fieber und Schwitzen sollten Sie reichlich Fruchtsäfte, Mineralwasser und Tee trinken, um den Flüssigkeitsverlust auszugleichen. Außerdem hilft die Flüssigkeitszufuhr, den zähen Schleim in den Bronchien zu lösen, so daß er abgehustet werden kann.
● Kaffee und schwarzer Tee sind bei Abgeschlagenheit zu empfehlen.
● Fieber ist eine notwendige Abwehrreaktion des Körpers gegen die Virusinfektion. Nehmen Sie daher nicht sofort Medikamente gegen Fieber, weil Sie dadurch die körpereigenen Abwehrkräfte lahmlegen bzw. beeinträchtigen. Nehmen Sie nur bei Fieber ab 39,5 °C oder bei Kreislaufbeschwerden bzw. nach Anordnung Ihres Arztes Medikamente ein. Die meisten Grippemittel haben Wirkstoffe wie Azetylsalizylsäure oder Paracetamol, die bei längerem Gebrauch und bei entsprechender Anlage Nebenwirkungen, wie Magen-Darm-Blutungen bzw. Leberschäden, hervorrufen können.
● Medikamente auf pflanzlich-mineralischer Basis können Sie zur Steigerung der Abwehrkraft einnehmen. Fragen Sie Ihren Arzt oder Ihren Apotheker! Diese Medikamente wirken günstig, wenn

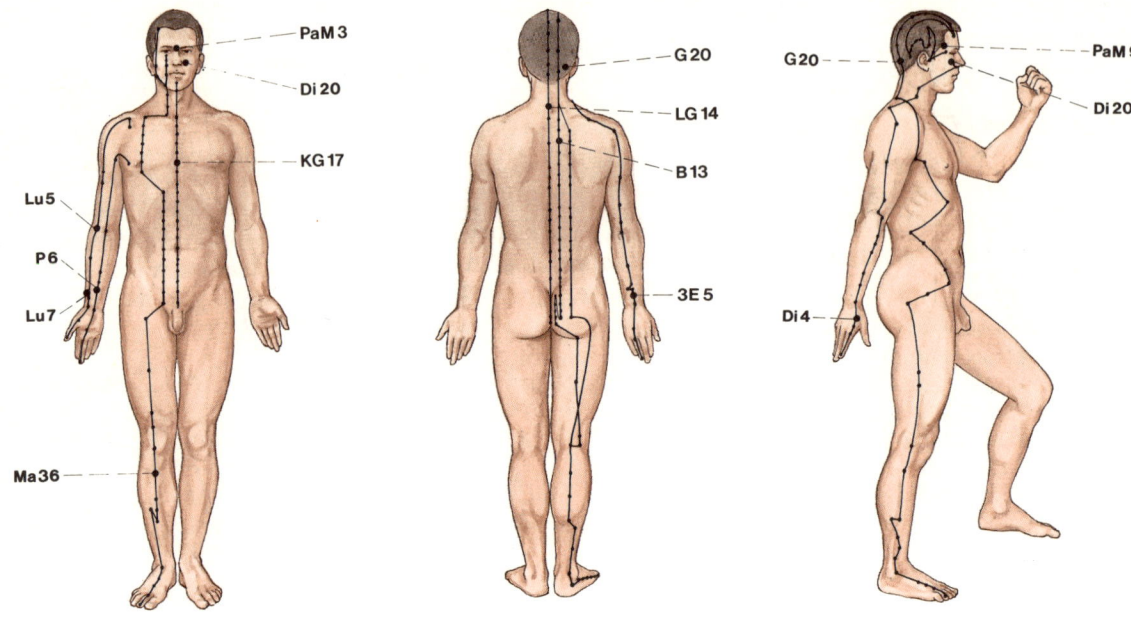

Akupressurpunkte bei Grippe und grippalem Infekt

Sie sofort beim ersten Anzeichen der Erkältung oder der Grippe eingenommen werden.

● Gehen Sie zum Arzt, wenn das Fieber über 39 °C steigt, wenn Herzjagen, Rhythmusstörungen oder Kopfschmerzen mit Erbrechen, erhöhte Lichtempfindlichkeit und Nackensteifheit und Ohrenschmerzen oder Atembeschwerden hinzukommen.

● Gehen Sie auch zum Arzt, wenn die Beschwerden nach vier Tagen bei einer echten Grippe und nach sieben Tagen bei einem grippalen Infekt nicht besser werden.

● Erkranken Säuglinge oder Kleinkinder an Grippe, oder auch ältere Menschen (über 65 Jahre), sollte grundsätzlich ein Arzt aufgesucht werden.

Ratschläge zur Vorbeugung:

● Grippeimpfungen bieten bis jetzt nur einen begrenzten Schutz, weil sich unter anderem die Antigenstruktur der Viren häufig verändert.

● Die beste Vorbeugung ist immer, das körpereigene Abwehrsystem zu stärken, da die Viren kaum gemieden werden können. Das Abwehrsystem läßt sich durch folgende Maßnahmen stärken: regelmäßige Massage der oben genannten Punkte oder Ganzkörpermassage (siehe Seite 186), Wechselduschen (eventuell vorher den Körper kräftig schrubben), Sauna und viel Bewegung in frischer Luft, gesunde, ausgeglichene und abwechslungsreiche Ernährung sowie psychische Ausgeglichenheit. Auch Entspannungsübungen, autogenes Training, Yoga, Qi-Gong (chinesische Atemübungen und

-meditation) und Tai-Ji-Quan (chinesisches Schattenboxen) können zur Stärkung der Abwehrkräfte beitragen.

● Sorgen Sie im Winter dafür, daß die Räume, in denen Sie sich aufhalten, nicht überheizt werden und die Luftfeuchtigkeit hoch genug ist.

● Wenn Sie an Grippe oder grippalem Infekt erkrankt sind, sollten Sie Ihre Mitmenschen nicht durch ausgehustete, ausgeniesste oder beim Sprechen ausgeatmete Tröpfchen anstecken. Wenn Sie berufstätig sind, lassen Sie sich von Ihrem Arzt krankschreiben.

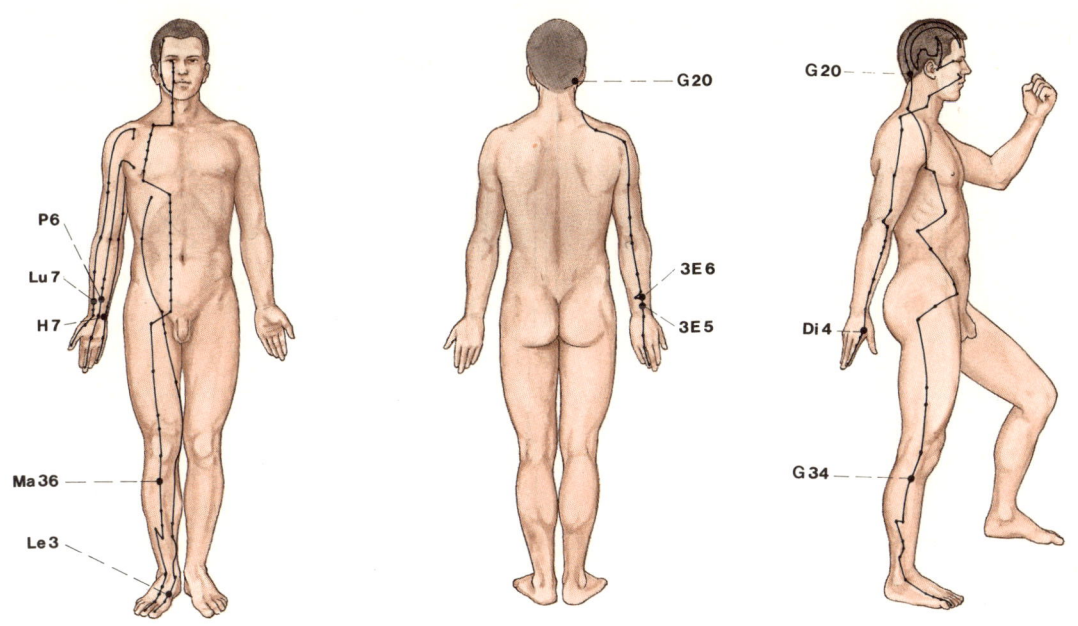

Gürtelrose
(Zoster)

Die Gürtelrose ist eine akute, oft schwere Infektion durch Zosterviren. Diese Virusinfektion kann zwar grundsätzlich in jedem Alter auftreten, aber Menschen über dem 50. Lebensjahr erkranken häufiger daran als jüngere. Dabei wird das Ausbreitungsgebiet eines Rückenmarks- oder Gehirnnervs (in der Regel einseitig) befallen. Am häufigsten sind die Nervensegmente im Brust- und Lendenwirbelsäulenbereich betroffen. In vielen Fällen wird die Erkrankung durch bestimmte Anzeichen, wie Fieber, Frösteln, Unwohlsein und Schmerzen, in den später erkrankenden Hautregionen angekündigt. Zuerst treten Hautbrennen und sehr starke Schmerzen auf, bald folgen Hautrötung und dann Bläschenbildung entlang des Ausbreitungsgebiets der betroffenen Nerven. Der Befall erfolgt oft gürtelartig, daher die Bezeichnung Gürtelrose. Später werden die Bläschen eitrig, nach etwa einer Woche trocknen sie ein. Nach weiteren zwei bis drei Wochen verkrusten die Bläschen, oft werden sie mit Narbenbildung abgestoßen. Bei älteren oder abwehrgeschwächten Patienten können langdauernde Nervenschmerzen, oft verstärkt bei Wetterwechsel, zurückbleiben. Nach der Heilung behält der Patient lebenslange Immunität gegen das Zostervirus.

Eine Sonderform des Zosters, die häufig vorkommt, ist der Zoster ophthalmicus. Der Ophthalmicus ist ein Ast des Trigeminusnervs, der den Stirn- und Augenbereich versorgt. Außer den oben genannten Anzeichen treten dann oft noch Augenmuskellähmungen und Hornhautgeschwüre auf.

Massage:
➡ Na-Greifen und Rou-Friktion: Di 4
➡ Qia-Tiefdrücken und Rou-Friktion: 3E 5, 3E 6, P 6, H 7, G 20, G 34, Ma 36
➡ Qia-Tiefdrücken und Tui-Schieben: Le 3, Lu 7
➡ An-Drücken, Qia-Tiefdrücken und Rou-Friktion: PaM 85 und Punkte des Harnblasenmeridians entsprechend der befallenen Segmente, die Hautverletzungen und -entzündungen dürfen jedoch auf keinen Fall massiert werden.

Anmerkung:
- Kratzen Sie nicht an der befallenen Hautregion!
- Verwenden Sie keine kortisonhaltigen Medikamente gegen Zoster, gegen den es keine wirksamen Mittel gibt. Akupressur kann die körpereigene Abwehrkraft mobilisieren und verstärken, außerdem wirkt die Akupressur schmerzlindernd.

- Bei starken Schmerzen lassen Sie sich von Ihrem Arzt ein für Sie geeignetes Schmerzmittel verschreiben. Bei abwehrgeschwächten oder bei älteren Patienten kann eine zusätzliche, vom Arzt verordnete Behandlung mit Antibiotika zur Abschirmung gegen bakterielle Sekundärinfektionen nötig sein.

- Gehen Sie auf jeden Fall zum Arzt, wenn das Auge oder das Gesicht betroffen ist, die Gefahr einer Hornhautschädigung besteht.
- Gehen Sie auch zum Arzt, wenn Sie starke Schmerzen haben, wenn sich die Bläschenbildung weiter ausbreitet oder wenn sie länger als zwei Wochen dauert.

Kreislaufsystem

Bluthochdruck
(Hypertonie)

Der Blutdruck, der an der Armarterie gemessen und in mm Hg (Millimeter Quecksilbersäule) angegeben wird, kann individuell unterschiedlich sein, denn er ist das Ergebnis vieler verschiedener Faktoren, die sich wechselseitig und in unterschiedlichem Ausmaß beeinflussen. Dazu zählen das Nerven-, das Hormon- und das Gefäßsystem sowie erblich bedingte Anlagen, Ernährungsstatus und psychosoziale Faktoren. Aus praktischen Gründen geht man davon aus, daß der normale obere Meßwert, das heißt der Wert beim Zusammenziehen des Herzens (systolischer Wert), bei Erwachsenen etwa 100 + Alter und der untere Wert, das heißt bei Erschlaffung des Herzens (diastolischer Wert) altersunabhängig unter 95 ist. Der Blutdruck kann vorübergehend durch Streß oder körperliche Aktivität ansteigen. Von einem Bluthochdruck

spricht man erst dann, wenn die Meßwerte anhaltend deutlich erhöht sind. Nach WHO-Definition ist dies dann gegeben, wenn der systolische Wert höher als 160 mm Hg und der diastolische Wert höher als 95 mm Hg liegt. Je nach Ursachen unterscheidet man den primären (essentiellen) und den sekundären (symptomatischen) Bluthochdruck.
Die essentielle bzw. primäre Hypertonie ist die wichtigste und weitaus häufigste Form (über 80% der Fälle). Ihre eigentliche Ursache ist unbekannt. Angenommen wird eine Überaktivierung des Sympathikusnervs vor allem durch die vermehrte Bildung des blutdruckerhöhenden Angiotensins II und durch die vermehrte Ausschüttung des Nebennierenrindenhormons Aldosteron.
Der sekundären Hypertonie liegt eine Grundkrankheit, z. B. Nieren-, Herz-, Gefäß- oder hormonelle Erkrankung, zugrunde. Auch während der Schwangerschaft und bei Ein-

nahme der Anti-Baby-Pille kann eine sekundäre Hypertonie entstehen.
Die Entstehung der essentiellen Hypertonie wird durch psychosozialen Streß, übermäßige Kochsalzzufuhr, Übergewicht und Rauchen begünstigt bzw. ausgelöst.
Je nach Ausmaß der Druckerhöhung, Folgeerscheinungen und Komplikationen wird der Blutdruck in die labile, stabile und maligne (gefährliche) Hypertonie eingeteilt (nach den Richtlinien der deutschen Liga zur Bekämpfung des hohen Blutdrucks):
Die labile Hypertonie zeigt neben den erhöhten zeitweise auch normale Meßwerte. Subjektive Beschwerden, wie Kopfschmerzen, Schwindel, Ohrensausen, Schlafstörungen und psychische Erregbarkeit, treten vor allem im Anfangsstadium kaum bzw. nur bedingt auf. Der Patient kann ab und zu an Herzklopfen und Kurzatmigkeit leiden. Im Herz-Kreislauf-System findet man selten krankhafte Veränderungen.

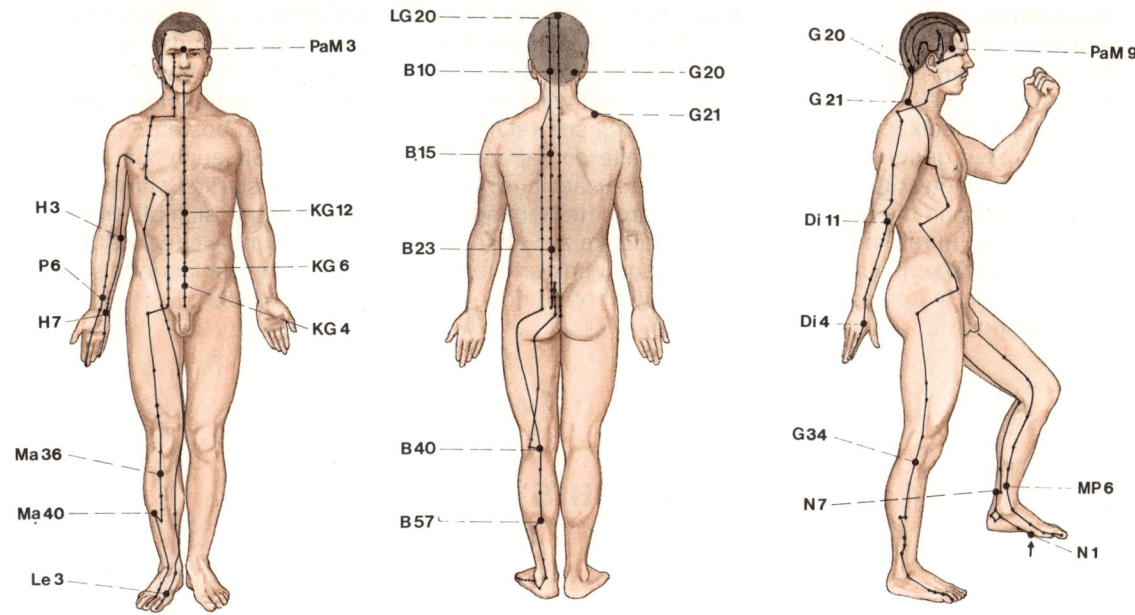

Die stabile Hypertonie zeigt bei allen Messungen innerhalb gewisser Schwankungsbreiten erhöhte Werte. Die oben genannten subjektiven Beschwerden sind jedoch deutlicher ausgeprägt als bei der labilen Hypertonie. Es können gleichzeitig Gefäßkrämpfe im Hirn- und Herzbereich auftreten; dabei kann es dem Patienten schwindelig werden, oder er kann Schmerzen und Engegefühl in der Brust-Herz-Region (Angina pectoris) bzw. ein allgemeines Schwächegefühl bekommen.

Die maligne Hypertonie ist praktisch das Spätstadium der Hypertonie mit organischen Veränderungen im Herz-Gefäß-System, in den Nieren, den Augen und im Gehirn, die mit deutlichen Funktionseinschränkungen einhergehen. Die schwerwiegenden Folgen sind Herzinfarkt, Schlaganfall, Schrumpfniere und Durchblutungsstörungen im Bein- und Beckenbereich.

Massage:

⟹ Mo-Kreisend reiben und Tui-Schieben: Stirn, von innen nach außen, gesamter Schädelbereich, vom Stirn-Schläfen-Haaransatz zum Nackenhaaransatz, und seitliche Halsregion (Kopfwender)

⟹ An-Drücken, Mo-Kreisend reiben und Rou-Friktion: PaM 3, PaM 9, LG 20, B 15, B 23, B 40, B 57, MP 6, KG 4, KG 6, KG 12

⟹ Qia-Tiefdrücken und Rou-Friktion: B 10, G 20, G 34, Ma 36, Ma 40, Di 11, H 3, H 7, P 6, N 1, N 7

⟹ Qia-Tiefdrücken und Tui-Schieben: Le 3

⟹ Na-Greifen und Rou-Friktion: G 20, G 21, Di 4

⟹ Nie-Kneten und Tui-Schieben: alle Finger und Zehen

Anmerkung:
- Nehmen Sie den Bluthochdruck ernst, auch wenn Sie momentan keine Beschwerden haben! Lassen Sie ihn, besonders nach dem 40. Lebensjahr, regelmäßig kontrollieren. Lassen Sie den Blutdruck immer messen, wenn Sie Ihren Arzt aufsuchen. Wenn Sie an Bluthochdruck leiden, lassen Sie sich ein Blutdruckmeßgerät verschreiben und in der Handhabung unterweisen. So können Sie während verschiedener Tageszeiten den Blutdruck messen, mit diesen Werten Sie Ihr individuelles Blutdrucktagesprofil erstellen und somit Ihrem Arzt helfen können, das richtige Medikament zu verschreiben.
- Die Akupressur zeigt bei der essentiellen Hypertonie, besonders dann, wenn noch keine oder nur geringfügige organische Veränderungen vorhanden sind, eine gute Wirkung. Bei anderen Formen der Hypertonie kann Akupressur nur als ergänzende Behandlungsmaßnahme angesehen werden.
- Spaziergänge, Entspannungsübungen, wie Yoga, autogenes Training, Qi-Gong (chinesische Atemübungen und -meditation), Tai-Ji-Quan (chinesisches Schattenboxen), sowie leichte sportliche bzw. körperliche Betätigungen helfen, Streß abzubauen und die Durchblutung zu fördern. Sie können dadurch die Behandlung unterstützen.
- Gewöhnen Sie sich – wenn nötig – das Rauchen ab, und versuchen Sie, eventuell vorhandenes Übergewicht abzubauen. Da ein erhöhter Salzkonsum bestehenden Bluthochdruck verstärken kann, reduzieren Sie sowohl bei der Nahrungszubereitung als auch beim Nachwürzen den Salzverbrauch. Natriumarmes Diätsalz, vor allem aber verschiedene Kräuter bieten sich zum Würzen an. Verzichten Sie ganz auf Wurstwaren, auch Schinken, und konservierte Lebensmittel, da sie meist sehr viel Kochsalz enthalten. Frisches Gemüse und Obst sollten dagegen reichlich verzehrt werden. Wenn Sie häufig in Kantinen und Gaststätten essen, verlangen Sie eine salzarme Zubereitung, ansonsten sollten Sie Ihr Essen besser von zu Hause mitnehmen.
- Nehmen Sie die verschriebenen Medikamente regelmäßig und nach ärztlicher Anordnung ein. Setzen Sie sie nicht eigenmächtig ab, auch wenn der Blutdruck durch die Behandlung normale Werte zeigt oder wenn Nebenwirkungen, wie Kopfschmerzen, Müdigkeit, Schwindelgefühl oder Potenzstörungen, auftreten. Gehen Sie in diesen Fällen sofort zum Arzt. Wenn es möglich und angezeigt ist, kann er die Dosierung auf das notwendige Minimum reduzieren bzw. andere Medikamente verordnen.
- Gehen Sie zum Arzt, wenn der Bluthochdruck zufällig, z. B. bei einer Reihenuntersuchung, festgestellt wird, wenn Beschwerden, die auf Bluthochdruck hinweisen, auftreten und wenn Schmerzen in der Brust-Herz-Region, Kurzatmigkeit oder Schwellungen in den Knöcheln zu beobachten sind.

Blutniederdruck und Kreislaufbeschwerden
(Hypotonie)

Eine Hypotonie des Blutdrucks liegt vor, wenn der (obere) systolische Wert, das heißt beim Zusammenziehen des Herzens beim Mann unter 110 mm Hg (Millimeter Quecksilbersäule), bei der Frau unter 100 mm Hg und der (untere) diastolische Wert, das heißt bei Erschlaffung des Herzens, unter 60 mm Hg liegt. Wie hoch der Blutdruck sein muß, damit der Blutkreislauf einwandfrei funktioniert, ist individuell sehr verschieden. Ein niedriger Blutdruck allein ist keine Krankheit im eigentlichen Sinne, solange er keine Beschwerden hervorruft. In diesem Fall spricht man von einer konstitutionellen Hypotonie.
Ein deutlicher Abfall des Blutdrucks beim Einnehmen einer aufrechten Körperhaltung, z. B. beim Aufstehen aus einer liegenden oder sitzenden Position, ist Ausdruck einer Blutdruckregulationsstörung. Dabei ergibt sich eine deutlich verminderte Durchblutung in verschiedenen Organen, besonders aber im Gehirn, die durch einen vorübergehend herabgesetzten Blutrückstrom zum Herzen und einer daraus folgenden verminderten Herzfördermenge bedingt ist. Den Patienten ist es schwindelig, es wird ihnen schwarz vor den Augen. Manchmal ist das Denkvermögen vorübergehend beeinträchtigt. Eventuell können auch Ohrensausen, Herzjagen, Schweißausbrüche und Kreislaufkollaps auf-

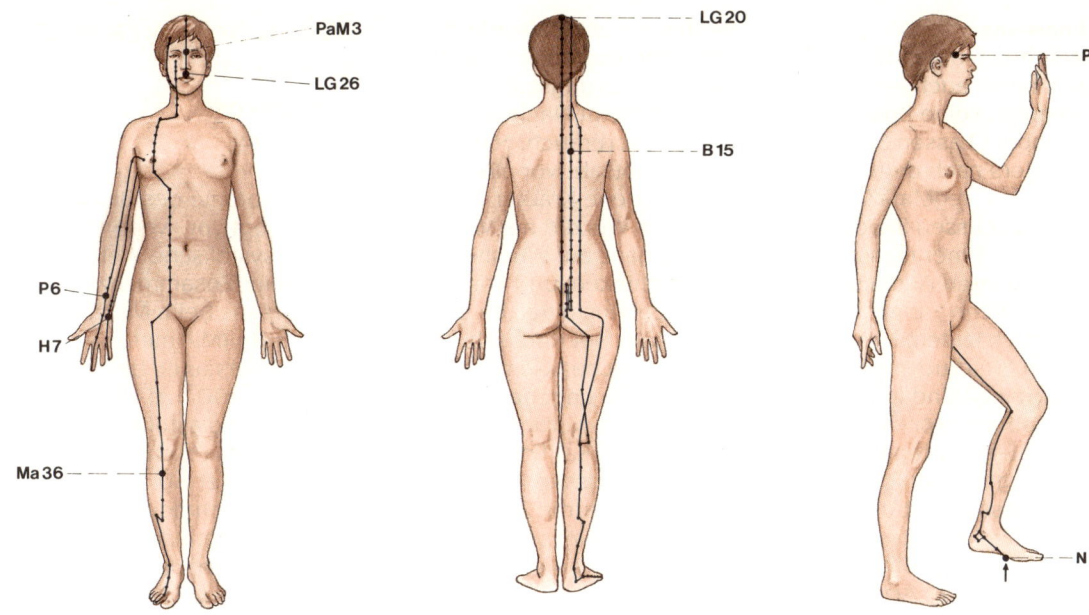

treten. Man bezeichnet diesen Blutdruckabfall als orthostatische Hypotonie. Häufig wird sie verursacht durch die Einnahme bestimmter Medikamente, z. B. Bluthochdruck- und Beruhigungsmittel, durch Verlust von Körperflüssigkeit, bei Blutverlust, starkem Erbrechen oder starkem Durchfall, Fehlernährung, auch Salzmangel, und psychische Faktoren wie Angst, Schreck und Ekel. Von einer symptomatischen Hypotonie spricht man, wenn ein Grundleiden vorliegt, das die Kreislaufbeschwerden hervorruft. Dazu zählen z. B. Herzinsuffiziens, Nebenniereninsuffizienz, Zukkerkrankheit, Blutarmut, Erkrankungen des Nervensystems, wie Rückenmarkschwindsucht, sowie fieberhafte Erkrankungen. Auch in der Genesungsphase nach einer schweren Krank-

heit und in der Schwangerschaft können Kreislaufbeschwerden infolge einer orthostatischen Hypotonie auftreten.

Massage:
➥ An-Drücken und Rou-Friktion: PaM 3, PaM 9, LG 20, LG 26, B 15
➥ Qia-Tiefdrücken und Rou-Friktion: P 6, H 7, Ma 36, N 1

Anmerkung:
● Da Kreislaufbeschwerden Anzeichen von verschiedenen Grundleiden sein können, sollten Sie mit Hilfe Ihres Arztes die möglichen Ursachen klären und sie entsprechend behandeln lassen.
● Gymnastik, Bewegungs- und andere sportliche Aktivitäten, Wechselduschen sowie Tai-Ji-Quan (chinesisches Schattenboxen) können den Kreislauf trainieren und damit auf her-

vorragende Weise helfen, den Blutdruck zu regulieren.
● Nehmen Sie sich beim Aufstehen Zeit, damit sich der Kreislauf auf den Lagewechsel einstellt. Ziehen Sie vor dem Aufstehen die Beine zum Körper und strampeln Sie damit in der Luft (wie beim Radfahren), das bringt den Kreislauf in Schwung.
● Gehen Sie zum Arzt, wenn die Ursache Ihrer Kreislaufschwäche nicht geklärt ist, wenn Sie zum ersten Mal einen Kreislaufkollaps bekommen haben oder wenn die oben genannten Maßnahmen nicht helfen.
● Gehen Sie zum Arzt, wenn sie nach Einnahme von Medikamenten Kreislaufbeschwerden bekommen. Eine Reduzierung der Dosis kann unter Umständen die Beschwerden beseitigen.

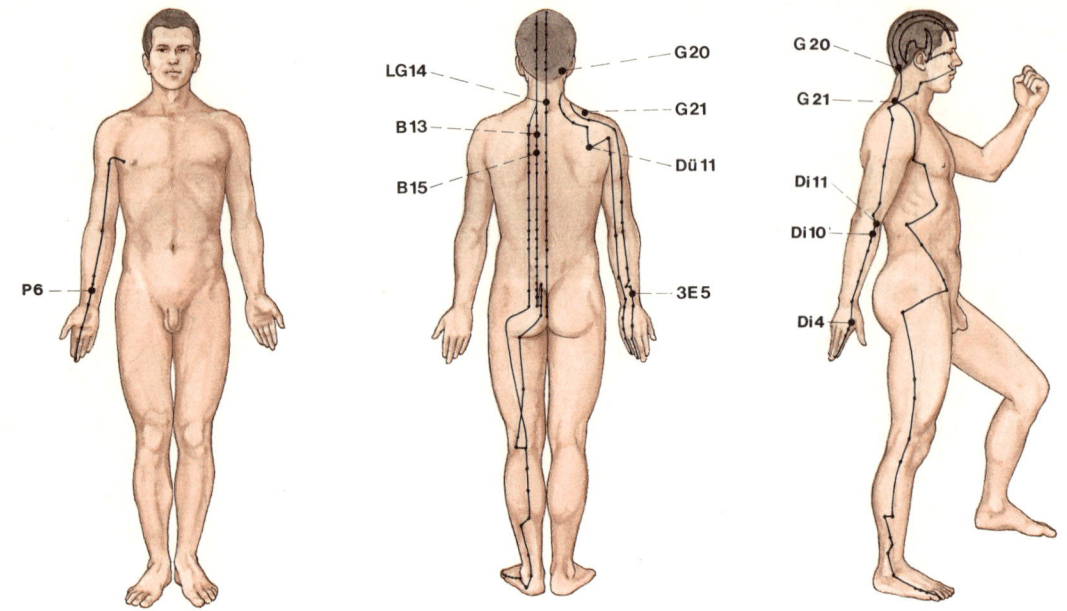

Durchblutungs-störungen in Gliedern

(Periphere Arteriosklerose)

Die verminderte Durchblutung der Beine und der Arme kann funktionell bedingt sein, z. B. durch Gefäßkrämpfe aufgrund von Nervenreaktionen auf bestimmte Faktoren, wie Kälte und Nässe, oder auch auf außergewöhnliche Situationen, z. B. Angst wie beim Raynaud-Syndrom. Sie kann auch organische Ursachen haben, das heißt, die Gefäße sind verengt. In erster Linie sind die Arteriosklerose (etwa 80 %) und Entzündungen der arteriellen Innenwand (Endangiitis obliterans) dafür verantwortlich. Aufgrund der Wandverdickung und der dadurch begünstigten Verzögerung des Blutstroms, be-

sonders in Gabelungen und Krümmungen der Gefäße, kann ein Blutpfropf (Thrombus) entstehen, der das Gefäß total verschließt. Wenn sich ein Thrombus oder ein Teil von ihm von der Gefäßwand ablöst, kann dieser vom Blutstrom an eine andere Engstelle des Gefäßsystems verschleppt werden und dort das Gefäß verstopfen, siehe Herzinfarkt, Seite 135, und Schlaganfall.
Für die Entstehung der Arteriosklerose werden verschiedene Faktoren verantwortlich gemacht, wobei die Wahrscheinlichkeit, daran zu erkranken sich erhöht, je mehr und je stärker entsprechende Risikofaktoren vorhanden sind. Dazu zählt man Hypertonie (Bluthochdruck), Hyperlipoproteinämie (erhöhte Blutfettkonzentration, insbesondere Cholesterin und

Triglyzeride), Rauchen, Diabetes mellitus (Zuckerkrankheit), Übergewicht und Gicht. Im weiteren Sinne gehören auch Infektionskrankheiten, körperliche Inaktivität, erblich bedingte und individuelle Faktoren dazu.
Am häufigsten werden die Arterien in den Beinen von diesen Verschlußprozessen betroffen, ferner können auch die Arterien in Armen, im Schultergürtel- und Beckenbereich und in verschiedenen Organen, wie Herz, Hirn und Nieren erkranken. In den entsprechenden Gliedmaßen ist anfangs ein Schweregefühl, später auch Schmerzen und rasche Ermüdbarkeit zu bemerken. So treten bereits nach kurzem Gehen krampfartige Schmerzen in der Wade auf, die nach einer kurzen Ruhepause (einigen Minuten) rasch abklingen. Man nennt

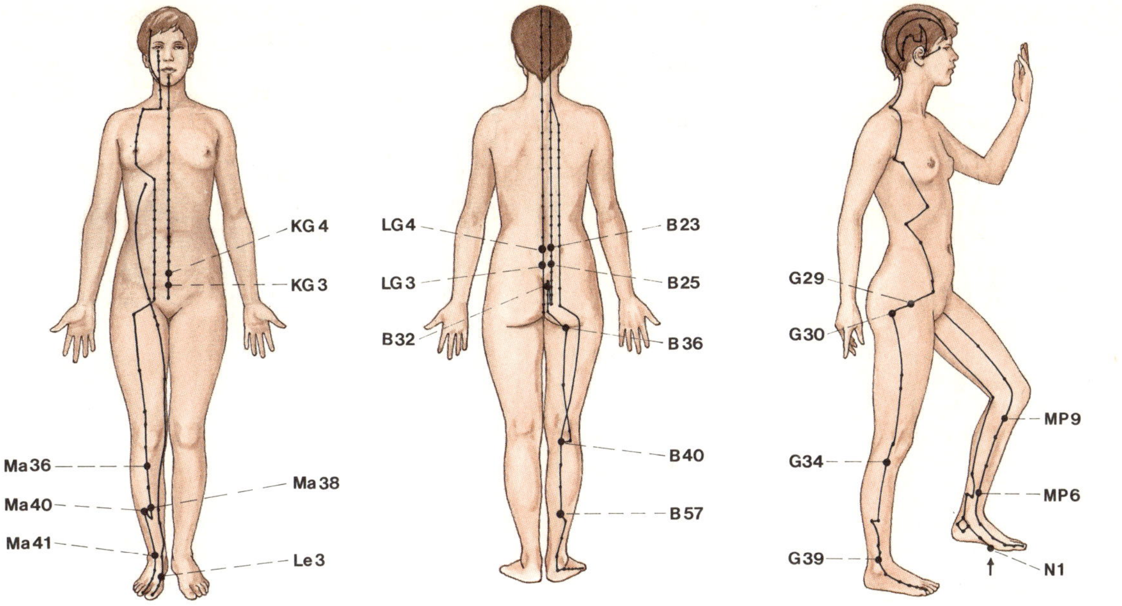
KG 4
KG 3
Ma 36
Ma 40
Ma 41
Ma 38
Le 3
LG 4
LG 3
B 32
B 23
B 25
B 36
B 40
B 57
G 29
G 30
G 34
G 39
MP 9
MP 6
N 1

Akupressurpunkte bei Durchblutungsstörungen der Beine

dies „Schaufensterkrankheit“ oder intermittierendes Hinken (Claudicatio intermittens). Im fortgeschrittenen Stadium der Arteriosklerose können auch im Ruhezustand Schmerzen auftreten und Geschwüre (an Zehen und Fersen häufiger, im Unterschenkelbereich seltener) oder ausgebreiteter Brand (Gewebsuntergang) entstehen.

Massage bei Durchblutungsstörungen der Arme:

➠ Qia-Tiefdrücken und Rou-Friktion: G 20, Di 10, Di 11, 3E 5, P 6
➠ An-Drücken und Mo-Kreisend reiben: LG 14
➠ An-Drücken, Rou-Friktion und Tui-Schieben: PaM 85 (Hals und oberer Rücken), B 13, B 15, Dü 11
➠ Na-Greifen und Rou-Friktion: Di 4, G 21
➠ Chui-Klopfen und Gun-Rollen: Ober- und Unterarm

Massage bei Durchblutungsstörungen der Beine:

➠ An-Drücken, Rou-Friktion und Tui-Schieben: PaM 85 (Lendenwirbelsäule und Kreuzbein), B 23, B 25
➠ An-Drücken und Mo-Kreisend Reiben: LG 3, LG 4
➠ Qia-Tiefdrücken und Rou-Friktion: G 29, G 30, G 34, G 39, B 32, B 36, B 57, Ma 36, Ma 40, MP 9, N 1, KG 3, KG 4
➠ An-Drücken und Rou-Friktion: Ma 38, Ma 41, B 40, MP 6
➠ Qia-Tiefdrücken und Tui-Schieben: Le 3
➠ Chui-Klopfen und Gun-Rollen: Ober- und Unterschenkel

Anmerkung:
- Beseitigen bzw. behandeln Sie die vorhandenen Risikofaktoren.
- Bewegungsübungen und Krankengymnastik unter Anleitung bringen bei langfristigem Einsatz deutliche Besserung.
- Tägliche Gehübungen (30 bis 60 Minuten ruhiges Gehen) fördern die Bildung eines Kollateralkreislaufs (Umgehungskreislauf), der Durchblutungsstörungen mitunter ganz beseitigen kann. Wenn bei der Gehübung Schmerzen auftreten, sollten Sie eine Weile stehenbleiben und dann wieder langsam weitergehen. Mit der Zeit wird die zurückgelegte Gehstrecke immer größer.
- Beim Schlafen sollten Sie Ihren Kopf zusammen mit einem Teil des Oberkörpers höher legen als die Füße. Wenn Sie in der Nacht Schmerzen im Bein bekommen, lassen Sie das betroffene Bein aus dem Bett hängen, bis die Schmerzen verschwinden.
- Überprüfen Sie Ihre Füße täglich auf Risse, Hühneraugen und Geschwüre sowie andere Hautverletzungen und behandeln Sie diese gegebenenfalls rechtzeitig. Achten Sie auf Sauberkeit, wechseln Sie beispielsweise Strümpfe und Socken täglich, um Infektionen der verletzten Haut zu vermeiden.
- Waschen Sie die Füße täglich mit lauwarmem Wasser und milder Seife, trocknen Sie sie danach vorsichtig, aber gründlich ab. Bei trockener bzw. schuppiger Haut sollten Sie fettende Mittel anwenden, bei feuchten Füßen „normalen" Fußpuder benutzen.
- Die Schuhe sollten gut sitzen und auch den Zehen genügend Platz bieten. Eventuell sind Einlagen bzw. spezielle orthopädische Schuhe empfehlenswert. Wechseln Sie öfters die Schuhe und halten Sie die Füße bei kaltem Wetter mit lockeren Strümpfen aus Natur-Fasern, wie Wolle oder Baumwolle, warm. Vermeiden Sie aber heiße Wärmflaschen oder elektrische Decken sowie Barfußlaufen.
- Gehen Sie zum Arzt, wenn ein Verdacht auf Durchblutungsstörungen, wie Ziehen, Kältegefühl, Schmerzen oder Krämpfe nach dem Gehen oder in der Nacht, besteht; wenn sich die Haut verfärbt oder ein Geschwür am Bein bzw. Fuß auftritt.
- Wenn die Behandlung durch Medikamente, Gymnastik, Geh- und Bewegungsübungen nicht hilft, kann eine operative Behandlung unumgänglich sein.

Haut

Ekzeme, Neurodermitis und Nesselsucht

Ekzeme (Kontaktdermatitis) sind häufig juckende, schubweise auftretende, flächenhaft entzündliche Hautveränderungen, die ohne Narbenbildung abheilen. Sie sind durch Juckreiz, Hautrötung, Nässen und Krustenbildung gekennzeichnet. Ihre Erscheinungsform (Hautausschläge) ist sehr vielgestaltig. Ekzeme können durch nichtallergische Reaktionen der Oberhaut ausgelöst werden. Diese treten auf, wenn ihre chemische Abwehrfunktion infolge länger anhaltenden oder wiederholten Kontaktes mit Alkalien, Mineralölen, Fettlösungs- und Waschmitteln oder infolge zu häufigen Waschens erschöpft ist. Dieses nichtallergische Kontaktekzem kann die Entstehung des allergischen Kontaktekzems fördern, heilt aber spontan, sobald die Reizung durch die oben genannten Substanzen nicht mehr gegeben ist.

Ein allergisches Kontaktekzem tritt zuerst am Ort des Kontakts auf, später kann es auf die benachbarten Regionen übergreifen. Es handelt sich hier um eine verzögerte Überempfindlichkeitsreaktion. Die auslösenden Substanzen (Ekzematogene) sind sehr verschieden. Am häufigsten kommen Medikamente (Penizillin und Sulfonamide), Konservierungsstoffe und Zusätze in Kosmetika sowie Waschmittel in Frage; aber auch Metalle, Kleidungsmaterialien

(Pelz und Wolle) und andere Chemikalien (Farb- und Industriestoffe) können auslösend sein.

Endogenes Ekzem (Neurodermitis atopica bzw. diffusa) kann in früher Kindheit mit Juckreiz, Rötung, Schuppung, Nässen und Krustenbildung, besonders an den Wangen (Milchschorf), beginnen und sich im Kindesalter und später im Erwachsenenalter fortsetzen. Bei Kindern sind meist die Gelenkbeugen und nicht selten das Gesäß befallen, bei Erwachsenen eher Gesicht, Hals-Nacken-Bereich, Gelenkbeugen und Handrücken. Dabei wird die Haut entzündlich gerötet, juckt quälend, besonders in der Nacht, und es entstehen hautfarbene Knötchen. Es handelt sich um eine allergische Reaktion des Soforttyps. Häufig beobachtet man bei den Patienten gleichzeitig ein anderes allergisches Syndrom wie Heuschnupfen oder allergisches Bronchialasthma.

Nesselsucht (Urtikaria) ist eine juckende, plötzlich und schubweise aufschießende Quaddelbildung der Haut mit relativ scharf abgegrenzten Bezirken. Die Quaddeln haben unterschiedliche Größe und können bei Weiterentwicklung zusammen verschmelzen. Die Quaddelung kommt durch Freisetzung von Histamin zustande. Sie kann sowohl durch allergische Reaktionen als auch und durch nichtallergische physikalische Mechanismen (Wärme, Kälte, Druck oder Licht) ausgelöst werden. Die möglichen allergischen Ursachen sind breitgestreut, unter anderem kommen bestimmte Medikamente wie Azetylsalicylat (Aspirin), Penizillin, Phenazetin und Barbiturate, Farbstoffe, Kosmetika, Nahrungs- und Genußmittel wie Milch, Eier, Fisch, Muscheln, Krustentiere, Beeren, Zitrus- und Hülsenfrüchte, Blütenstaub, Schimmelsporen, Tierhaare, Parasiten und Insekten in Frage. Ferner beobachtet man bei einigen Infektionen, wie Bakterienruhr, Pilzinfektionen und Gonorrhöe, auch Nesselsuchterscheinungen.

Nicht selten sind die Schleimhäute des Atmungs- und Verdauungstrakts von der allergischen Reaktion betroffen (Atemnot, Erbrechen, Durchfälle, Krämpfe). Wenn sich die entzündliche Schwellung der Haut oder der Schleimhaut in das tiefer gelegene Gewebe ausbreitet, entsteht ein Ödem (Gewebswassersucht), das lebensbedrohlich sein kann. Es ist relativ sicher, daß psychische Faktoren die Ausprägungsstärke der Nesselsucht sowie alle anderen allergischen Erscheinungen beeinflussen.

Massage:
➠ Na-Greifen und Rou-Friktion: Di 4
➠ Qia-Tiefdrücken und Rou-Friktion: P 6, Di 11, Ma 32, Ma 36, MP 6, MP 10
➠ An-Drücken und Rou-Friktion: B 13, B 17, B 18, B 20, B 23

Anmerkung:
● Versuchen Sie herauszufinden, durch welche Substanzen und in welcher Umgebung bzw. Situation bei Ihnen die allergische Reaktion ausgelöst wird. Meiden Sie diese Umgebung bzw. Situation sowie diese Substanzen und suchen Sie Ausweichmöglichkeiten. Lassen Sie sich von Ihrem Hausarzt oder einer Diätassistentin beraten.
● Kratzen Sie sich nicht an den juckenden Hautbezirken, weil diese sich dabei entzünden können. Waschen Sie sich ohne Seife bzw. mit alkalifreien Waschlösungen. Cremen Sie sich mit Feuchtigkeitslotionen mit pH-Wert 5 ein, sie können den Juckreiz lindern.
● Wenn in Ihrer Familie bereits Ekzeme oder andere allergische Erkrankungen aufgetreten sind, sollten Sie Ihren Säugling länger, mindestens sechs Monate, mit Muttermilch ernähren. Beim Milchschorf achten Sie auf Sauberkeit. Reinigen Sie jedes Mal nach dem Stillen das Gesicht des Säuglings mit einem sauberen, nassen Tuch oder Öltuch, und tragen Sie anschließend eine fetthaltige Hautsalbe auf.
● Nehmen Sie nicht eigenmächtig Medikamente gegen Allergien, oft enthalten sie Kortison oder verwandte Substanzen, die bei längerfristiger Anwendung Stoffwechselstörungen verursachen können, körpereigene Abwehrkräfte herabsetzen und die Haut schädigen. Nach Absetzen der Präparate nimmt das Ausmaß der Beschwerden stark zu. In sehr schweren Fällen kann die Einnahme von Kortisonpräparaten kurzfristig

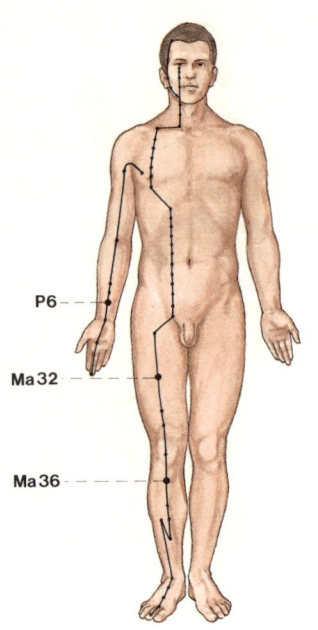
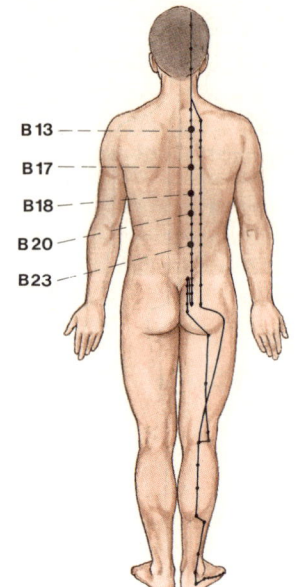
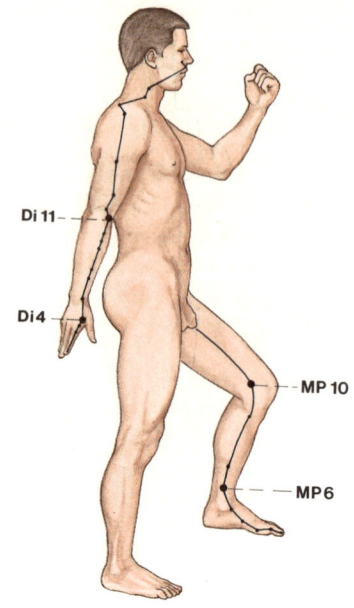

Akupressurpunkte bei Ekzemen, Neurodermitis und Nesselsucht

angebracht sein. Ihr Arzt wird sie Ihnen dann jedoch verschreiben.
● Gehen Sie zum Arzt, wenn Sie die möglichen Ursachen nicht finden können, wenn der Hautausschlag länger als einige Tage andauert, wenn die Haut beim Ekzem näßt und gelbe Krusten bildet und wenn andere Krankheitszeichen, wie beispielsweise Fieber und Schwindelgefühl, auftreten.
● Gehen Sie sofort zum Arzt, wenn die Schwellungen im Hals- und Rachenbereich auftreten und die Atmung erschwert wird.
● Unter Umständen kann eine Behandlung der Allergie durch Desensibilisierung helfen. Die Erfolgsaussichten sind allerdings bei Erwachsenen nicht so gut wie bei Kindern.

Übermäßige Schweißabsonderung
(Hyperhidrosis)

Vermehrtes Schwitzen kann auf dem ganzen Körper auftreten oder auf einige Körperregionen, wie Handflächen, Fußsohlen, Achselhöhlen, unter den Brüsten oder in der Leistengegend, beschränkt sein. Es kann eine Begleiterscheinung bei Fieber, Schilddrüsenüberfunktion, Lungenerkrankungen wie Tuberkulose, Gicht, Rheumatismus, Übergewicht und bestimmten Medikamenten, wie Salizylat und Kortison sein, aber auch während der Regelblutung oder bei der Menopause (siehe Seite 178) sowie nach Alkoholgenuß auftreten. Bei Jugendlichen kann es ohne irgendeine krankhafte Bedeutung sein. Oft kennt man die Ursache nicht, dies

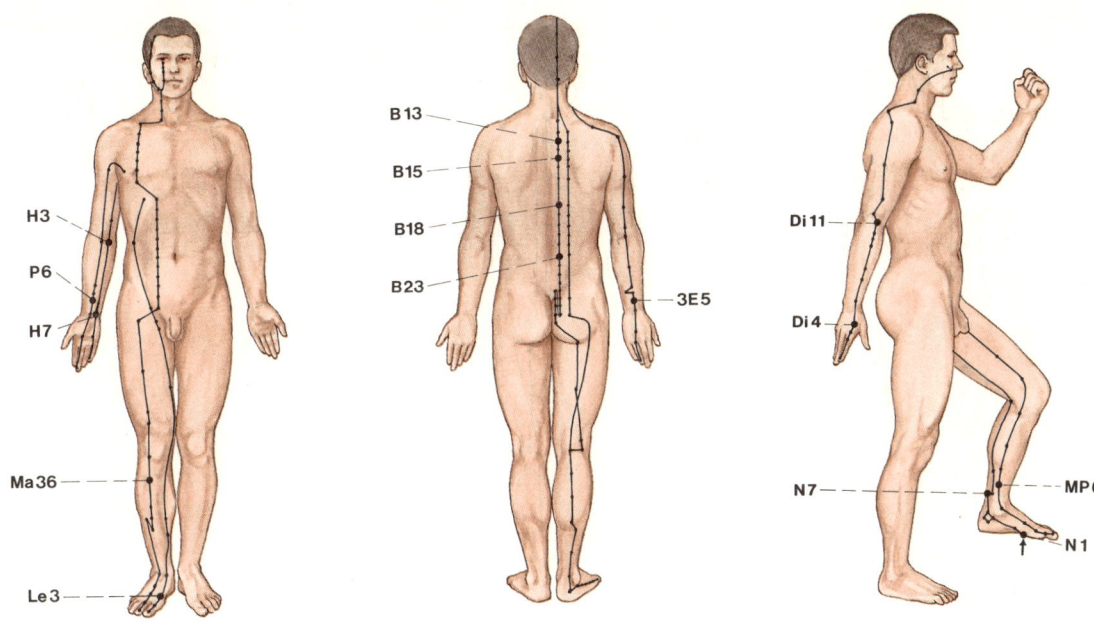

trifft besonders auf die örtlich beschränkte Hpyerhidrosis zu. Angenommen wird ein Zusammenhang mit psychischen Aufregungen und überempfindlicher Reaktionsbereitschaft des zehnten Hirnnervs (Nervus vagus). Die betroffene Hautregion ist oft rötlich oder bläulichweiß gefärbt, in schweren Fällen kann es zu einer verstärkten Verhornung und Schuppenbildung, vor allem an den Füßen, kommen. Der Schweiß kann stark unangenehm riechen, dies vor allem unter der Kleidung (besonders Kunstfasern), da hier, begünstigt durch den Brutkasteneffekt, die Zersetzung der Zellabschilferung und des Talgs durch körpereigene Hautbakterien und Hefepilze stattfindet.

Massage:
➠ Na-Greifen und Rou-Friktion: Di 4
➠ Qia-Tiefdrücken und Rou-Friktion: P 6, 3E 5, H 3, H 7, Di 11, Ma 36, MP 6, N 1, N 7
➠ Qia-Tiefdrücken und Tui-Schieben: Le 3
➠ An-Drücken und Rou-Friktion: B 13, B 15, B 18, B 23

Anmerkung:
● Akupressur wirkt sehr gut bei Hyperhidrosis infolge von Überempfindlichkeit des Nervus vagus, bei psychischem Streß, Übergewicht und während der Regelblutung sowie bei der Menopause. Bei anderen Ursachen der Hyperhidrosis hingegen ist die Anwendung der Akupressur nicht sehr befriedigend.
● Waschen Sie den betroffenen Körperteil regelmäßig, wenn nötig zwei- bis dreimal am Tag ohne Seife. Auf keinen Fall sollten Sie Deodorants oder parfümierte Seifen benutzen, es ist höchstens eine Waschlösung oder Seife mit pH-Wert 5 zu empfehlen, denn die häufige Anwendung von Deodorants (Seife oder Spray) kann die Haut schädigen und die Entstehung von Ekzemen oder Pilzinfektionen fördern.

- Wechseln Sie häufig Ihre Kleidung, und tragen Sie möglichst Kleidungsstücke (auch Strümpfe oder Socken) aus Naturfasern (Baumwolle oder Wolle), Schuhe aus Leder (zumindest mit Ledersohlen); im Sommer sollten Sie offene Halbschuhe oder Sandalen bevorzugen.

- Salbei- und schwarzer Tee können die übermäßige Schweißabsonderung lindern.
- Wenn Sie übergewichtig sind, nehmen Sie ab.

- Gehen Sie zum Arzt, wenn Fieber oder Anzeichen einer anderen Krankheit auftreten, beispielsweise ein Gewichtsverlust bei gleichzeitig zunehmendem Appetit, Zittern, Nachtschweiß, Hustenreiz, oder wenn Sie die Ursache nicht kennen.

Bewegungsapparat

Chronische Rücken- und Kreuzschmerzen

Chronische, meist dumpfe Rückenschmerzen, insbesondere im unteren Lenden- und Kreuzbeinbereich (Schmerzen im oberen Rückenbereich siehe Nackenschmerzen und -steifheit, Seite 105), die nach schmerzfreien Zeiten wiederholt auftreten, haben meist mit degenerativen Gelenksveränderungen (Abnutzungserscheinungen) in der Lenden-Kreuz-Region zu tun. Diese degenerativen Veränderungen sind auf eine zu hohe Belastung durch das Körpergewicht und auf eine Mehr- oder Fehlbelastung der einzelnen Gelenke bei einer Konstitutionsschwäche zurückzuführen; sie werden zusätzlich durch Tonusschwäche der Muskeln in dieser Region (Trainingsmangel!) begünstigt. Die Beschwerden nehmen mit ansteigendem Alter zu. Ferner können Bandscheibenschäden, Verformungen, Skoliose (Seitwärtsverbiegung) und Lordose (Hohlkreuz), Verletzungen der Wirbelsäule, Zerrungen und Risse der Muskeln und Bänder, Muskelverspannungen durch schlechte Sitzhaltung, vor allem bei Büroberufen, und manchmal auch Infektionen oder Tumore in der Lenden- oder Beckenregion diese chronischen Rücken-Kreuz-Schmerzen hervorrufen. Außerdem kann eine Vorwärtsverbiegung der Lendenwirbelsäule (Lordose) die Folge eines zu dicken Bauchs bei Übergewicht und in der Schwangerschaft die Ursache sein.

Nicht zu vergessen sind aber auch hier psychosoziale Faktoren. Ängste, Konflikte, Probleme, Heraus- oder Überforderungen im beruflichen oder persönlichen Bereich sowie Kälte in zwischenmenschlichen Beziehungen können von dem Betroffenen als Last, die er ständig mit sich herumträgt, empfunden werden. Diese psychische Last kann sich körperlich ebenfalls in die Lenden-Kreuz-Region projizieren.

Massage:
➠ Mo-Kreisend reiben, Rou-Friktion und Ca-Hinundherreiben: Muskelpartien neben der Lendenwirbelsäule
➠ Mo-Kreisend reiben und Rou-Friktion: Kreuzbein
➠ An-Drücken und Rou-Friktion: Druckschmerzpunkte, B 23, B 24, B 25, B 37, B 40, B 57, G 30
➠ Qia-Tiefdrücken und Rou-Friktion: LG 3, LG 4, G 34, Ma 36, B 60

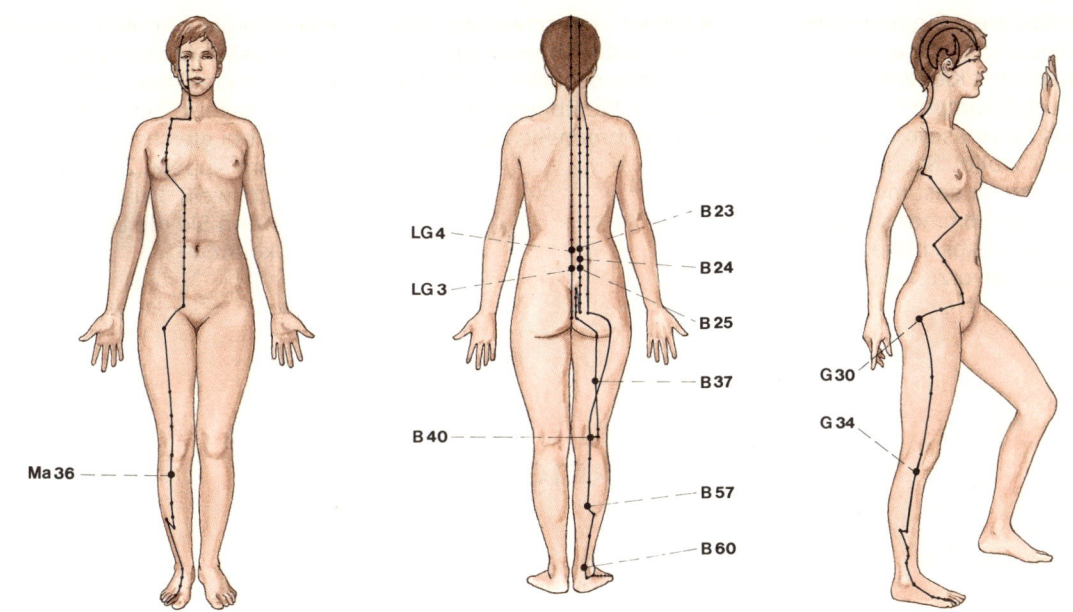

Ma 36

LG 4
LG 3

B 40

B 23
B 24
B 25
B 37
B 57
B 60

G 30
G 34

Anmerkung:

● Akupressur kann in der Regel die Rücken-Kreuz-Schmerzen recht gut lindern. Um längerfristig ganz frei von Schmerzen zu sein, müssen zusätzlich krankengymnastische- und andere Bewegungsübungen zur Kräftigung der Muskeln und Bänder angewendet werden. Tai-Ji-Quan (chinesisches Schattenboxen) wirkt durch seine charakteristische Körperhaltung und schonende (statische) Belastung als Training für Muskeln, Bänder und Wirbelsäule und somit positiv auf die Besserung ihrer Funktionsfähigkeit.

● Korrigieren Sie Ihre ungünstige Körperhaltung. Achten Sie darauf, daß die Wirbelsäule beim Sitzen gerade bleibt. Ihr Facharzt für Orthopädie oder ein Krankengymnast kann Ihnen dabei helfen.

Beim Heben schwerer Lasten zuerst in die Hocke gehen und den Rücken gerade halten. Tragen Sie keine Schuhe mit hohen Absätzen, und stehen Sie gerade mit Gleichverteilung des Körpergewichts auf beiden Füßen. Bei Übergewicht sollten Sie abnehmen.

● Ihre Matratze sollte möglichst einteilig und fest sein, wenn nötig, ein hartes Brett unterlegen. Entlasten Sie Ihr Kreuz beim Liegen, indem Sie ein Kissen oder auch eine Nackenrolle unter die Kniekehle legen.

● Wärmebehandlungen des Rückens, z. B. durch Rotlicht oder wärmende Pflanzenöle, unterstützen die Linderung der Schmerzen. Bestimmte Schmerzmittel sollten Sie nur bei starken Schmerzen und ärztlicher Verordnung einnehmen.

● Gehen Sie unbedingt zum Arzt, wenn die Schmerzen sehr stark sind, nach einigen Tagen nicht besser werden oder wenn Taubheit und andere Gefühlsstörungen oder Bewegungsbehinderungen auftreten. Gehen Sie auch zum Arzt, wenn Verdacht auf Entzündungen und Verletzungen im Beckenbereich (Harnblase, Eierstock usw.) bestehen oder ein Zusammenhang mit Ihrer Regelblutung offensichtlich ist.

● Ein klärendes Gespräch mit Ihrem Arzt kann auch zur Lösung psychosozialer Ursachen beitragen. Wenn nötig, nehmen Sie eine Psychotherapie in Anspruch. Psychopharmaka (Beruhigungsmittel) sollten Sie wegen der starken Nebenwirkungen und der Abhängigkeitsgefahr vermeiden.

Gelenkschmerzen

Schmerzen im Bereich der Gelenke können verschiedene Ursachen haben. Die häufigsten sind Arthrose, Arthritis sowie Zerrungen, Verstauchungen und Risse.

Arthrose (Arthrosis deformans) ist eine degenerative Gelenkerkrankung (Abnutzung), die auf ein Mißverhältnis zwischen der Beanspruchung und der Beschaffenheit, das heißt der anlagebedingten oder erworbenen Leistungsfähigkeit der einzelnen Gelenkteile und -gewebe, zurückzuführen ist. Dabei spielten die individuelle Gewebequalität, besonders des Bindegewebes, und die Funktionstüchtigkeit der Gelenkkapsel, die für die Produktion der Gelenkflüssigkeit zuständig ist, eine entscheidende Rolle. Am Anfang treten nur bei Belastung Spannungsgefühle und Steifheit in den betreffenden Gelenken auf, später halten die Schmerzen dauernd an. Auffällig sind Geräusche (Reibung), Fehlstellungen der Gelenke und Muskelschwund (Atrophie). Typisch ist, daß die Schmerzen nach längerer Ruhigstellung des Gelenks, wie morgens nach dem Aufstehen und zu Beginn der Belastung, am stärksten sind, sich im Laufe der Zeit aber bessern. Häufig werden Knie- und Hüft-, aber auch Schulter- und Fußgelenke befallen.

Arthritis bedeutet Gelenkentzündung. Akut kann sie durch Gelenkerguß, der spontan oder bei stumpfen Verletzungen entsteht, provoziert werden. Wenn sich dabei gefäßreiches Bindegewebe über die Gelenkfläche schiebt, kann sie chronisch werden und mit der Zeit die Gelenke zerstören. Auch durch Allergien und andere Grundkrankheiten (Gicht, Tripper) kann eine Arthritis hervorgerufen werden. Eine eitrige Gelenkentzündung kann bei offenen Verletzungen der Gelenke, manchmal auch durch Infektionen über den Blutweg entstehen. Das betroffene Gelenk ist heiß, meist geschwollen und gerötet. Typisch ist die Verschlechterung der Beschwerden bei längerer Belastung und Besserung bei Ruhestellung. Es kommt oft zur Verformung oder Versteifung der Gelenke.

Rheumatoide Arthritis (Progredient chronische Polyarthritis, PCP), in der Umgangssprache auch als Rheuma bezeichnet, ist eine chronisch fortschreitende Entzündung an vielen Gelenken, die schleichend und in Schüben verläuft. Zuerst werden meist kleinere Gelenke, wie Finger-, Hand- und Fußgelenke, später auch größere Gelenke, z. B. Ellenbogen- und Kniegelenke, befallen. Rheuma ist eigentlich eine Erkrankung des Bindegewebes, die sich allerdings an Gelenken und ihrer Umgebung bemerkbar macht. Die genaue Ursache ist nicht bekannt. Vermutet wird eine Autoaggression des Immunsystems, das heißt, körpereigenes Gewebe wird von Autoantikörpern des menschlichen Immunsystems bekämpft (sogenannte Rheumafaktoren). Auch einige Kleinstlebewesen, wie Viren und Mykoplasmen, werden als auslösende Faktoren angesehen. Frauen erkranken häufiger als Männer, meist im dritten bis fünften Lebensjahrzehnt. Neben den Schmerzen sind Morgensteifheit und Schwellungen der Gelenke typisch. Oft treten auch Kälte, Taubheit und Kribbeln in Fingern und Händen auf, häufig begleitet von Appetitlosigkeit, Müdigkeit und leichter Temperaturerhöhung. Durch allmähliche Zerstörung des Gewebes werden die Gelenke verformt und steif und somit funktionsuntüchtig.

Zerrungen und Verstauchungen, Risse und andere Verletzungen der Gelenkkapsel können ebenfalls Schmerzen auslösen. Bänder und Muskeln im Bereich der Gelenke können durch Unfälle beim Sport, durch Druck und falsche Belastung und durch Gewalteinwirkungen verursacht werden.

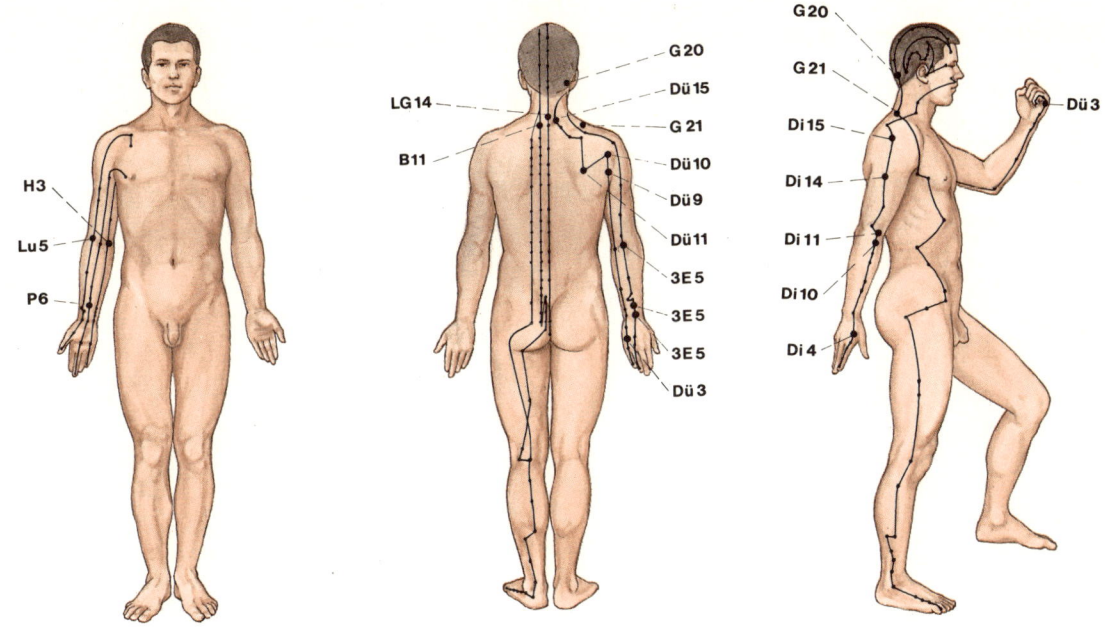

Massage:
Zuerst sollten Sie anhand des Sitzes der Beschwerden und der Verlaufsbeschreibung der Meridiane (siehe Seite 28) herausfinden, welche Meridiane und Punkte für die Behandlung eingesetzt werden können. Hier sind Beispiele für die Arme (Schulter-, Ellenbogen und Handgelenke) und Beine (Hüft-, Knie- und Fußgelenke) angegeben. Sie können aber auch andere druckschmerzempfindliche Stellen massieren.

Massage bei Gelenkschmerzen in den Armen:
➥ An-Drücken, Qia-Tiefdrücken und Rou-Friktion: PaM 85 (Hals- und Brustwirbelsäule bis zum fünften Brustwirbel), G 20, G 21, B 11, LG 14, Dü 9, Dü 10, Dü 11, Dü 15, Di 10, Di 11, Di 14, Di 15, Lu 5, 3E 10, H 3
➥ Qia-Tiefdrücken und Rou-Friktion: P 6, 3E 4, 3E 5, Dü 3
➥ Na-Greifen und Rou-Friktion: Di 4
➥ Nie-Kneten und Tui-Schieben: sämtliche Finger
➥ Gun-Rollen: Muskelpartien in der Schulter und im Oberarm

Massage bei Gelenkschmerzen in den Beinen:
➥ An-Drücken, Qia-Tiefdrücken und Rou-Friktion: PaM 85 (Lendenwirbelsäule und Kreuzbein), B 25, B 28, B 40, G 29, G 30, Ma 32, Ma 40, MP 6, MP 9, MP 10
➥ Qia-Tiefdrücken und Rou-Friktion: PaM 145, Ma 36, G 34, G 39, B 60, N 3
➥ Nie-Kneten und Tui-Schieben: sämtliche Zehen
➥ Gun-Rollen: Muskelpartien im Gesäß und in den Oberschenkeln

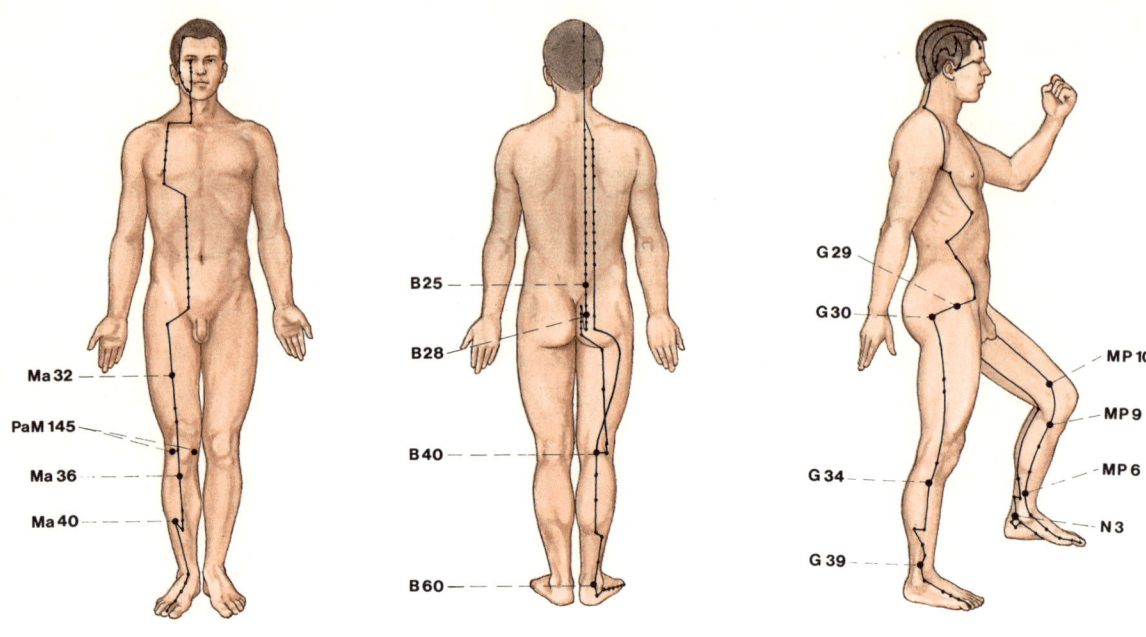

Akupressurpunkte bei Gelenkschmerzen in den Beinen

(Image labels, left figure: Ma 32, PaM 145, Ma 36, Ma 40; center figure: B 25, B 28, B 40, B 60; right figure: G 29, G 30, G 34, G 39, MP 10, MP 9, MP 6, N 3)

Anmerkung:
● Schmerzmittel sollen Sie nur nach Verordnung Ihres Arztes einnehmen.
● Bei Gelenkschmerzen infolge von Verletzungen sollten Sie das betroffene Gelenk schonen und ruhig stellen, eventuell durch einen elastischen, nicht zu festen Verband stützen und Schmerzen sowie Schwellungen durch kühlende Umschläge, z. B. mit verdünntem Alkohol, oder mit schmerzlindernden und abschwellenden Gels, behandeln.
● Bei Arthrose sollten Sie das betroffene Gelenk nicht überbeanspruchen, jedoch regelmäßig ohne Belastung bewegen. Bei Übergewicht muß dieses unbedingt reduziert werden.
● Gehen Sie bei starken Schmerzen, Schwellungen und Einschränkung der

Beweglichkeit zum Arzt, vor allem dann, wenn nach einigen Tagen keine Besserung eintritt, wenn mehrere Gelenke gleichzeitig befallen sind und wenn die Ursache nicht geklärt ist.
● Gehen Sie sofort zum Arzt, wenn Verdacht auf Meniskusschäden, z. B. Beuge- oder Streckbehinderung, vorhanden ist und wenn starke Gelenkergüsse, z. B. am Knie, auftreten.

Halbseitenlähmung
(Hemiplegie)

Halbseitenlähmung ist die Folge eines Schlaganfalls (Apoplexie), der durch Hirninfarkt oder Massenblutung im Gehirn hervorgerufen wird. Betroffen kann eine ganze Körperhälfte oder auch nur ein Arm oder eine Gesichtshälfte (Fazialisparese) sein. Am Anfang können Bewußtseins-, Seh- und Sprachstörungen sowie Schwindel und Erbrechen auftreten.

Massage:
Prinzipiell sind die Meridiane bzw. die Punkte zur Behandlung geeignet, die sich auf dem gelähmten Körperteil befinden. Da die Lähmung unterschiedlich verteilt und ausgeprägt sein kann, ist die Feststellung, welcher Meridian betroffen ist, für den

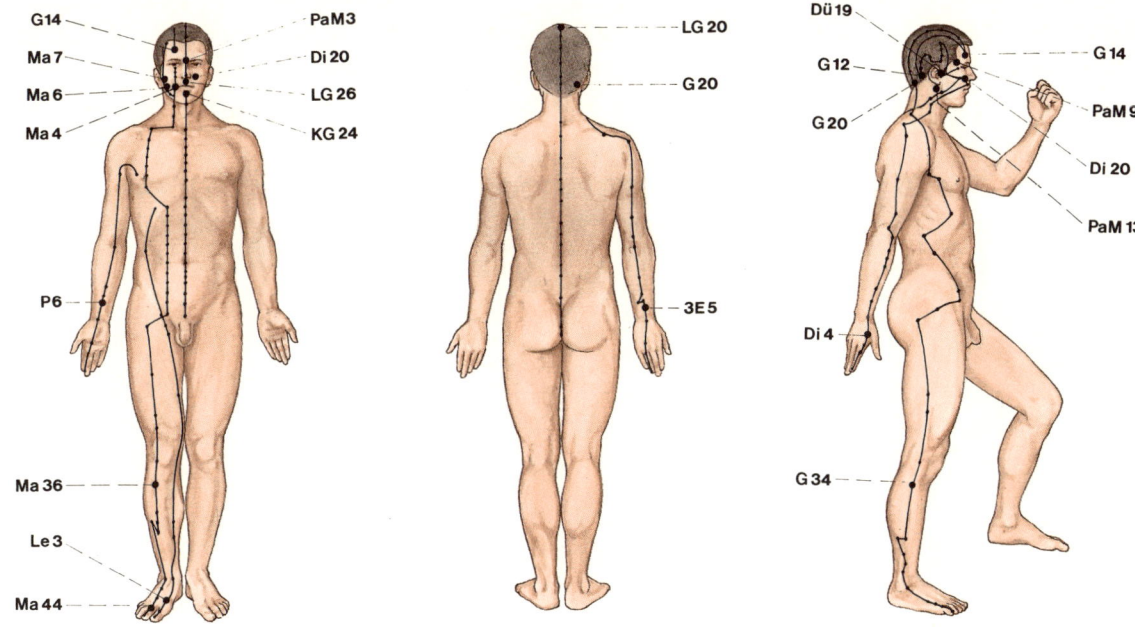

Front view labels (left): G 14, Ma 7, Ma 6, Ma 4, P 6, Ma 36, Le 3, Ma 44

Front view labels (right): PaM 3, Di 20, LG 26, KG 24

Back view labels: LG 20, G 20, 3E 5

Side view labels (left): Dü 19, G 12, G 20, Di 4, G 34

Side view labels (right): G 14, PaM 9, Di 20, PaM 13

Akupressurpunkte bei Gesichtslähmung

Erfolg der Behandlung wichtig (siehe dazu Kapitel „Grundlagen der Akupressur"). An dieser Stelle finden Sie Empfehlungen zur Auswahl der Punkte bzw. Meridiane, die man durch andere Punkte bei Bedarf ergänzen sollte.

Massage bei Gesichtslähmung:
⟹ An-Drücken und Rou-Friktion: PaM 3, PaM 9, PaM 13, Di 20, Ma 4, Ma 6, Ma 7, Ma 36, G 14, LG 20, LG 26, KG 24, Augenkanten
⟹ Qia-Tiefdrücken und Rou-Friktion: G 12, G 20, Dü 19, 3E 5, P 6, G 34
⟹ Na-Greifen und Rou-Friktion: Di 4
⟹ Qia-Tiefdrücken und Tui-Schieben: Le 3, Ma 44

Massage bei Lähmung des Arms:
⟹ Qia-Tiefdrücken und Rou-Friktion: PaM 85 (Hals- und Brustwirbelsäule bis zum fünften Brustwirbel), G 20, Di 14, H 3, 3E 5, P 6, Dü 3
⟹ An-Drücken und Rou-Friktion: B 10, B 11, G 21, Dü 9, Dü 10, Dü 11, Dü 15, Di 14, Di 15, 3E 10, Lu 5, P 3
⟹ Na-Greifen und Rou-Friktion: Di 4
⟹ Nie-Kneten und Tui-Schieben: sämtliche Finger

Massage bei Lähmung der ganzen Körperhälfte:
⟹ Qia-Tiefdrücken und Rou-Friktion: PaM 85 (gesamte Wirbelsäule und Kreuzbein), G 29, G 30, G 34, G 37, G 39, B 37, B 60, Ma 36, Ma 40, N 1, N 7
⟹ An-Drücken und Rou-Friktion: G 31, Ma 32, B 40, B 57, MP 6, MP 9
⟹ Qia-Tiefdrücken und Tui-Schieben: Le 3, G 41, Ma 44
⟹ Massage der Punkte wie auf Seite 100 oben

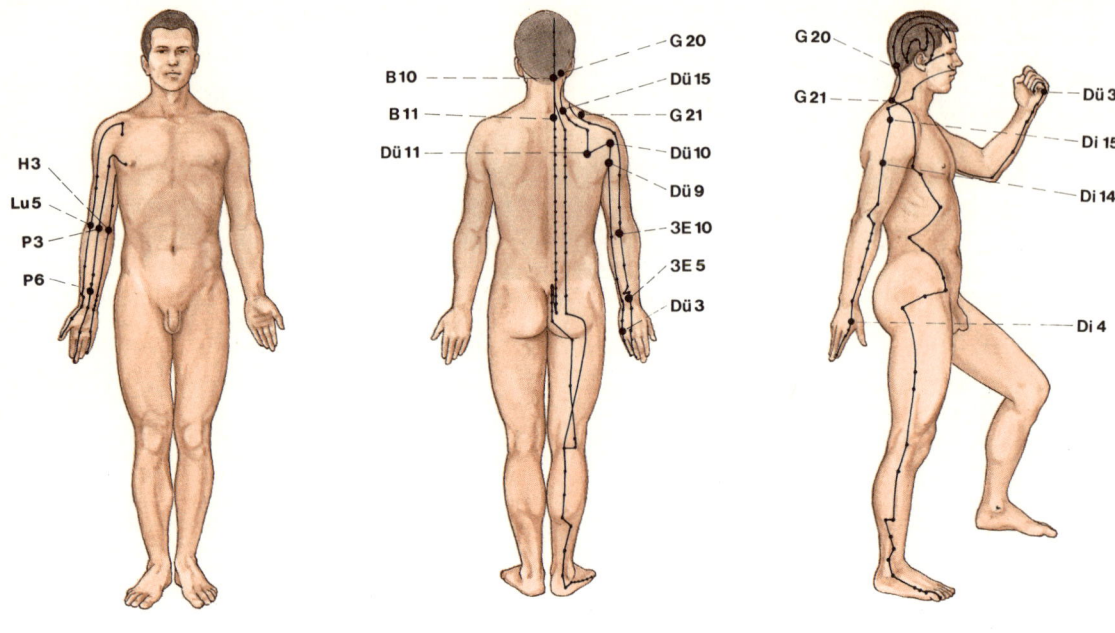

Akupressurpunkte bei Lähmung des Arms

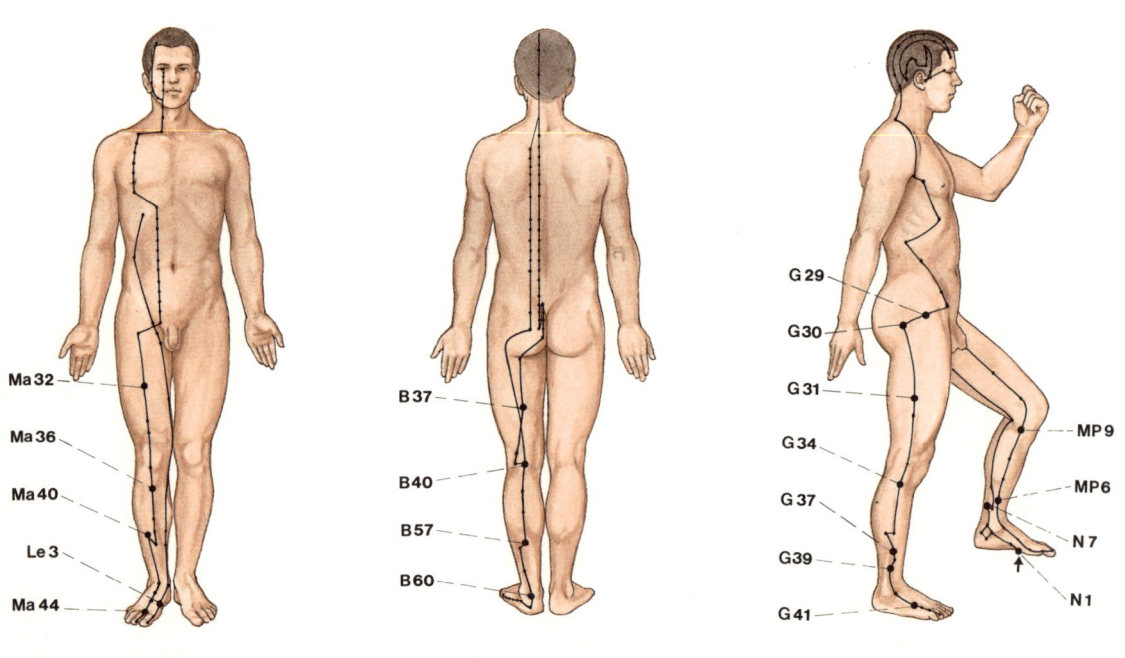

Akupressurpunkte bei Lähmung der ganzen Körperhälfte

Anmerkung:

● Nach einem Schlaganfall sollten Sie unbedingt ein Krankenhaus aufsuchen, um eine rechtzeitige Behandlung, eventuell eine spezielle Operation (Arterien-Bypass), eine notwendige Überwachung und Abklärung der Ursache zu erhalten.

● Akupressur ist eine sinnvolle Ergänzung bei der Behandlung der Lähmungen. Sie soll ähnlich wie gymnastische und andere physikalische Behandlungen möglichst frühzeitig, das heißt sobald sich der Zustand stabilisiert hat, konsequent durchgeführt werden. Nur so kann ihre Wirkung zur Geltung kommen.

● Die oben genannten Punkte sollten zusätzlich mit Zhen-Vibration und Nie-Kneten, die betreffenden Muskelpartien großflächig mit Gun-Rollen und Chui-Klopfen massiert werden.

● Ein Schlaganfall ist keine schicksalhafte Erkrankung. Die Funktionsausfälle können aktiv durch konsequent durchgeführte Behandlungen (Massage, Gymnastik, Elektrotherapie, auch mit Wasser und Wärme) und Rehabilitationsmaßnahmen (Funktionstraining der betroffenen Körperteile, Sprachübungen) mit gutem Erfolg rückgängig gemacht werden. Es liegt ganz in Ihren eigenen Händen, mit Hilfe der oben genannten Maßnahmen wieder gesund zu werden. Zeit, Geduld, Ausdauer und starken Willen müssen Sie aber auf alle Fälle haben.

● Verständnis, Unterstützung und Ermutigung durch die Familie, Verwandte und Freunde können den Zustand positiv verbessern und erleichtern und ein normales Leben trotz einer gewissen Behinderung garantieren.

● Wenn nötig, sollen unterstützende Maßnahmen, wie Anstellung einer Haushaltshilfe, Gemeindeschwester, Änderung der Wohnung und Anpassung der Gebrauchsgegenstände veranlaßt werden.

● Bei Parästhesie (Mißempfindungen wie Taubheit, Kälte, Kribbeln und Schmerzen) kann die Behandlung ähnlich durchgeführt werden.

Hexenschuß
(Lumbago)

Der Hexenschuß, der durch sehr starke stechende Schmerzen im Bereich der Lendenwirbelsäule, die oft nur bei schonender gebückter Haltung zu ertragen sind, gekennzeichnet ist, wird meist durch Zerrung oder Verspannung der Rückenstreckmuskeln oder durch Zugbelastung an den Bändern der Lendenwirbelsäule hervorgerufen. Die Entstehung wird begünstigt durch Schwäche der örtlichen Muskeln. Der Hexenschuß tritt oft bei ungeschickter, übermäßig schneller Bewegung, z. B. Drehung, oder beim Heben von zu schweren Lasten bzw. in falscher Haltung und manchmal sogar bei heftigem Husten oder Niesen auf. Bei wiederholten Beschwerden können Bandscheibenschäden oder -vorfall die Ursachen sein. Manchmal strahlen die Schmerzen seitlich nach hinten in die Beine aus (siehe Ischias, Seite 102).

Massage:

➠ Qia-Tiefdrücken und Rou-Friktion: LG 26, Dü 3, 3E 5, B 23, B 25, B 32, B 36, B 37, B 40, B 57, B 60, G 30, G 34, druckschmerzempfindliche Punkte im Lendenbereich

➠ Mo-Kreisend reiben, Tui-Schieben und Gun-Rollen: Muskelpartien neben der Lendenwirbelsäule

Anmerkung:

● Bei starken Schmerzen beginnen Sie die Massage zuerst an den Punkten, die weit entfernt von der Schmerzregion liegen. Erst wenn die Schmerzen einigermaßen

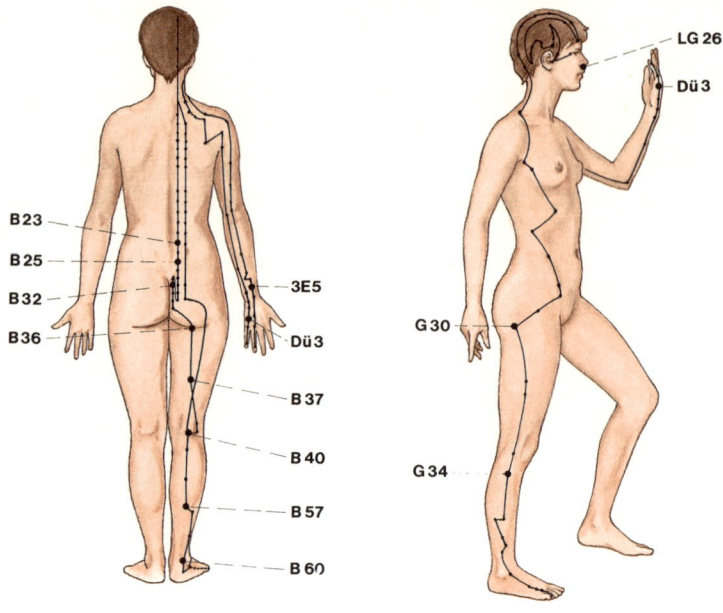

B 23
B 25
B 32
B 36
3E 5
Dü 3
B 37
B 40
B 57
B 60
LG 26
Dü 3
G 30
G 34

erträglich sind, massieren Sie auch den Schmerzbereich.

● Die Massage im Schmerzbereich (neben der Lendenwirbelsäule) sollte sanft begonnen, allmählich verstärkt und passend zur Schmerztoleranz dosiert werden. Die Massage kann im Sitzen oder im Liegen (Bauchlage) unter Benutzung einer weichen Unterlage, z. B. Kissen, unter dem Bauch zur Schmerzentlastung durchgeführt werden.

● Liegen Sie nur auf einer harten Unterlage; ist die Matratze zu weich oder zu dünn, legen Sie ein Brett unter.

● Zur Schmerzlinderung können Sie Wärme (warme trockene Umschläge, Rotlicht oder Fangopackungen) einsetzen. Wenn es notwendig ist, lassen Sie sich von Ihrem Arzt Schmerzmittel verschreiben. Nach Linderung der Schmerzen können Sie kran-

kengymnastische Behandlungen zur Stärkung der Muskeln einsetzen.

● Achten Sie darauf, daß Sie beim Sitzen, Liegen und Heben die richtige Körperhaltung einnehmen, das heißt die Wirbelsäule soll dabei stets aufrecht bleiben. Beim Heben schwerer Lasten zuerst in die Hocke gehen.

● Gehen Sie sofort zum Arzt, wenn Sie Taubheit, Kälte oder andere Gefühlsstörungen im Bein spüren und wenn Sie die Fußspitze nicht anheben können. Das ist ein Zeichen dafür, daß Druck auf die Nervenwurzeln ausgeübt wird, der bei Nichtbehandlung Dauerschäden verursachen kann.

● Gehen Sie zum Arzt, wenn Sie häufig an Hexenschuß leiden, oder lassen Sie den Arzt kommen.

Ischias
(Ischialgie)

Schmerzen, die aus dem Lendenbereich über das Gesäß zum Bein, manchmal bis zum Fuß hin ausstrahlen, das heißt im Ausbreitungsgebiet des Ischiasnervs liegen, werden Ischialgie, kurz Ischias, genannt. Die Schmerzen können sich langsam entwickeln, aber auch plötzlich auftreten. Sie werden durch Kompression oder Reizung der Ischiasnervwurzel ausgelöst. Meist ist Bandscheibenschaden oder -vorfall die Ursache, aber auch durch Erkältungen, Infektionskrankheiten, Vergiftungen (wie Blei-, Arsen-, Phosphor- und Alkoholvergiftungen), Veränderungen und entzündliche Prozesse der Wirbelsäule, wie Skoliose (Seitwärtsverbiegung), Morbus Scheuermann und Mor-

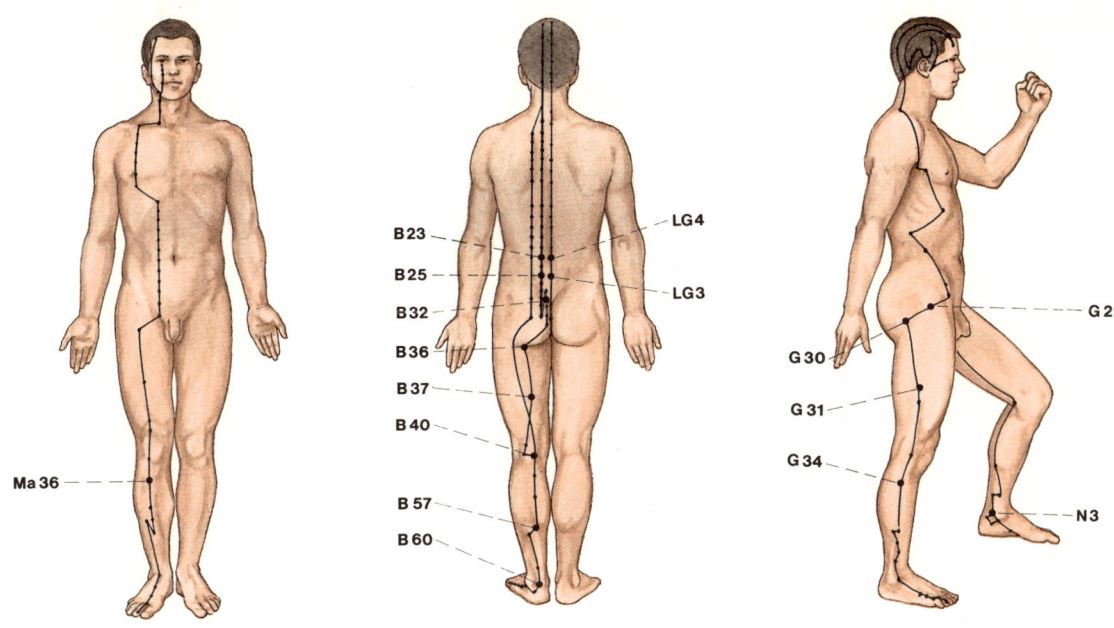

bus Bechterew, Wirbelbrüche, Tumore der Wirbelsäule im Beckenbereich und Retroflexio uteri (Abknickung der Gebärmutter) kann die Reizung des Nervs ausgelöst werden. Auch bei Verstopfung und Schwangerschaft, besonders in den letzten Monaten, kann Ischias auftreten.

Massage:
➠ Mo-Kreisend reiben, Tui-Schieben, Ca-Hinundherreiben und Gun-Rollen: Muskelpartien neben der Lendenwirbelsäule, im Gesäß, im Ober- und Unterschenkel
➠ An-Drücken und Rou-Friktion: B 23, B 25, B 32, B 36, B 37, B 40, B 57, G 29, G 30, G 31, Druckschmerzpunkte neben der Wirbelsäule
➠ Qia-Tiefdrücken und Rou-Friktion: LG 3, LG 4, G 34, Ma 36, B 60, N 3

Anmerkung:
● Akupressur kann die Schmerzen recht gut lindern. Die Ursachen, wie Bandscheibenschäden und -vorfall oder Wirbelsäulenveränderungen, lassen sich durch Akupressur jedoch nicht beseitigen.
● Bei akuten Schmerzen sollen Sie Bettruhe einhalten und auf einer harten Unterlage liegen. Ziehen Sie die Beine leicht an, legen Sie ein Kissen oder eine Nackenrolle unter die Kniekehle der erkrankten Seite.
● Nach Abklingen der Schmerzen sollten Sie eine krankengymnastische Behandlung zur Stärkung der Rückenmuskeln in Anspruch nehmen.
● Achten Sie darauf, daß Sie beim Sitzen, Liegen und Heben die richtige Körperhaltung einnehmen, das heißt die Wirbelsäule soll dabei

stets gerade bleiben. Beim Heben schwerer Lasten gehen Sie zuerst in die Hocke.
● Gehen Sie sofort zum Arzt, wenn ein taubes Gefühl und andere Gefühlsstörungen im Bein auftreten und wenn Sie die Fußspitze nicht anheben können. Dies ist ein ernstes Zeichen für eine Kompression der Nervenwurzel bzw. für eine Lähmung, die unter Umständen operativ behandelt werden muß.
● Gehen Sie auch zum Arzt, wenn die Schmerzen sehr stark sind, wenn sie nach einigen Tagen nicht geringer werden und wenn Störungen beim Wasserlassen und Stuhlgang auftreten.
● Lassen Sie den Arzt kommen, wenn Sie bewegungsunfähig sind.

Muskelkrämpfe und Muskelkater

Plötzlich auftretende, sehr schmerzhafte krampfartige Zusammenziehungen der Muskeln werden in der Regel durch Überanstrengung hervorgerufen. Aber auch Durchblutungsstörungen, Unterfunktion der Nebenschilddrüse sowie Kalium- und Magnesiummangel können Muskelkrämpfe verursachen. Gewöhnlich sind die Bein- und Bauchmuskeln betroffen. Muskelkrämpfe können auch bei übermäßig langem Aufenthalt in der Sonne, an einem heißen Ort und in der Nacht spontan auftreten. Als Muskelkater wird eine Muskelermüdung durch Anhäufung von Stoffwechselzwischen- und -endprodukten, vor allem Milchsäure, im Muskelgewebe bezeichnet, die meist bei Überbeanspruchung oder ungewohnter Aktivität einer Muskelgruppe auftritt. Möglicherweise ist sie auch eine Folge von feinsten Muskelfaserrissen.
Eine besondere Art von Muskelkrämpfen ist der Wundstarrkrampf (Tetanus). Die erhöhte Krampfbereitschaft und verspannte Starre sind durch Gifte der Erreger (Tetanusbazillen), die auf die Nervenzellen im Rückenmark wirken, bedingt. Die sich ausbreitenden Krämpfe beginnen zuerst im Gesicht und im Nacken, gefolgt vom Rücken und Bauch. Die Arme und Beine sind meist frei von Krämpfen. Außerdem treten Kopfschmerzen, Schwindel und erhöhte Licht- und Geräuschempfindlichkeit auf, die Schüttelkrämpfe einleiten. Bei schwerer Form des Teta-

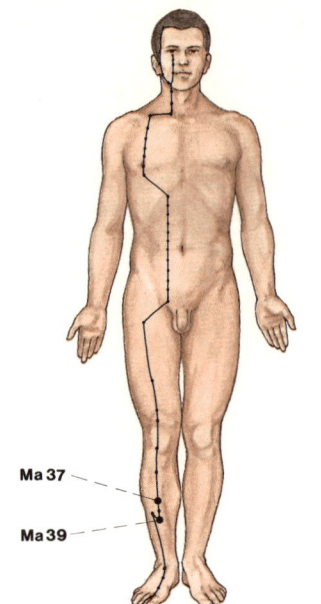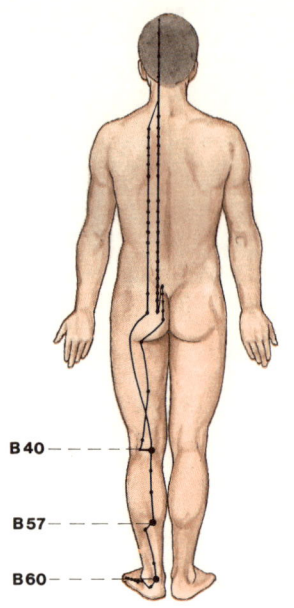

Ma 37
Ma 39
B 40
B 57
B 60

Akupressurpunkte bei Wadenkrampf

nus können Fieber bis zu 42 °C, Atemnot und schwere Kreislaufbeschwerden hinzukommen.

Massage:
Im Prinzip sollten die Meridiane und ihre Punkte, die über der Schmerzregion verteilt sind, zur Behandlung herangezogen werden. Hier wird die Behandlung der Wadenkrämpfe als Beispiel erklärt. Vorteilhaft ist es, die Hände vorher ganz warm zu reiben.

Massage bei Wadenkrampf:
➠ An-Drücken und Rou-Friktion: B 40, B 57, B 60, Ma 37, Ma 39
➠ Mo-Kreisend reiben, Nie-Kneten und Chui-Klopfen: Wadenmuskel

Anmerkung:
● Durch Strecken der entsprechenden Muskeln können Sie die Krämpfe schnell beseitigen. Beim Wadenkrampf z. B. setzen Sie sich mit gestreckten Beinen auf den Boden und ziehen Sie die Fußspitze zum Körper heran, wenn nötig, helfen Sie mit den Händen nach. Oder Sie laufen einfach ein wenig herum.
● Heiße Bäder, eventuell mit durchblutungsförderndem Badezusatz, helfen gut.
● Gehen Sie zum Arzt, wenn Sie häufig an Muskelkrämpfen leiden, besonders dann, wenn Sie sie öfter auch schon nach einem geruhsamen Spaziergang bekommen.
● Gehen Sie sofort zum Arzt, wenn Verdacht auf Tetanus besteht. Diese Erkrankung läßt sich nicht durch Akupressur behandeln.

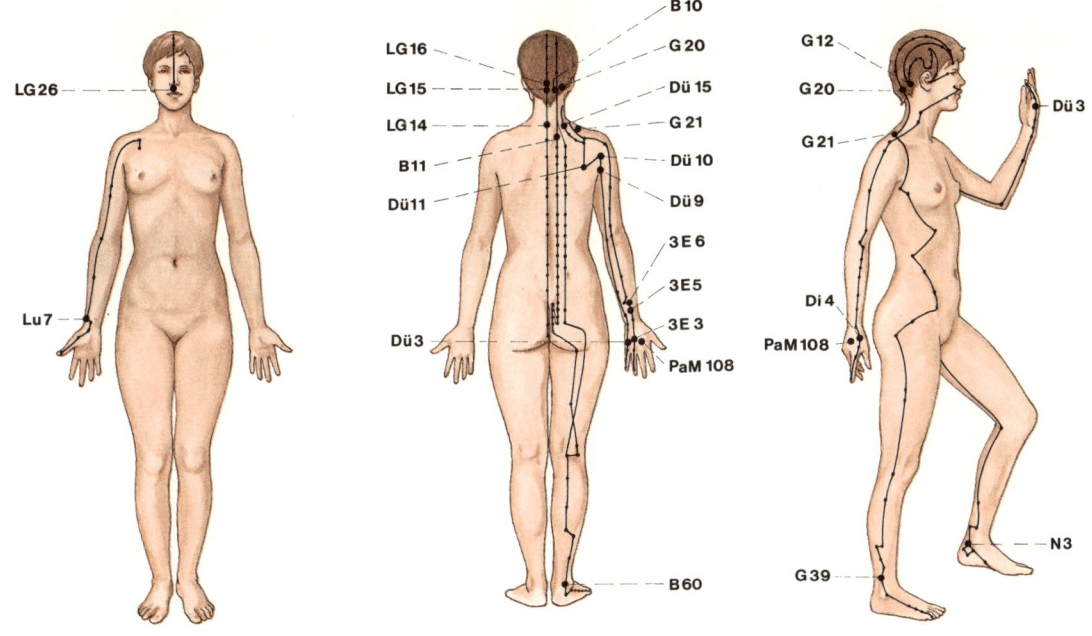

Akupressurpunkte bei Nackenschmerzen und -steifheit

Nackenschmerzen und -steifheit
(Torticollis spasticus)

Die Ursachen der Nacken-schmerzen, die sich manch-mal in die Schulter und Arme ausbreiten und häufig mit einer Einschränkung der Seit-wärtsdrehung des Kopfs ein-hergehen, sind vielfältig. Sie können ebenso bei einer Gehirnhautentzündung (Meningitis), Gehirnblutung, einem Schleudertrauma, das heißt der Kopf wird z. B. bei einem Auffahrunfall in einem Auto ohne Kopfstützen ruck-artig nach vorne und hinten geschleudert, auftreten, aber auch durch Zerrungen oder schwere Stoß-, Sturz- und Schlagverletzungen (unter Umständen mit Wirbelbruch), manchmal auch durch Lymphknotenvergrößerungen bei bestimmten Erkrankungen in Mund- und Rachenhöhle, hervorgerufen werden. Häu-figer sind die Ursachen aber Bandscheibenschäden oder -vorfall im Halswirbelbereich, Abnutzungsveränderungen der Halswirbelsäule, die die dort abgehenden Nerven rei-zen, sowie einseitige Dauer- und Fehlbelastung, z. B. bei der Arbeit oder beim Schla-fen. Psychosoziale Faktoren wie Streß, innere Verspan-nung, Überforderungen und krampfhafte Versuche, eine Sache unbedingt durchzuset-zen ("starrköpfig"), sind sehr oft mitbeteiligt.

Massage:
➠ Na-Greifen und Rou-Frik-tion: Di 4
➠ Qia-Tiefdrücken und Rou-Friktion: B 60 zusammen mit N 3, G 12, G 20, G 39, 3E 5, 3E 6, Dü 3, Dü 9, Dü 10, Dü 11, LG 14, LG 15, LG 16, LG 26
➠ Qia-Tiefdrücken und Tui-Schieben: 3E 3, PaM 108, Lu 7, PaM 85 (Hals- und oberer Rückenbereich)
➠ Mo-Kreisend reiben, Rou-Friktion und Tui-Schieben: Hals- (Kopfwender) und Nackenmuskeln (im Hals-bereich nicht zu stark massieren!)
➠ Nie-Kneten, Gun-Rollen und Chui-Klopfen: Schulter-partien
➠ An-Drücken, Rou-Friktion und Zhen-Vibration: Druck-schmerzpunkte, B 10, B 11, Dü 15, G 21

105

Anmerkung:

- Akupressur kann die Schmerzen rasch lindern und die Verspannung lockern. Sie eignet sich aber nicht für Beschwerden infolge von Gehirnhautentzündung und Gehirnblutung.
- Klingen die Schmerzen ab, sollten Sie Krankengymnastik und Bewegungsübungen nach Anweisung Ihres Arztes oder Physiotherapeuten zur Muskelkräftigung vorsichtig, aber stetig betreiben.
- In der akuten Schmerzphase sollten Sie den Hals-Nacken-Bereich schonen. Allgemeine und gezielte Entspannungsübungen für die Hals- und Nackenmuskeln sowie warme Umschläge, Rotlichtbestrahlung und Einreiben mit wärmenden, durchblutungsfördernden Salben helfen, den Schmerz zu lindern.
- Korrigieren Sie gegebenenfalls Ihre Körperhaltung: aufrechter Kopf und locker hängende Schultern!
- Das Einrenken der vorgeschobenen Halswirbel darf nur von ausgebildeten Chiropraktikern nach Ausschluß von Risikofaktoren durchgeführt werden.
- Gehen Sie zum Arzt, wenn die Schmerzen so stark sind, daß Arbeit, Freizeit und Schlaf gestört sind oder wenn sie anhaltend bzw. wiederholt auftreten.

- Gehen Sie sofort zum Arzt, wenn die Schmerzen in die Arme ausstrahlen oder Gefühlsstörungen in den Armen bzw. Hinterkopfschmerzen gleichzeitig auftreten, wenn Sie außerdem starke Kopfschmerzen, Übelkeit oder Erbrechen, Mißempfindung bei hellem Licht, Müdigkeit und / oder Verwirrungszustände haben, wenn Sie starke Schmerzen im Halsbereich und in den Armen verspüren sowie wenn die Arme und Beine leicht oder vollständig gelähmt sind.
- Ist eine Mitbeteiligung psychosozialer Faktoren angezeigt, sollten Sie mit Ihrem Arzt ein klärendes Gespräch führen und eventuell die Hilfe einer Psychotherapie oder eines Psychiaters in Anspruch nehmen.

Polyneuropathie

Bei einer Polyneuropathie treten häufig beidseitig in Armen oder Beinen Taubheit, Kribbeln, Kälte und andere Gefühlsstörungen oder -verluste, manchmal aber nur Schmerzen auf. Diese Sensibilitätsstörungen können mitunter von schlaffen Lähmungen und Durchblutungsstörungen begleitet sein. Am häufigsten wird die Polyneuropathie bei Diabetes mellitus und Alkoholismus beobachtet. Weitere Ursachen sind Vitamin-B-Mangel, Eiweiß- und Fettstoffwechselstörungen, Lebererkrankungen, hormonelle Störungen, Leukämie und Urämie. Auch bei Vergiftungen durch Schwermetalle, z. B. Arsen, Blei und Quecksilber, durch Insektizide und bestimmte Medikamente, z. B. Psychopharmaka, Antibiotika, Zytostatika und gefäßaktive Medikamente, und bei verschiedenen bösartigen Tumoren, z. B. Bronchial-, Magen- und Mammakarzinom, kann eine Polyneuropathie vorkommen. Ferner gibt es noch eine erblich bedingte Polyneuropathie, die manchmal auch mit Muskelschwund (Atrophie) einhergeht. In vielen Fällen dürften jedoch nur psychovegetative Störungen die Ursachen sein. Im weiteren Sinne bezeichnet man auch Entzündungen mehrerer Nerven (Polyneuritis) auch Polyneuropathie. Oft ist die Ursache nicht bekannt, aber zahlreiche Erreger wie Bakterien, Viren und Zecken können eine Polyneuritis verursachen. Auch eine Frischzelltherapie kann eine Polyneuritis provozieren.

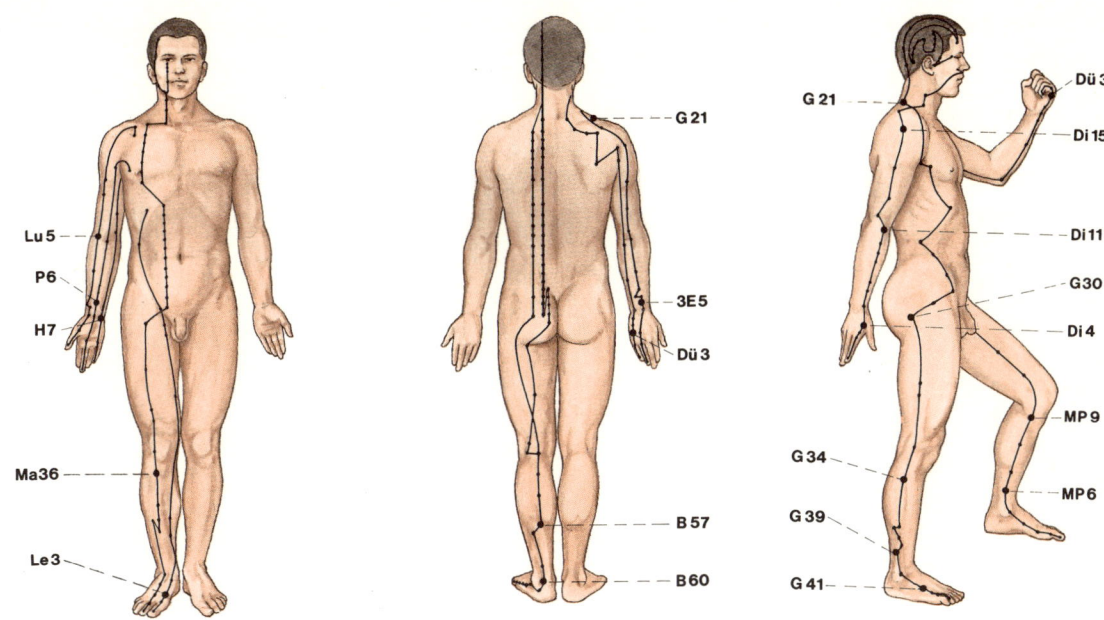

Lu 5
P 6
H 7
Ma 36
Le 3

G 21
3E 5
Dü 3
B 57
B 60

G 21
Dü 3
Di 15
Di 11
G 30
Di 4
MP 9
G 34
MP 6
G 39
G 41

Akupressurpunkte bei Polyneuropathie

Massage:

➠ Qia-Tiefdrücken, Rou-Friktion und Tui-Schieben: PaM 85 (neben der gesamten Wirbelsäule und dem Kreuzbein)

➠ Qia-Tiefdrücken, Rou-Friktion und Zhen-Vibrieren:
Di 11, Di 15, 3E 5, P 6, H 7, Lu 5, Dü 3, G 30, G 34, G 39, Ma 36, MP 6, MP 9, B 57

➠ Na-Greifen und Rou-Friktion: G 21, Di 4, B 60

➠ Qia-Tiefdrücken und Tui-Schieben: Le 3, G 41

➠ Nie-Kneten und Tui-Schieben: sämtliche Finger und Zehen

➠ An-Drücken, Rou-Friktion und Tui-Schieben: betreffende Meridiane im Arm und Bein

Anmerkung:

Bei der Polyneuropathie kann Akupressur nur die Beschwerden lindern, aber nicht die Ursachen bekämpfen. Viel wichtiger ist es, mit Hilfe Ihres Arztes die möglichen Ursachen herauszufinden, um dann die Grundkrankheiten zu behandeln bzw. die geeigneten Maßnahmen zu treffen. Wenn nötig, sollten Sie eine Psychotherapie in Anspruch nehmen.

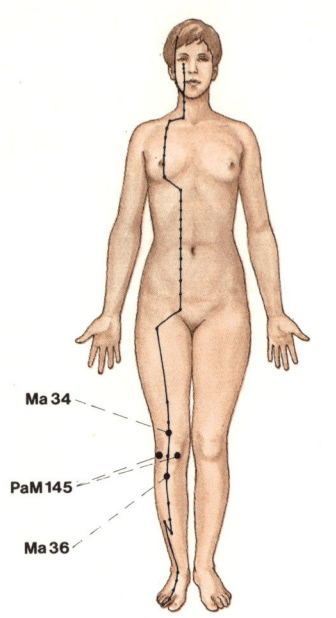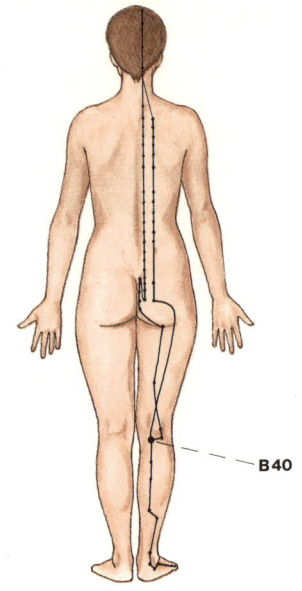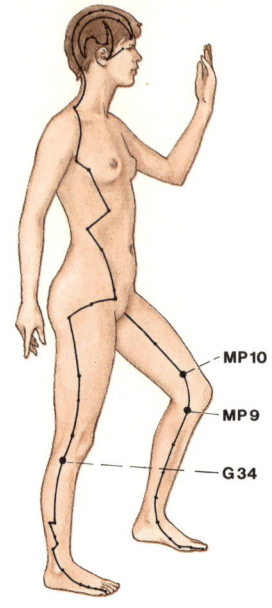

Ma 34

PaM 145

Ma 36

B 40

MP 10

MP 9

G 34

Akupressurpunkte bei Schleimbeutelentzündung der Kniescheibe

Schleimbeutel-
entzündung
(Bursitis)

Durch Dauerreiz, z. B. Druck
und mechanische Überbean-
spruchung, und wiederholte
Verletzungen, in seltenen
Fällen auch durch Infektionen
oder Gelenkentzündungen
(Arthritis), kann eine Schleimbeutelentzündung provoziert
werden. Häufig sind die
Schleimbeutel an den Schul-
tergelenken, Ellenbogen, vor
den Kniescheiben (bei
kniender Tätigkeit) und am
Ansatz der Achillessehne oft
bei älteren Menschen)
betroffen. Die Schleimbeutel
sind dabei durch vermehrte
Bildung von Flüssigkeit ange-
schwollen, außerdem können
Rötungen und Schmerzen,
besonders bei Druck, auf-
treten, und die Bewegungsfähigkeit ist eingeschränkt.

Massage:
Akupressur bei Schleim-
beutelentzündung am Schultergelenk und am Ellenbogen;
siehe Schulter-Arm-Syndrom,
Seite 109, und Tennisellenbogen, Seite 111.

**Massage bei
Schleimbeutelentzündung
der Kniescheibe:**
➠ An-Drücken und Rou-Frik-
tion: Druckschmerzpunkte,
Ma 34, MP 9, MP 10,
PaM 145, B 40
➠ Qia-Tiefdrücken und Rou-
Friktion: um die Kniescheibe
herum, Ma 36, G 34
➠ Tui-Schieben: Kniescheibe,
vom oberen Teil des Unter-
schenkels zum unteren Teil
des Oberschenkels

**Massage bei Schleimbeutel-
entzündung am Ansatz der
Achillessehne:**
➠ An-Drücken und Rou-Frik-
tion: B 57, G 39, MP 6
➠ Qia-Tiefdrücken und Rou-
Friktion: Druckschmerz-
punkte, N3, N 7, B 60
➠ Gun-Rollen und Chui-
Klopfen: Wadenmuskeln
➠ Tui-Schieben: Achilles-
sehne, von der Ferse zu den
Wadenmuskeln, dabei läßt
der Patient in Bauchlage den
Fuß über die Kante der Liege
hängen.

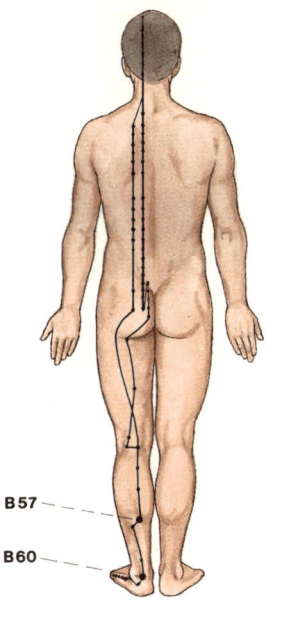

B57

B60

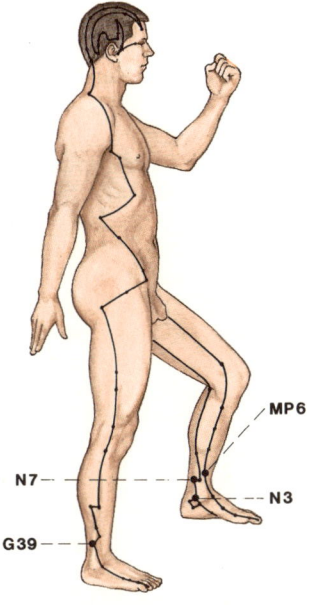

MP6

N7

N3

G39

**Akupressurpunkte bei Schleim-
beutelentzündung am Ansatz
der Achillessehne**

Anmerkung:
• Sie sollten die betroffenen
Gelenke in der akuten Ent-
zündungsphase ruhig stellen
und zusätzlich mit Wärme,
schmerzlindernden und
durchblutungsfördernden
Salben behandeln.
• Wenn die Schmerzen nachlassen, sollten Sie die
betroffenen Gelenke
bewegen, es empfehlen sich
pendelnde oder kreisende
Bewegungen. Lassen Sie sich
die Übungen von Ihrem
Orthopäden oder Kranken-
gymnasten zeigen.
• Auch nach Verschwinden
der Beschwerden sollten Sie
die betroffenen Muskeln
durch bestimmte Übungen
gezielt, aber behutsam
trainieren. Fragen Sie hierzu
auch Ihren Arzt und Krankengymnasten.
• Gehen Sie zum Arzt, wenn
Anzeichen einer Infektion, wie
Fieber und Mattigkeit, auftreten, wenn die Schmerzen
sehr stark sind, die Bewegung
eingeschränkt ist oder die
Beschwerden trotz der oben
genannten Maßnahmen nicht
abklingen.

Schulter-Arm-Syndrom

Schmerzen, die mit
Bewegungseinschränkungen
und Gefühlsstörungen im
Schulter-Arm-Bereich einhergehen, können verschiedene
Ursachen haben, z. B. Muskel-
oder Bänderzerrungen und
Verrenkung oder Bruch des
Schultergelenks. Häufiger
sind jedoch Abnutzungs-
erscheinungen (Arthrose) des
Schultergelenks sowie Peri-
arthropathia humero-scapu-
laris, besonders bei älteren
Menschen, die Ursache. Es
handelt sich dabei um länger
anhaltende, immer wieder-
kehrende Entzündungs-
prozesse an Bändern und
Kapseln im Bereich des
Schultergelenks, seltener ist
es eine Schleimbeutelent-
zündung, die eine schmerzhafte Schultersteife („frozen
shoulder") mit sich bringen
kann. Außerdem können
Rheuma (siehe Seite 99),
Nervenentzündungen und
Luftzug solche Beschwerden
hervorrufen. Manchmal
werden sie auch durch
Lähmungen, Tumore und
Krankheiten der Brust- und
Oberbauchorgane, wie Herz,
Brustfell, Lunge und Gallenblase, provoziert.

Massage:
➡ Mo-Kreisend reiben, Rou-
Friktion und Gun-Rollen:
Muskelpartien im Schulter-
und Oberarmbereich
➡ Qia-Tiefdrücken, Rou-Frik-
tion und Tui-Schieben:
PaM 85 (Hals- und Brust-
wirbelsäule bis zum fünften
Brustwirbel)
➡ An-Drücken und Rou-Frik-
tion: Druckschmerzpunkte,
Di 15, B 11, B 43, B 57

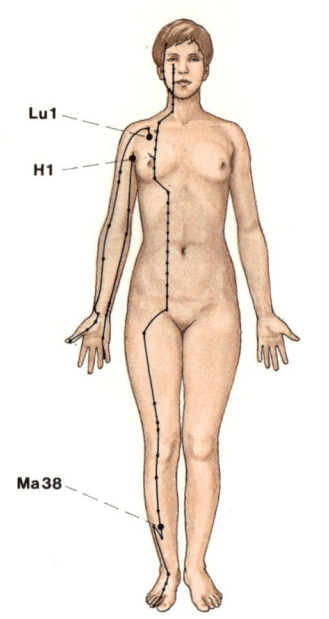
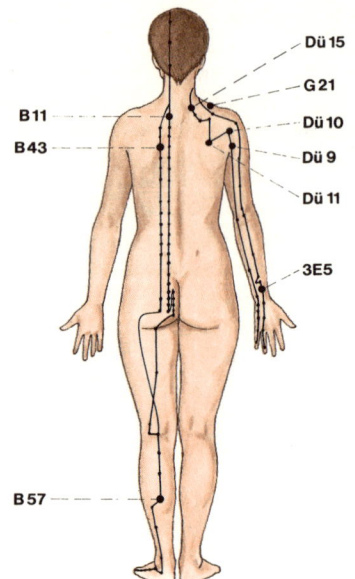
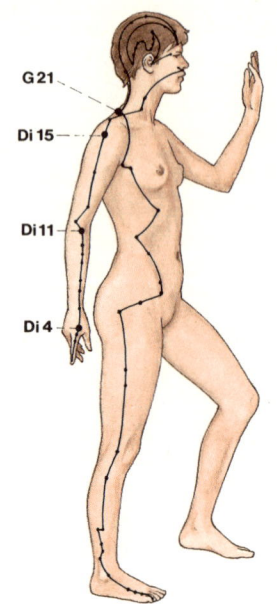

Akupressurpunkte bei Schulter-Arm-Syndrom

➔ Qia-Tiefdrücken und Rou-Friktion: 3E 5, Di 11, Ma 38, Lu 1, Dü 9, Dü 10, Dü 11, Dü 15
➔ Na-Greifen und Rou-Friktion: Di 4, G 21, H 1
➔ An-Drücken, Qia-Tiefdrücken, Rou-Friktion und Zhen-Vibrieren: Versuchen Sie, die eingeschränkten Bewegungen so weit wie möglich auszuführen, und bleiben Sie so, während die dabei jeweils auftretenden Schmerzpunkte massiert werden. Es empfiehlt sich, diesen Massagevorgang zum Schluß durchzuführen.

Anmerkung:
● Akupressur ist eine ausgezeichnete Behandlung bei Schulter-Arm-Schmerzen mit eingeschränkter Bewegungsfähigkeit, die durch örtliche Prozesse bedingt sind.
● Wärme und schmerzlindernde Salben können die Behandlung unterstützen, bei entzündlichen Prozessen kann Wärme die Beschwerden manchmal jedoch verschlimmern.
● In der akuten Phase sollten Sie die Schulter vorübergehend durch Ruhigstellung schonen. Sobald die Schmerzen nachlassen, versuchen Sie sie durch bestimmte, z. B. pendelnde und kreisende Übungen zu bewegen. Lassen Sie sich von Ihrem Arzt und Krankengymnasten die entsprechenden Übungen zeigen.

● Schmerzmittel sollten Sie nur nach ärztlicher Anordnung einnehmen.
● Gehen Sie zum Arzt, wenn die Beschwerden nach einer Verletzung, z. B. einem Unfall, auftreten, wenn die Ursache der Schmerzen ungeklärt ist, wenn Anzeichen für eine andere Erkrankung, z. B. Fieber oder stechende Schmerzen, die von der Brustgegend ausgehen oder mit der Atmung verstärkt werden, vorliegen und wenn die Beschwerden nach einigen Tagen trotz der oben genannten Maßnahmen nicht besser werden.

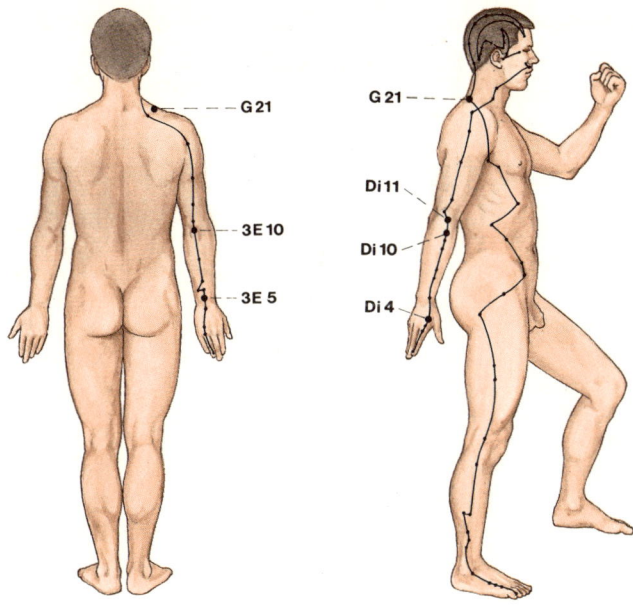

G 21
3E 10
3E 5

G 21
Di 11
Di 10
Di 4

Tennisellenbogen

(Epicondylitis humeri radialis)

Charakteristisch sind Schmerzen am daumenseitigen Ellenbogen, die sich verstärken, wenn das Handgelenk rückwärts gebogen und nach innen gedreht wird, und die in den Ober- und Unterarm ausstrahlen können. Sie werden durch ständige Überanstrengung und wiederholte feinste Sehneneinrisse der Unterarmmuskeln, die ihren Ursprung am äußeren Knochenfortsatz des Ellenbogens haben, verursacht. Häufig beobachtet man diese Beschwerden bei Menschen, die im Beruf oder beim Sport durch ständige anstrengende Drehbewegungen das Handgelenk, wie Tennisspieler oder Handwerker (Schraubenziehen), betätigen.

Massage:

➠ Qia-Tiefdrücken und Rou-Friktion: Druckschmerzpunkte, Di 10, Di 11, 3E 5, 3E 10, PaM 85 (Hals- und obere Brustwirbel)
➠ Na-Greifen und Rou-Friktion: Di 4, G 21
➠ Qia-Tiefdrücken und Tui-Schieben (seitwärts hin und her): Druckschmerzpunkt am Muskelursprung; gleichzeitig wird das Handgelenk bei leicht gebeugtem Arm langsam hin und her gedreht. Es empfiehlt sich, erst zum Schluß diesen Massagevorgang auszuführen.

Anmerkung:

● Ein Tennisellenbogen ist schwer zu behandeln, daher sollte die Akupressur regelmäßig eingesetzt werden. Schmerzlindernde Salben können die Behandlung unterstützen.
● Schonen Sie den betroffenen Ellenbogen, indem Sie schmerzerzeugende Handbewegungen vermeiden. Eine straffe, elastische Bandage kann zur Linderung beitragen und Rückfällen vorbeugen.
● Gehen Sie zum Arzt, wenn die Schmerzen sehr stark sind und wenn die Behandlung mit Akupressur keine befriedigende Linderung bringt.
● Wenn die Beschwerden nach wiederholter Behandlung durch Spritzen nicht besser werden, sollte ein operativer Eingriff in Erwägung gezogen werden.

Augen

Augenbindehaut-entzündung

(Konjunktivitis)

Eine Bindehautentzündung kann durch chemisch-physikalische Reize (Rauch, Staub, Gas und Chemikalien wie Chlor im Schwimmbad), Allergien, Viren und Bakterien verursacht werden. Auch bei ungenügender Korrektur der Kurz- oder Weitsichtigkeit kann eine Bindehautent-zündung als Begleiterscheinung auftreten. Auffällig sind folgende Zeichen: Rötung, Schwellung, Juckreiz, Brennen des betroffenen Auges, Tränenfluß oder eitrige Absonderung, unter Umständen Verkleben der Augenlider beim Schlafen, und Lichtempfindlichkeit.

Massage:
➡ An-Drücken und Rou-Friktion: PaM 3, PaM 9, Di 4, Di 14, 3E 5, Ma 36, G 20, G 41
➡ Tui-Schieben: Knochenkante der Augenhöhle
➡ An-Drücken und Tui-Schieben: Le 3

Anmerkung:
● Die Behandlung sollten Sie durch Schonen der Augen, Meiden von grellem Licht und möglichen Reizstoffen, wie Kosmetika, und besondere hygienische Maßnahmen, wie separate Handtücher unterstützen.
● Bei zunehmenden oder länger anhaltenden Beschwerden sowie bei Sehstörungen jeder Art sollten Sie zum Augenarzt gehen.

Akupressurpunkte bei Augenbindehautentzündung

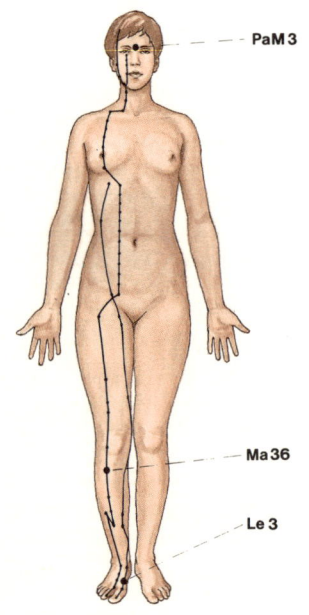
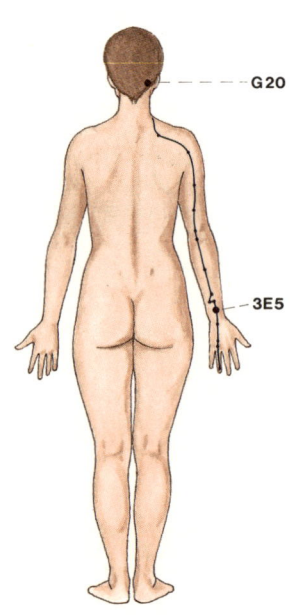
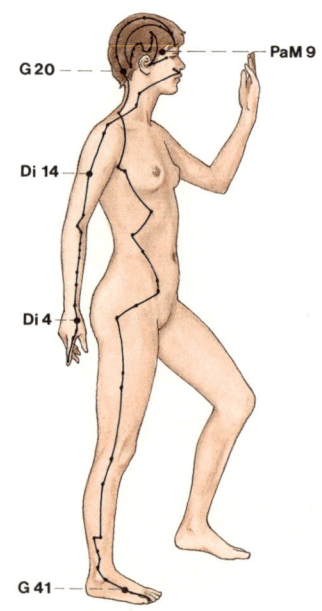

Grüner Star

(Glaukom)

Unter der Bezeichnung Glaukom faßt man eine Reihe von Augenerkrankungen zusammen, die durch erhöhten Augeninnendruck gekennzeichnet sind. Dieser wird durch Verlegung der Abflußwege hervorgerufen (primäres Glaukom) oder tritt als Folge anderer Augenerkrankungen, Verletzungen oder Gefäßerkrankungen (z. B. bei Diabetes mellitus) auf. Oft wird ein Glaukom von Beeinträchtigungen der Sehleistung, von Sehstörungen, Augen- und Kopfschmerzen, Übelkeit und Erbrechen begleitet.

Massage:

➡ An-Drücken und Rou-Friktion: PaM 3, PaM 9, G 20, Di 4, 3E 5
➡ Tui-Schieben: Knochenkante der Augenhöhle
➡ An-Drücken und Tui-Schieben: G 41

Anmerkung:

Gehen Sie auf jeden Fall zum Augenarzt, auch wenn die Akupressur den Augeninnendruck vorübergehend herabsetzen und die Beschwerden lindern kann! Bei Nichtbehandlung besteht die Gefahr der Erblindung!

Akupressurpunkte bei grünem Star

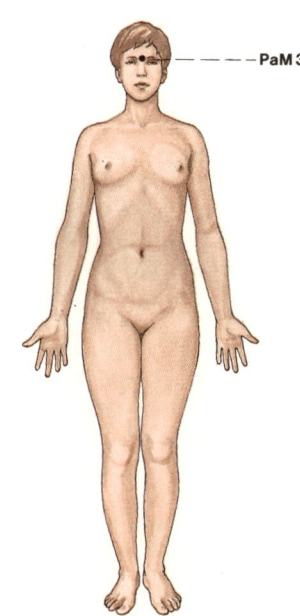

PaM 3

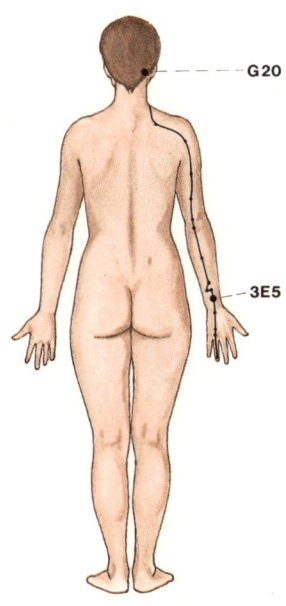

G 20

3E 5

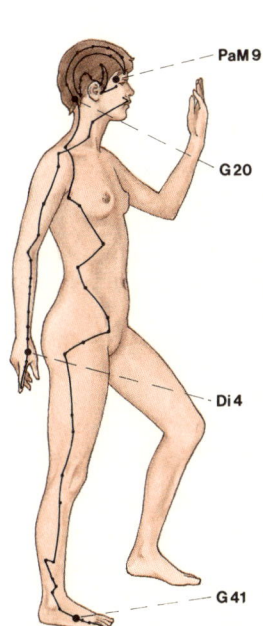

PaM 9

G 20

Di 4

G 41

Kurzsichtigkeit

(Myopie)

Unter Kurzsichtigkeit versteht man, wenn man einen weiter entfernten Gegenstand nicht scharf erkennen kann. Sie wird meist verursacht durch eine zu lange Achse des Augapfels (oft erblich bedingt) oder seltener durch andere Veränderungen im Auge wie Hornhaut- oder Linsenkrümmung (z. B. Diabetes mellitus). Die hier beschriebene Massage ist in erster Linie eine vorbeugende Maßnahme, die auch die fortschreitende Verschlechterung der Kurzsichtigkeit hemmen kann. Nicht selten beobachtet man nach längerer Behandlungsdauer auch eine leichte Besserung.

Massage:

➔ An-Drücken und Rou-Friktion: knapp unterhalb des inneren Endes der Augenbraue, auf dem seitlichen Bereich der Nasenbeinwurzel, oberhalb des inneren Augenwinkels, sowie B 1, B 2, Ma 2, PaM 9
➔ Tui-Schieben: Knochenkante der Augenhöhle

Anmerkung:

● Sie sollten die bestehende Sehschwäche durch eine Brille bzw. Kontaktlinse von einem Augenarzt korrigieren lassen.
● Die Massage sollten Sie mindestens zweimal pro Tag durchführen. Auch nach langem Lesen oder größerer Anstrengung der Augen ist sie empfehlenswert.
● Blicken Sie während des Lesens oder der Arbeit öfters zwei bis drei Minuten in die Ferne.

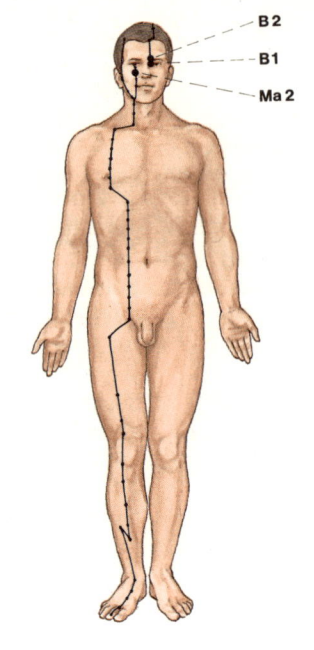

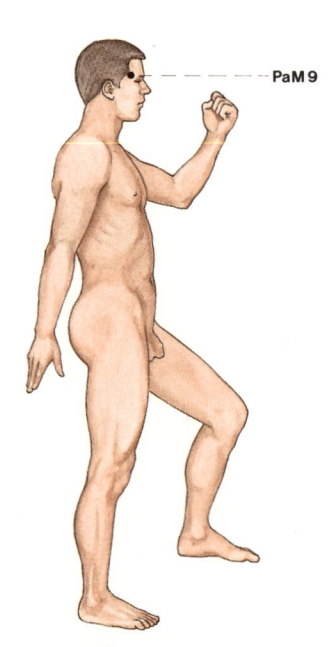

Akupressurpunkte bei Kurzsichtigkeit

Ohren

Hörstörungen

Unter dem Begriff Hörstörungen faßt man verschiedene Krankheitsbilder des Ohrs mit unterschiedlichen Ursachen zusammen. Hier werden Schwerhörigkeit bzw. Taubheit, Hörsturz und Ohrensausen besprochen.
Bei Schwerhörigkeit ist das Hörvermögen unterschiedlich stark herabgesetzt. Bei totalem Hörverlust spricht man von Taubheit. Je nach Ursprung unterscheidet man Schalleitungs- und Schallempfindungsschwerhörigkeit. Bei der Schalleitungsschwerhörigkeit wird der Gehörgang durch Ohrschmalzpfröpfe im äußeren Ohr, durch Mittelohrentzündungen oder durch einen erblich bedingten Knochenumbauprozeß des Labyrinths (Otosklerose) blokkiert. Der Patient benötigt eine größere Lautstärke, um deutlich hören zu können. Bei der Schallempfindungsschwerhörigkeit erkennt man den Ton nur schwer und bruchstückweise. Man hört trotz größerer Lautstärke nicht besser. Hier liegt die Ursache stets im Innenohr, daher spricht man auch von Innenohrschwerhörigkeit. Sie wird unter anderem durch einen extrem lauten Knall oder langandauernden starken Lärm, durch Vergiftungen (auch durch Medikamente), durch Verletzungen des Innenohrs, des Hörnervs oder des Gehirns, durch Degeneration des Gehörorgans, durch erblich bedingten Knochenumbauprozeß des Labyrinths (Otosklerose) und durch die Menièrekrank-

114

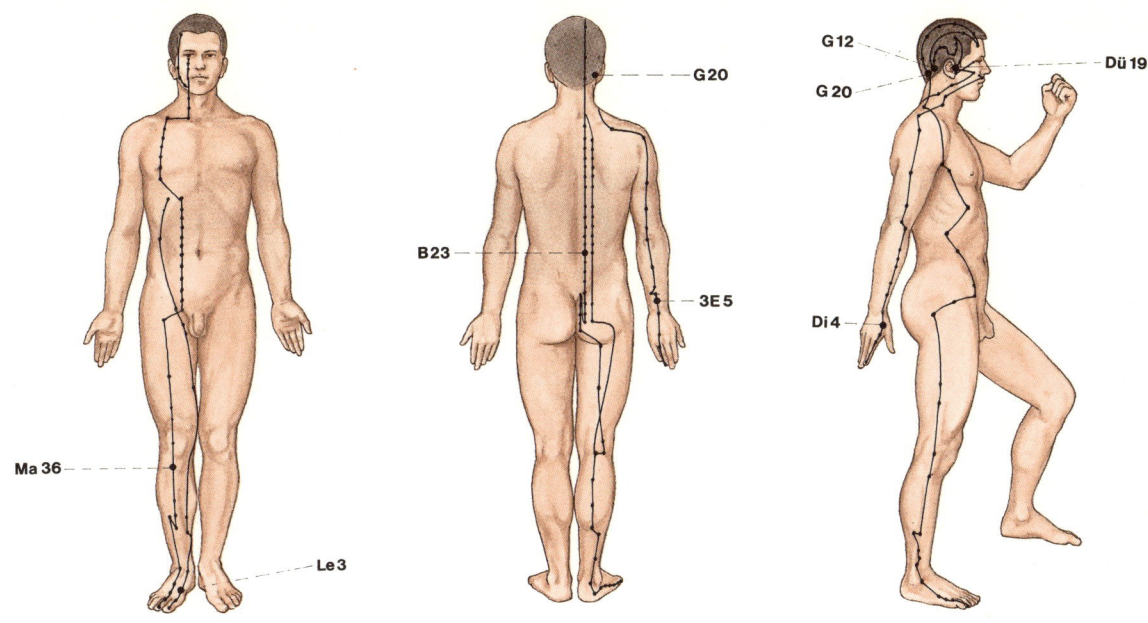

heit (anfallsartiger Dreh-
schwindel mit Übelkeit,
Erbrechen, Schwerhörigkeit,
oft Ohrensausen, manchmal
Druckgefühl im Innenohr) verursacht.

Der Hörsturz ist eine akute,
meist einseitige Hörminde-
rung oder Taubheit. Die
Ursachen sind ähnlich wie bei
der Schallempfindungs-
schwerhörigkeit. Des weiteren
kann der Hörsturz bei einer
arteriellen Durchblutungsstörung im Innenohr, bei
Infektionskrankheiten, Erkrankungen der Halswirbelsäule,
sowie bei körperlichem und
seelischem Streß auftreten.

Ohrensausen (Tinnitus
aurium) ist oft ein Begleit-
symptom bei Erkrankungen
des Mittelohrs und des Innenohrs, z. B. Otosklerose,
Menièrekrankheit. Es wird nur
vom Patienten wahrgenom-
men.

Massage:
➠ An-Drücken: Dü 19
➠ An-Drücken und Rou-Frik-
tion: G 20, G 12, Ma 36, Di 4,
3E 5
➠ Mo-Kreisend reiben:
Schädelknochen um das Ohr
herum
➠ An-Drücken und Tui-
Schieben: B 23, Le 3

Anmerkung:
● Die oben genannte Mas-
sagebehandlung hilft bei
vielen Hörstörungen, jedoch
nicht bei solchen, die durch
Verletzungen und Schädi-
gungen des Innenohrs bzw.
des Hörorgans (auch Oto-
sklerose) verursacht sind und
bei angeborener Taubheit.
● Das Ohrenschmalz können
Sie durch Einträufeln von
warmem Speiseöl aufweichen
und anschließend heraus-
holen. Sollte dies nicht gelin-
gen oder liegt das Ohren-

schmalz zu tief, lassen Sie es
von einem Facharzt für Hals,
Nasen und Ohren (HNO)
entfernen.
● Bei einem Hörsturz sollten
Sie einen Arzt aufsuchen. Entspannungsübungen, Erholung
und Bettruhe können sehr
hilfreich sein.
● Hörschädigung lassen sich
durch Hörschutz im Beruf und
durch das Meiden von ständi-
ger Lärmbelästigung
verhindern.
● Bringen Sie Ihr Kind sofort
zum Arzt, wenn es auf laute
Stimmen nicht oder kaum
reagiert.

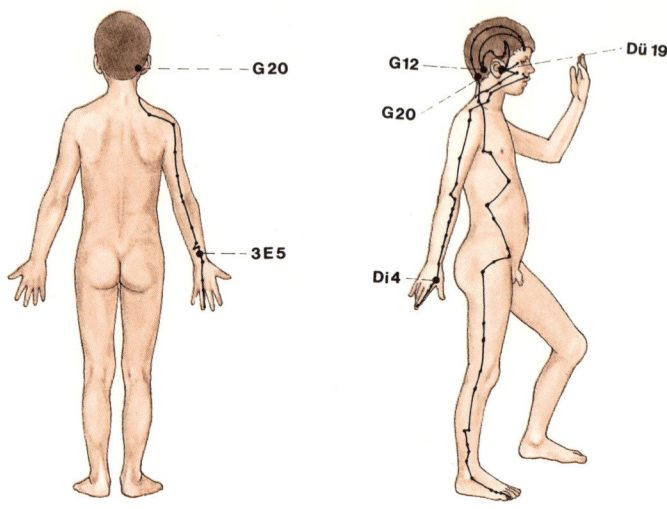

Mittelohrentzündung

(Otitis media)

Die Mittelohrentzündung ist häufig Folge- oder Begleiterkrankung einer Infektion im Nasen-Rachen-Raum, z. B. Grippe und Scharlach, seltener wird sie direkt durch Bakterien hervorgerufen, z. B. bei Trommelfelldefekt. Typische Anzeichen sind Schwellungen und Schmerzen im Ohr, Schwerhörigkeit, eitriger Ausfluß, Fieber und Kopfschmerzen. Eine chronische Mittelohrentzündung kann sich aus einer akuten Entzündung bei einem Trommelfelldefekt bzw. bei anlagebedingter Minderwertigkeit der Mittelohrschleimhaut entwickeln.

Massage:
➠ An-Drücken und Rou-Friktion: Di 4, G 12, G 20, 3E 5
➠ An-Drücken: Dü 19

Anmerkung:
● Wegen der möglichen Komplikation einer Knocheneiterung (Hörverlust!) sollten Sie auf jeden Fall zum Facharzt gehen.
● Trockene Wärmebehandlung, z. B. Rotlichtbestrahlung, lindert die Schmerzen.

Nase

Heuschnupfen

Es handelt sich dabei um eine allergische Reaktion gegen Pollen bestimmter Gräser, Sträucher, Bäume und Blumen. Besonders häufig tritt er in Monaten auf, in denen die Baum-, Getreide- und Graspollen, verstärkt durch Wind und Trockenheit, in die Atemluft gelangen. Aber auch z. B. Hausstaubmilben, Schimmelpilze und Nahrungsmittel können Stoffe enthalten, die eine Allergie auslösen. Typische Beschwerden des Heuschnupfens sind Abgeschlagenheit, Juckreiz und Verstopfung der Nase, Niesanfälle mit starker flüssiger Sekretion. Begleitet wird er oft von Juckreiz und Rötung der Augenbindehaut (siehe Seite 112), Kratzen und

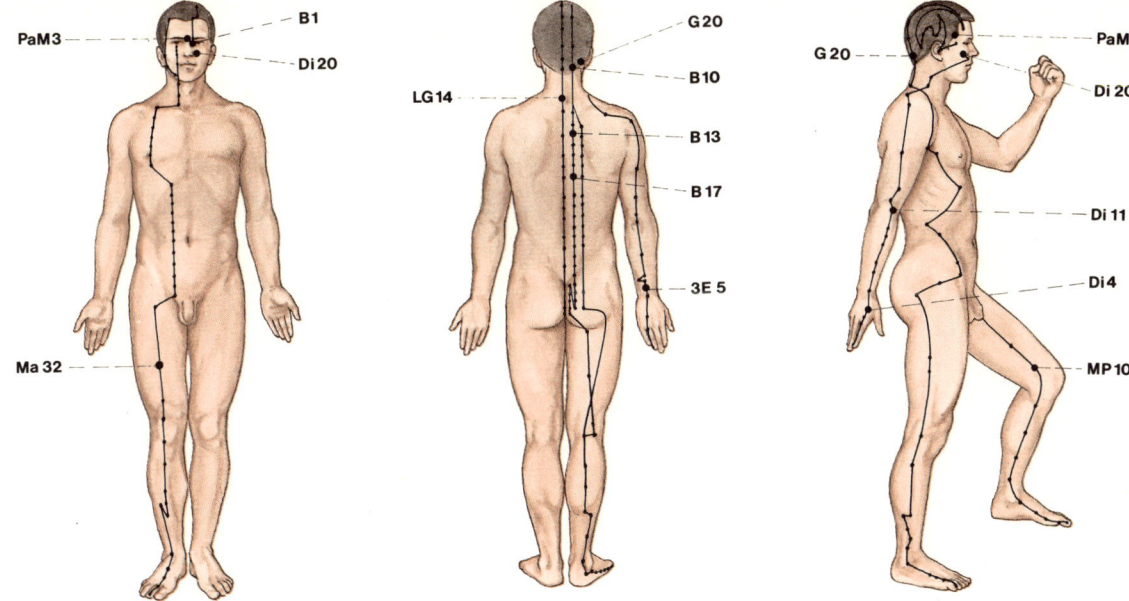

Brennen im Rachen, häufig verbunden mit Hautausschlag (Nesselsucht, siehe Seite 90) und Asthmabeschwerden (siehe Seite 128). In einigen Fällen treten auch Magen-Darm-Störungen, Fieber und Gelenkentzündungen auf.

Massage:

⇒ An-Drücken und Rou-Friktion: PaM 9, PaM 3, Di 20, B 10, G 20, MP 10, Ma 32, B 13, B 17

⇒ Qia-Tiefdrücken und Rou-Friktion: B 1, Di 4, Di 11, 3E 5

⇒ An-Drücken und Ca-Hin-undherreiben: LG 14 und seitliche Fläche des Nasenbeins

Anmerkung:

• Die Akupressur führt momentan eine Linderung der Beschwerden herbei und unterstützt längerfristig eine Desensibilisierung.

• Wichtig ist es, sich selbst genau zu beobachten. Wann und wo treten die Beschwerden auf? Wodurch werden sie hervorgerufen? Meiden Sie die möglichen Ursachen, dann läßt sich die allergische Rhinopathie besser unter Kontrolle bringen.

• Vorsicht bei Selbstbehandlung mit Medikamenten. Viele Nasensprays und -tropfen können die Nasenschleimhaut schädigen. Die meisten Medikamente gegen Allergien rufen Müdigkeit hervor und beeinträchtigen die Reaktionsfähigkeit.

• Wenn die Beschwerden sehr lange andauern und sehr stark sind, besonders wenn Atembeschwerden auftreten, sollten Sie zum Arzt gehen.

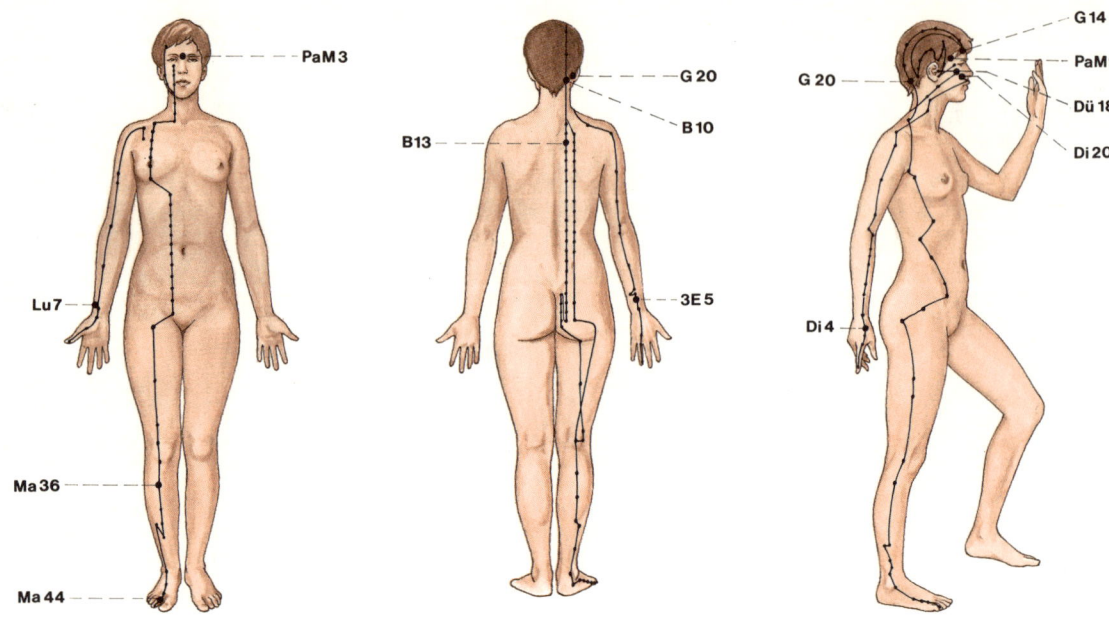

PaM 3

G 20
B 10

B 13

3E 5

G 14
G 20
PaM 9
Dü 18
Di 20

Lu 7

Di 4

Ma 36

Ma 44

Akupressurpunkte bei Nasennebenhöhlenentzündung

Nasennebenhöhlen-entzündung
(Sinuitis)

Die Entzündung der Nasen-nebenhöhlen-Schleimhaut wird in der Regel durch Erkältung oder Grippe bedingt, besonders wenn diese lange andauert und die Nase verstopft ist. Neben dem gelb-grünlichen Sekret können je nach Ort des Befalls Schmerzen und Druckgefühl im Stirn- oder Wangenbereich auftreten, die manchmal von Fieber begleitet werden. Beim Befall der Kiefernhöhle sind auch Zahnschmerzen im Oberkiefer zu merken.

Massage:
➠ An-Drücken und Rou-Friktion: PaM 3, PaM 9, G 14, G 20, Di 20, Dü 18, B 10, B 13
➠ Qia-Tiefdrücken und Rou-Friktion: Di 4, 3E 5, Ma 36, Ma 44
➠ Tui-Schieben: Lu 7

Anmerkung:
● Inhalation von Kamillen- oder Eukalyptus-Menthol-Dampf (Gesichtsdampfbad) kann zur Lösung des Schleims beitragen.
● Bei länger anhaltenden Beschwerden sollten Sie zum Arzt gehen.
● Der Arzt muß beim Auftreten der folgenden Beschwerden unbedingt aufgesucht werden: Schwellungen der Augenoberlider, dumpfer Kopfschmerz, Erbrechen, Übelkeit, Nackensteifheit, Schläfrigkeit und auch Fieber. Solche Beschwerden können Anzeichen von schweren Komplikationen, wie Gehirn-hautentzündungen oder -abszesse, sein.

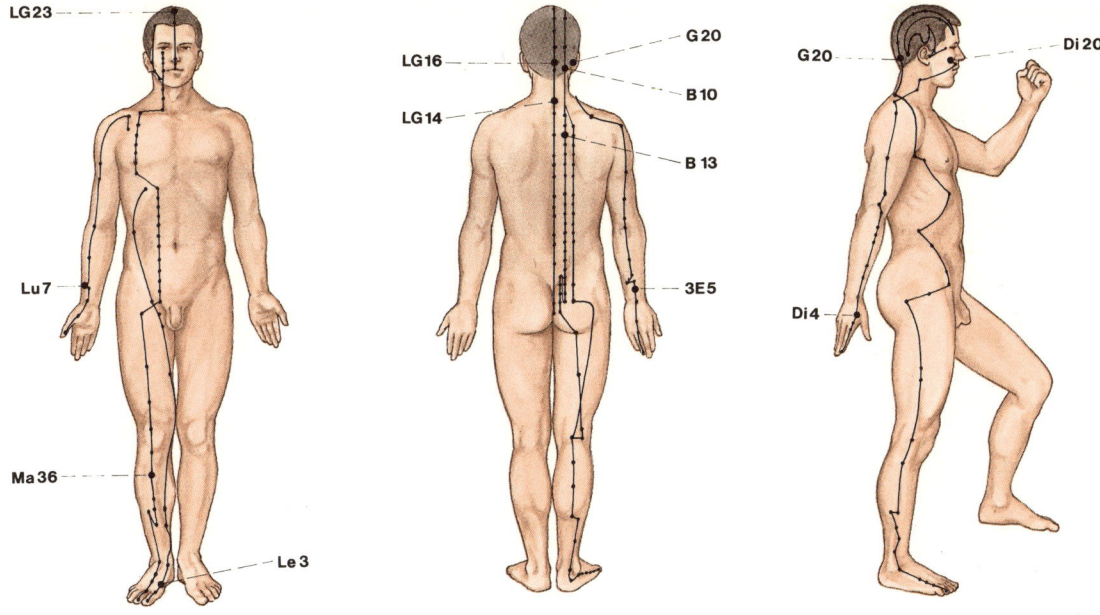

Labels: LG23, Lu 7, Ma 36, Le 3, LG 16, LG 14, G 20, B 10, B 13, 3E5, G 20, Di 20, Di 4

Akupressurpunkte bei Schnupfen

Schnupfen

(Rhinitis)

Ein gewöhnlicher Schnupfen wird in der Regel durch Viren verursacht. Es handelt sich dabei um dieselben Viren, die Rachenentzündungen und grippale Infekte hervorrufen. Oft spielt dabei die momentane Abwehrschwäche des Körpers, die z. B. durch Streß, körperliche Überanstrengung und Fehlernährung (Vitaminmangel) beeinträchtigt wird, eine wesentlichere Rolle als das Vorhandensein der Viren selbst. Bei einem Schnupfen schwillt die Nasenschleimhaut an und scheidet am Anfang ein helles dünnflüssiges Sekret aus, das später dicker und auch etwas grünlich (eitrig) sein kann.

Massage:

➡ An-Drücken und Rou-Friktion: LG 23, Di 20, B 10, B 13
➡ Qia-Tiefdrücken und Rou-Friktion: G 20, LG 16, Di 4, 3E 5, Ma 36, Le 3
➡ Tui-Schieben: Lu 7
➡ An-Drücken und Ca-Hinundherreiben: LG 14 und seitliche Fläche des Nasenbeins

Anmerkung:

● Akupressur lindert die Beschwerden und verstärkt die Abwehrkräfte des Organismus. Daher kann sie sowohl die Dauer des Schnupfens als auch die Anfälligkeit gegen Infektionen beeinflussen.
● Durch Entspannung und vitaminreiche Ernährung, besonders Vitamin C, können Sie den Heilungsprozeß unterstützen.
● Viele Schnupfenmittel haben nur eine schleimhautabschwellende Wirkung. Sie können zwar vorübergehend lindernd wirken, führen jedoch bei längerandauernder Anwendung zu vermehrter Schleimproduktion. Außerdem können sie auch die Schleimhaut schädigen. Bei Überdosierung kann es sogar zu Nebenwirkungen, wie Herzklopfen, Unruhe und Benommenheit, kommen.
● Wenn der Schnupfen länger als zehn Tage anhält und die Schleimabsonderung zunimmt, kann dies ein Zeichen für eine Ausbreitung in die Nasennebenhöhlen sein (siehe Seite 118).

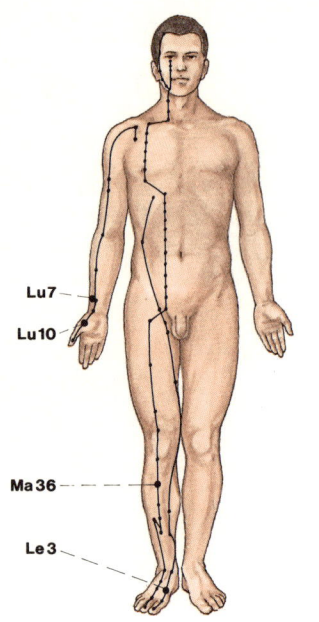
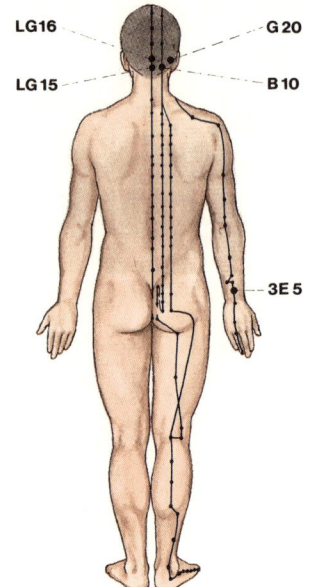
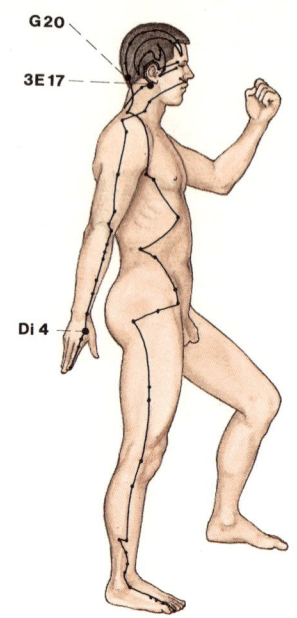

Akupressurpunkte bei Heiserkeit und Stimmverlust

Mund und Rachen

Heiserkeit und Stimmverlust
(Raucitas und Aphonie)

Unterschiedliche Erkrankungen, wie Entzündungen, Lähmungen oder Geschwülste der Kehlkopfschleimhaut, können Heiserkeit, unter Umständen sogar Stimmlosigkeit verursachen. Der Kehlkopfkatarrh kann durch Überbeanspruchung der Stimmbänder (lautes Singen, Reden und Schreien) und Aufenthalt in trockenen, überheizten oder rauchigen Räumen hervorgerufen werden. Er ist meist harmlos. Die Heiserkeit verschwindet in der Regel, wenn man die Stimmbänder eine Zeitlang schont. Die Kehlkopfentzündung kann auch in Verbindung mit einer Erkältung

auftreten. Außer Heiserkeit verspürt man dann noch Kratzen, Hustenreiz, Trockenheit und manchmal auch Schmerzen.
Lähmungen der Stimmbänder können durch chronische Entzündungen, Diphtherie sowie durch Tumore und Verletzungen der Kehlkopfnerven verursacht werden. Sie beeinträchtigen die Stellung und Bewegung der Stimmbänder. Außerdem können starkes Rauchen, Alkoholkonsum, verschiedene Infektionen wie Bronchitis (siehe Seite 130), Keuchhusten (siehe Seite 132) und Pseudokrupp (siehe Seite 133), Schilddrüsenunterfunktion, Streß und Tumore ebenfalls Heiserkeit verursachen.

Massage:
➠ Qia-Tiefdrücken und Rou-Friktion: LG 15, LG 16, G 20, Di 4, 3E 5
➠ An-Drücken und Rou-Friktion: B 10, 3E 17, Ma 36
➠ Qia-Tiefdrücken und Tui-Schieben: Lu 10, Le 3
➠ An-Drücken und Tui-Schieben: Lu 7
➠ Tui-Schieben: beide Ränder des Kopfwendermuskels am Hals, jedoch nicht zu stark

Anmerkung:
● Schonen Sie die Stimme. Lernen Sie gegebenenfalls lockeres Sprechen. Atem- und Entspannungsübungen können sehr nützlich sein.
● Unterlassen Sie das Rauchen und übermäßigen Alkoholkonsum.
● Inhalieren von Salbei- und Salzwasserdämpfen, Gurgeln mit Salbei- und Kamillentee

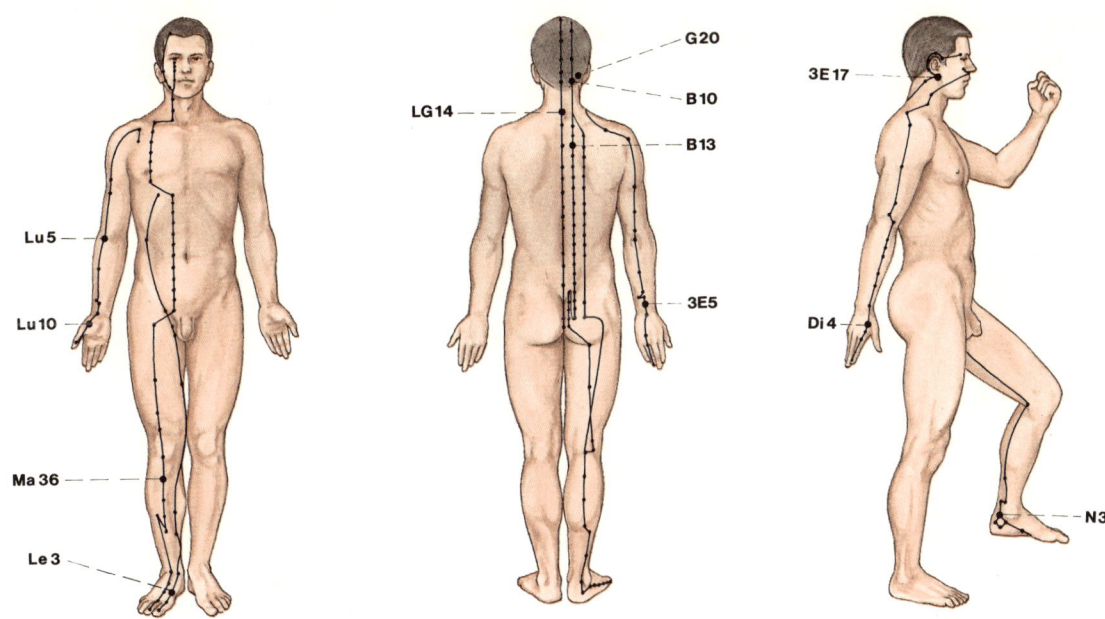

Die Bildbeschriftungen:
Lu 5, Lu 10, Ma 36, Le 3, G 20, LG 14, B 10, B 13, 3E 5, 3E 17, Di 4, N 3

sowie Lutschen von Pfeffer-
minz- und Salbeidragees
unterstützen die Behandlung.
● Wenn die Heiserkeit trotz
Behandlung länger als etwa
zehn Tage dauert und wenn
Sie in der letzten Zeit öfters
an starker Heiserkeit oder
Stimmverlust gelitten haben,
sollten Sie unbedingt zum
Arzt gehen. Bei Rauchern
könnte es ein Signal für Kehl-
kopftumor sein!

Rachen- und Mandel-
entzündung

(Pharyngitis und Tonsillitis)

Eine akute Entzündung der
Rachenschleimhaut, meist
durch Viren verursacht, kann
alleine oder im Rahmen einer
Erkältung auftreten. Neben
Schleimabsonderungen und
Kratzen im Hals sind Schluckbeschwerden und ein Trok-
kenheitsgefühl zu beobachten. Manchmal kann die
Rachenschleimhautent-
zündung von Heiserkeit und
Fieber, vor allem bei Kindern,
begleitet werden. Durch ständige Staub-, Rauch- und
Dampfeinwirkung sowie
durch Mundatmung kann ein
chronischer Rachenkatarrh
entstehen, der durch Absonderung eines dickflüssigen
Schleimes, Trockenheits-
gefühl, Hustenreiz und
manchmal auch Heiserkeit

charakterisiert ist.
Eine Entzündung der
Gaumenmandeln (auch
Angina genannt) wird meist
durch Bakterien hervorge-
rufen. Sie kann aber auch in
Verbindung mit einer Virusinfektion, z. B. bei einer Erkältung, auftreten. Schluck-
beschwerden, die durch
Rötung und Schwellung der
Mandeln bedingt sind,
können auch von Fieber,
Druckschmerz und geschwol-
lenen Lymphknoten am
Kiefernwinkel begleitet
werden.

Massage:
➡ Tui-Schieben: Lu 10, Le 3
➡ An-Drücken und Rou-Frik-
tion: Di 4, 3E 5, 3E 17, Lu 5,
G 20, B 10, B 13, N 3, Ma 36
➡ An-Drücken und Ca-
Hinundherreiben: LG 14

Anmerkung:
● Gurgeln mit warmem Salzwasser, Salbei- oder Kamillentee ist eine gute, ergänzende Behandlung.
● Bei chronischer Rachenentzündung sollten Sie die möglichen Ursachen, z. B. Rauchen, chemische Reizstoffe am Arbeitsplatz oder Nasenpolypen, herausfinden und beseitigen.
● Antibiotikahaltige Lutschtabletten sollten Sie nur bei ärztlicher Verordnung nehmen, denn bei virusbedingten Entzündungen helfen sie nicht. Vielmehr können sie die Vermehrung der Hefepilze im Mund begünstigen.
● Suchen Sie einen Arzt auf, wenn sich die Beschwerden nicht nach fünf bis sechs Tagen bessern, wenn die Entzündung ständig erneut auftritt, wenn Sie sich sehr stark unwohl fühlen oder wenn gleichzeitig Gelenkschmerzen auftreten.
● Eine Mandeloperation (Tonsillektomie) garantiert nicht das Ausbleiben von Rachenentzündungen. Sie ist nur dann sinnvoll, wenn die Gefahr einer Komplikation besteht, z. B. bei einer Herdinfektion (Verschleppung der Bakterien über die Blutbahn), die eine Entzündung der Herzklappen oder Nieren hervorrufen kann.

Zahnschmerzen

Zahnschmerzen können durch Karies, Zahnfleischentzündung (Gingivitis), Zahnfleischschwund (Parodontose), Zahnwurzelentzündung (Zahngranulom) usw. verursacht werden.

Massage:
➠ Qia-Tiefdrücken und Rou-Friktion: Ma 7, Ma 36, Di 4, 3E 5, PaM 9, G 20
➠ Qia-Tiefdrücken und Tui-Schieben: Ma 44, Le 3
➠ An-Drücken und Tui-Schieben: Lu 7

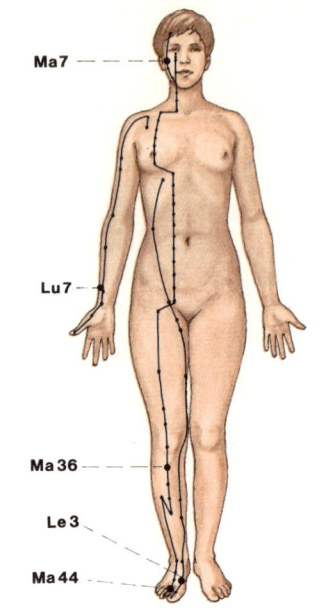

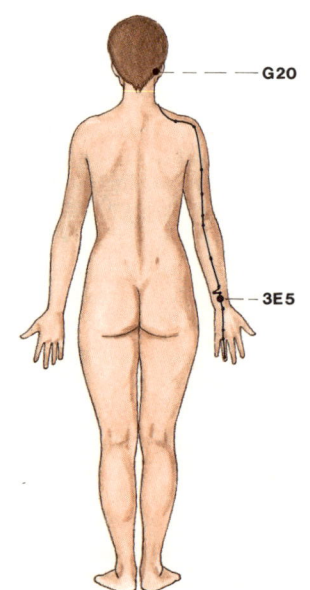

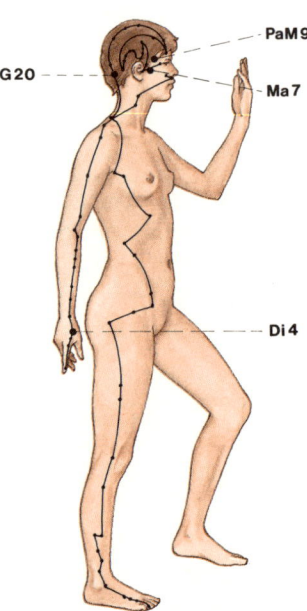

Akupressurpunkte bei Zahnschmerzen

Anmerkung:
• Auch wenn die Akupressur starke Zahnschmerzen lindern kann, sollten Sie grundsätzlich so schnell wie möglich zum Zahnarzt gehen, um eine Verschlimmerung der Erkrankung zu vermeiden und den Zahn möglichst zu erhalten.
• Wenn Sie Fieber, ununterbrochene und sehr starke Schmerzen, geschwollenes Zahnfleisch oder geschwollene Wangen haben, sollten Sie sich sofort beim Zahnarzt oder im Notfall ambulant in der zahnärztlichen Abteilung des nächsten Krankenhauses oder in der Zahnklinik behandeln lassen, auch wenn es am Wochenende ist.
• Regelmäßiges und richtiges Zähneputzen, das heißt nach jeder Mahlzeit, und regelmäßige Kontrolle beim Zahnarzt (alle sechs Monate) beugen Zahnerkrankungen vor.

Sonstiges

Kopfschmerzen

Kopfschmerzen sind häufige Begleiterscheinungen vieler Leiden. Dabei werden folgende vier Gruppen unterschieden: 1. selbständige Formen, 2. Kopfschmerzen bei Erkrankungen einzelner Organe, 3. Kopfschmerzen bei Allgemeinkrankheiten und 4. psychisch bedingte Kopfschmerzformen. Zur Gruppe 1 gehört die Migräne (siehe Seite 124), vasomotorischer Kopfschmerz und Schwielen- oder Knötchenkopfschmerz. Zu Gruppe 2 zählen Erkrankungen des Ohrs, der Nebenhöhlen und des Zahns, Augenerkrankungen (Kurz- oder Weitsichtigkeit, grüner Star), Erkrankungen des Schädels (z. B. Verletzungen, Tumore, Abszesse, Entzündungen wie Meningitis, Gefäßveränderungen wie Arteriosklerose), starke Muskelverspannungen (z. B. im Nacken- und Rückenbereich) mit oder ohne Veränderungen und Abnutzung der Halswirbel und diverse Krankheiten innerer Organe, wie Erkrankungen des Darms (Verstopfung), des Herzens (Herzinsuffizienz), der Niere (Nierenbeckenentzündung, Urämie). Zur Gruppe der Allgemeinkrankheiten, die Kopfschmerzen auslösen können, zählen: Infektionen und fieberhafte Erkrankungen, Bluthochdruck, Wetterfühligkeit, Alkohol- und Nikotingenuß, Einnahme bestimmter Medikamente sowie andere Vergiftungen. Zur Gruppe 4 zählen Kopfschmerzen bei Streß und Aufregung und bei hormonellen Schwankungen.

Die meisten Kopfschmerzen haben keine organischen Ursachen, sie sind vielmehr gefäßbedingt, das heißt die Spannungsregulation der Gefäßwände ist vermutlich gestört. Diese Störung ist oft erblich bedingt und wird durch äußere Reize, wie Streß, Klima, z. B. Föhn, Genußgifte, z. B. Nikotin und Alkohol, und auch bestimmte Medikamente ausgelöst.

Massage:
➡ An-Drücken und Rou-Friktion: PaM 3, PaM 9, LG 20, 3E 5, MP 6, Ma 36 und sonstige druckempfindliche Stellen im Kopf
➡ Qia-Tiefdrücken und Rou-Friktion: G 20, B 10, P 6, H 7, LG 16, N 1
➡ Na-Greifen und An-Drücken: Di 4
➡ Ca-Hinundherreiben und An-Drücken: LG 14, Lu 7
➡ Qia-Tiefdrücken und Tui-Schieben: Le 3
➡ Ma-Wischen: Stirn, von innen nach außen
➡ Mo-Kreisend reiben und Tui-Schieben: Augenbrauen, von innen nach außen
➡ Nie-Kneten: Trapezmuskel im Nacken- und Schulterbereich
➡ Nie-Kneten und Tui-Schieben: alle Finger und Zehen, vom Grundgelenk zur Spitze

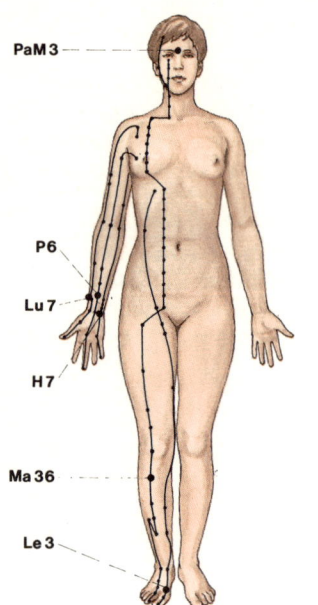
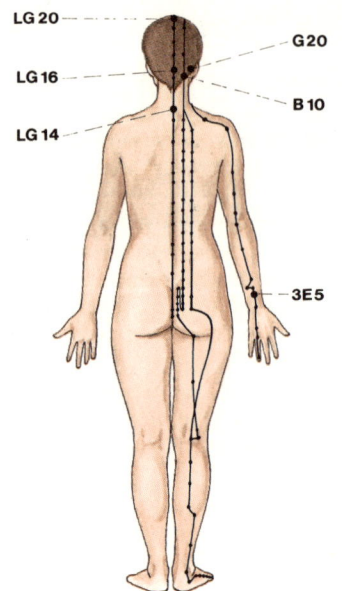
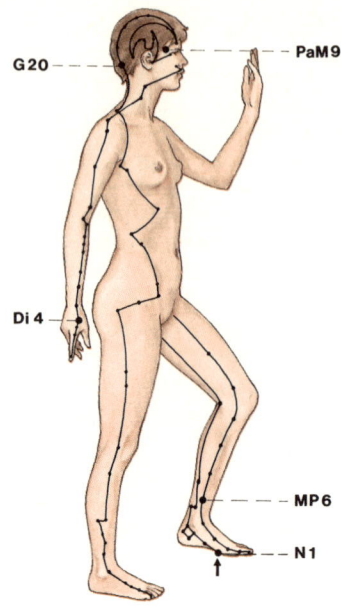

Akupressurpunkte bei Kopfschmerzen

Anmerkung:
- Die Akupressur kann den Schmerz lindern und die Anfälligkeit gegen Kopfschmerzen herabsetzen.
- Sie sollten die auslösenden Reize möglichst erkennen und vermeiden.
- Wechselduschen und -fußbäder sowie Atem- und Entspannungsübungen können die Behandlung sinnvoll ergänzen.
- Nehmen Sie nicht eigenmächtig Schmerzmittel auf Dauer ein. Die Dauermedikation kann in diesen Fällen zu verstärkten und häufigeren Kopfschmerzen führen und dies wiederum zu einer Erhöhung der Dosis, zur Gewöhnung und zur Abhängigkeit.
- Gehen Sie zum Arzt, wenn der Kopfschmerz stark und plötzlich einsetzt, zunimmt oder lang anhält, immer wiederkehrt (chronisch), regelmäßig an der gleichen Stelle auftritt und wenn gleichzeitig Ohnmachts-, Zuckungs- oder Krampfanfälle oder hohes Fieber auftreten.
- Ein Arztbesuch ist unbedingt notwendig, wenn Sie sich ungewöhnlich schläfrig oder matt fühlen, Taubheit oder Schwäche im Arm bzw. Bein verspüren, und/oder an Übelkeit und Erbrechen leiden. Dies ist auch bei Druck und Schmerzen im Bereich eines Auges sowie bei Sehstörungen der Fall, aber auch dann, wenn sich der Schmerz beim Vornüberbeugen des Kopfs verstärkt.

Migräne

Als Migräne bezeichnet man anfallsartige, meist halbseitige Kopfschmerzen mit unterschiedlicher Häufigkeit und Dauer. Frauen leiden mehr darunter als Männer, und in bestimmten Familien tritt die Migräne häufiger auf als in anderen. In der Regel sitzen die pochenden Schmerzen tief und verstärken sich mit der Zeit. Meist beginnen sie in der Stirn-Schläfen-Gegend und breiten sich auf die ganze Kopfhälfte aus. Dies kann durch psychische Verstimmungen, Streß, Wettereinflüsse, Menstruation, (starke) Gewürze und Genußmittel (Nikotin und Alkohol) sowie bestimmte Medikamente ausgelöst werden. Eingeleitet wird die Migräne oft von Augenflimmern, Sehstörungen, erhöhte Reizbar-

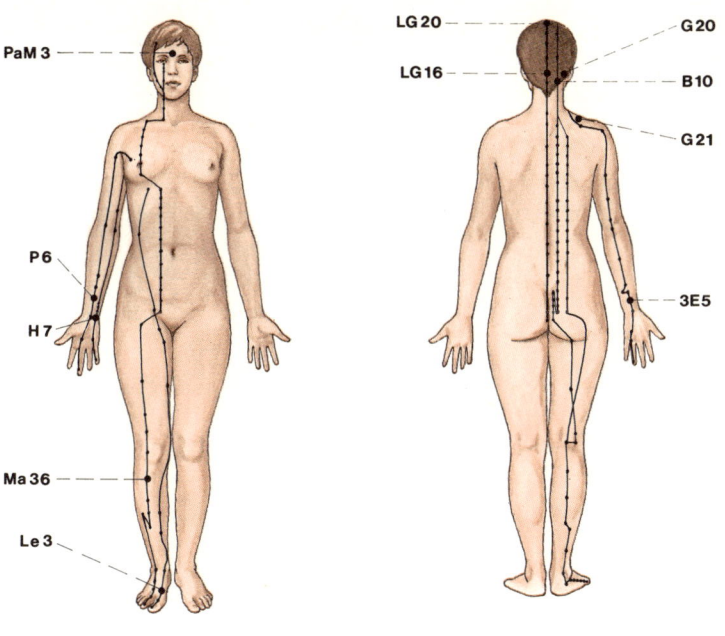
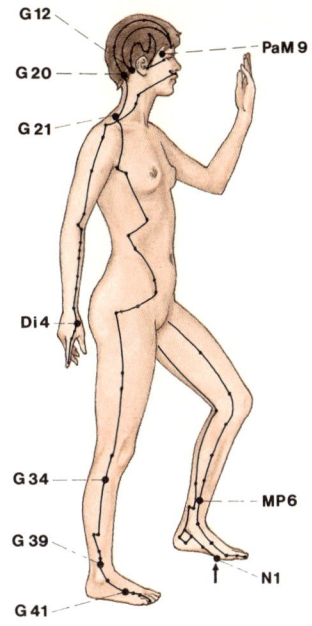

keit, Heißhunger oder Durchfall. Die Schmerzen selbst
werden von Übelkeit,
Erbrechen, Sehstörungen,
erhöhter Licht- und Lärm-
empfindlichkeit, manchmal
auch von Schweißausbruch,
Trockenheit des Munds und
Herzjagen begleitet. Über die
genauen Ursachen der
Migräne weiß man heute
noch wenig. Es werden
erbliche und allergische Faktoren, Störungen im Hormon-
haushalt und bei der Gefäß-
wandregulation diskutiert.
Relativ sicher scheint bei der
Migräne eine Störung im
Hypothalamus (Teil des
Zwischenhirns) zu bestehen.

Massage:
➠ Qia-Tiefdrücken und Rou-
Friktion: Di 4, 3E 5, P 6, H 7,
G 20, G 34, G 39, LG 16
➠ Qia-Tiefdrücken und Tui-
Schieben: Le 3, G 41
➠ An-Drücken und Rou-Frik-
tion: MP 6, N 1, Ma 36,
PaM 3, PaM 9, G 12, B 10,
LG 20 und andere druck-
empfindliche Stellen im Kopf
➠ An-Drücken, Rou-Friktion
und Zhen-Vibrieren oder
Gun-Rollen: G 21
➠ An-Drücken und Tui-
Schieben: Stirn, von innen
nach außen
➠ Rou-Friktion und Tui-
Schieben: seitliche Schädel-
region und Augenbrauen

Anmerkung:
● Akupressur kann momentan
die Beschwerden lindern und
auf Dauer die Anfälligkeit
gegen die Migräne herab-
setzen.
● Vermeiden Sie nach Mög-
lichkeit Streß und Aufregung.
Entspannungsübungen und
Wechselduschen können die
Häufigkeit, Dauer und Stärke
der Migräne reduzieren.
● Sie sollten auslösende Faktoren, wie Nikotin und Alkohol, erkennen und nach Möglichkeit meiden.
● Schmerz- und Migränemittel
sollten Sie nicht eigenmächtig
und auf Dauer einnehmen.
● Gehen Sie auf jeden Fall
zum Arzt, wenn die Beschwerden trotz Akupressur und
anderen Behandlungsmaß-
nahmen nicht zurückgehen
und die Schmerzen stärker
und häufiger auftreten.

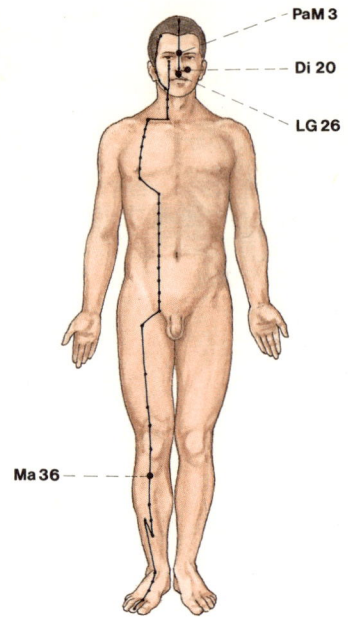
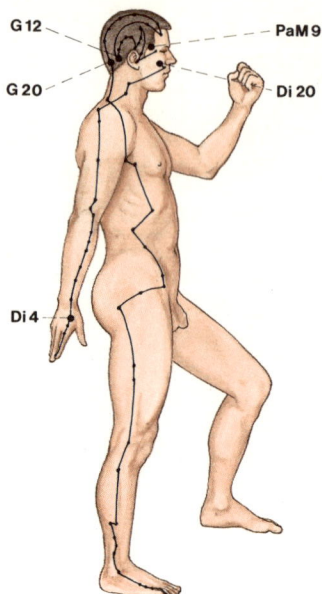

PaM 3
Di 20
LG 26
Ma 36

G 12
G 20
PaM 9
Di 20
Di 4

Akupressurpunkte bei nervösen Muskelzuckungen

Nervöse Muskelzuckungen

(Tic)

Unter dem Begriff „Tic" versteht man meist unbeeinflußbare, plötzlich einsetzende rasche Muskelzuckungen. Häufiger treten sie bei Kindern auf. Sie sind für die Betroffenen unangenehm, aber harmlos. In der Regel hören sie, wenn die Kinder heranreifen, von alleine auf. Die Ursache dieser Beschwerden ist unbekannt. Sie treten aber häufig unter psychischen Spannungen auf. Auch bei der Trigeminusneuralgie (siehe Seite 127) und anderen organischen Erkrankungen des Gehirns und der Nerven können Muskelzuckungen, besonders im Gesichtsbereich beobachtet werden.

Massage:

➠ An-Drücken und Rou-Friktion: PaM 3, PaM 9, Di 20, G 12, Ma 36
➠ Qia-Tiefdrücken und Rou-Friktion: G 20, LG 26
➠ Na-Greifen und Rou-Friktion: Di 4
➠ Rou-Friktion und Tui-Schieben: knöcherne Kanten der Augenhöhle

Anmerkung:

• Gehen Sie zum Arzt, wenn die Zuckungen offensichtlich nicht nervös bedingt und wenn sie von Dauer sind.
• Behandeln Sie die Leidenden geduldig und verständnisvoll. Entspannungsübungen und Spiele bei Kindern (austoben lassen!) können die Beschwerden eventuell lindern oder beseitigen.

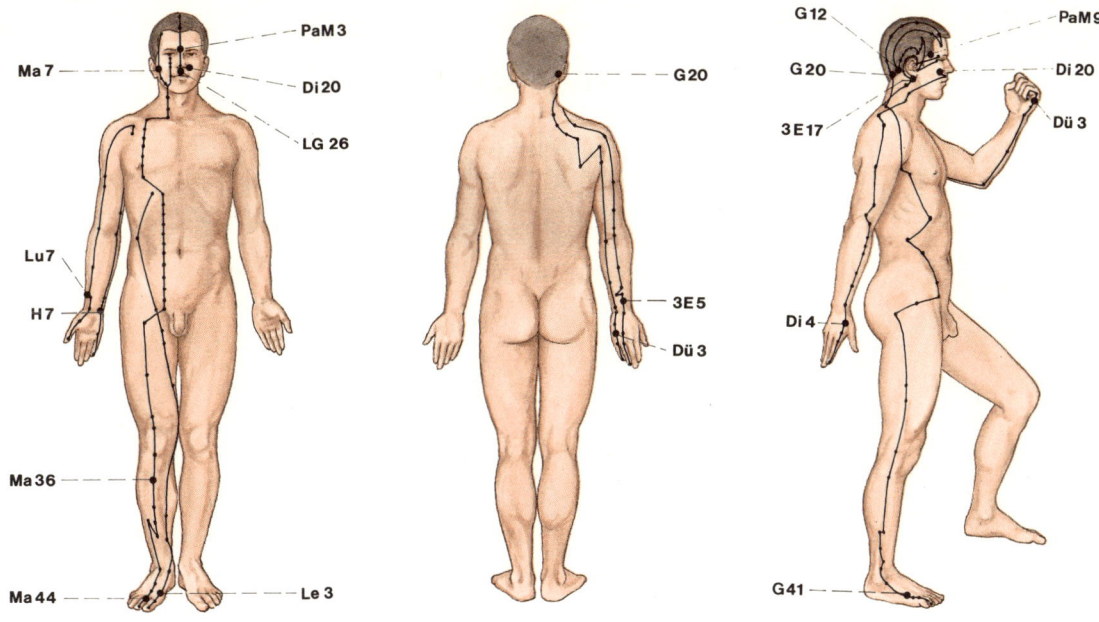

Trigeminusneuralgie

Attackenartige, meist einseitige Schmerzanfälle im Gesicht können im Versorgungsbereich eines Asts oder mehrerer Äste des Drillingnervs (Nervus trigeminus) auftreten. Der Trigeminusnerv ist der fünfte Hirnnerv und versorgt als Empfindungs- und Bewegungsnerv einen Teil des Kopfs und des Gesichts. Die Schmerzattacken sind sehr stark und von kurzer Dauer. Sie können schon durch geringfügige Reize, wie Kälte, Kauen, Gähnen, Niesen, Zähneputzen oder Sprechen und Berühren der Gesichtshaut, ausgelöst werden. Die Schmerzen werden von Hitzegefühl, Rötung im entsprechenden Gesichtsbereich sowie Tränen- und Speichelfluß begleitet. Bei heftigen Attacken können auch

Zuckungen der Gesichts- oder Kaumuskeln auftreten. Die genaue Ursache der Trigeminusneuralgie ist unbekannt. Man vermutet eine gestörte Übersensibilisierung des Trigeminuskerns im Gehirn oder eine Kompression des Nervs außerhalb des Schädels. Auch Infektionskrankheiten, Diabetes mellitus, Gicht, Erkrankungen im Kopfbereich stehen zur Diskussion.

Massage:
➧ An-Drücken und Rou-Friktion: PaM 3, PaM 9, 3E 17, G 12, Di 20, Ma 36
➧ Qia-Tiefdrücken und Rou-Friktion: Ma 7, G 20, LG 26, H 7, 3E 5, Dü 3
➧ Na-Greifen und Rou-Friktion: Di 4
➧ An-Drücken und Tui-Schieben: Lu 7
➧ Qia-Tiefdrücken und Tui-Schieben: Le 3, G 41, Ma 44

Anmerkung:
● Die Punkte im Gesichtsbereich sollten Sie behutsam massieren, um keine neuen Attacken zu provozieren.
● Gehen Sie zum Arzt, wenn der Schmerz von Dauer ist, denn er weist dann auf andere Erkrankungen, wie Entzündung des Nervs, Verletzungen, Tumore und andere Erkrankungen im Schädelbereich sowie Infektionen und Vergiftungen, hin.

Brustraum

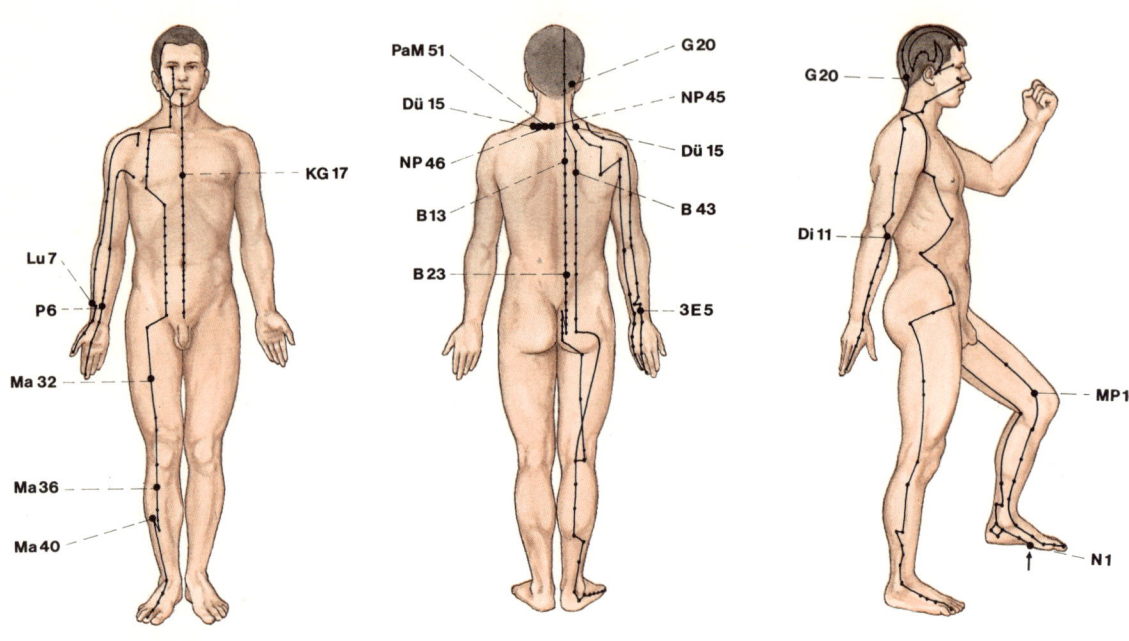

Akupressurpunkte bei Asthma

Atemwege

Asthma

Man unterscheidet diese anfallsweise auftretende Atembehinderung in Bronchial- und Kardialasthma (siehe Seite 130). An dieser Stelle soll nur das Bronchialasthma besprochen werden. Der heftige Asthmaanfall ist zeitlich begrenzt und wird von Hustenattacken mit Schleimauswurf unterbrochen. Mitunter hält das Asthma auch länger ohne Anfallspitze an, man spricht vom Dauerasthma, vom Asthmazustand (Status asthmaticus). Die keuchende Kurzatmigkeit ist durch eine krampfartige Ver-

engung der Bronchien mit starker Schleimabsonderung bedingt. Die Ursache liegt meist in einer Allergie (Überempfindlichkeit) der Bronchien. Dabei spielen die eingeatmeten sensibilisierenden Substanzen (siehe auch Seite 116) eine wichtige Rolle. Die Allergene sind vielfältig und überall: Blütenpollen, Hausstaub, Milben, Pilze, Textilfasern, Tierhaare, Hautschuppen, Kosmetika und Medikamente. Diese allergischen Asthmaanfälle werden häufig von Heuschnupfen und Hautekzemen begleitet. Neben dem oben genannten allergischen Asthma gibt es auch Asthmaformen, die andere Ursachen haben. So

können chemische und physikalische Dauerreize, z. B. bei Berufen in der chemischen Industrie, bei Müllern und Schreinern, zu Asthma führen. Auch chronische Erkrankungen des Atemtrakts, wie Bronchitis, Tuberkulose und Tumore, können die Ursache für Asthmaanfälle sein.

Massage:
➡ An-Drücken und Rou-Friktion: B 13, B 23, B 43, KG 17, Di 11, Ma 32, Ma 36, Ma 40, MP 10, NP 45, NP 46, PaM 51, Dü 15
➡ Qia-Tiefdrücken und Rou-Friktion: P 6, 3E 5, N 1, G 20
➡ An-Drücken / Rou-Friktion und Tui-Schieben: Lu 7, PaM 85

Anmerkung:
- Akupressur kann kurzfristig rasch die Beschwerden lindern und längerfristig auch die Anfälligkeit gegen Asthmaanfälle reduzieren.
- Meiden Sie nach Möglichkeit die Ursache. Bei einer Staub- und Milbenallergie bedeutet das beispielsweise, regelmäßig mit einem nassen Tuch den Staub auf Gegenständen im Aufenthaltsraum abzuwischen; Gegenstände, an denen Staub und Milben nicht haften können (eventuell Schaumstoffmatratzen), zu benutzen; Kleider, Decken und Bettwäsche öfter zu wechseln; bei Rauchempfindlichkeit das Rauchen aufzugeben und die anderen davon zu überzeugen, nicht in der unmittelbaren Umgebung zu rauchen. Bei berufsbedingtem Asthma sollte der Beruf gewechselt werden, eventuell ist eine Umschulung von Nöten.
- Regelmäßige ausgleichende sportliche Betätigung, jedoch kein Leistungssport, Atemgymnastik, Entspannungsübungen, Wechselduschen, Klimawechsel (Hochgebirge, Küstengegenden) usw. können das Asthma günstig beeinflussen.
- Vorsicht bei Selbstbehandlung mit Medikamenten! Die meisten Medikamente enthalten Nebennierenrindenhormone (Adrenalin und Kortison) bzw. ihre Derivate. Diese sollten Sie wegen ihrer Nebenwirkungen nur bei ärztlicher Verordnung und unter ärztlicher Kontrolle einnehmen.
- Gehen Sie zum Arzt, wenn der Asthmaanfall sehr schwer ist oder länger anhält, wenn Sie über längere Zeit keuchend atmen müssen oder häufig (auch leichtere) Asthmaanfälle bekommen.
- Sie sollten auch zur Beratung und Absprache der Behandlung mit Medikamenten und zur regelmäßigen Kontrolle zum Arzt gehen.
- In vielen Fällen hat sich auch eine Psychotherapie als positiv erwiesen.

Atemstörung
(Dyspnoe)

Die Dyspnoe ist durch schnelle, keuchende, unregelmäßige, oberflächliche, manchmal auch vertiefte Atemzüge gekennzeichnet. Man hat Angst und das Gefühl, daß die Atmung erschwert, mühsam und unangenehm ist, daß man nach Luft schnappen muß. Die Atemnot kann sowohl unvermittelt als auch nach körperlicher Belastung auftreten. Die Dyspnoe kann rein psychisch bedingt sein, aber auch durch andere Erkrankungen, wie Lungenentzündung, Asthma (siehe Seite 128), Lungenemphysem (siehe Seite 131), Verlegung der Atemwege durch Fremdkörper, Blut oder Erbrochenes, Vergiftung durch Kohlenmonoxid, Stoffwechselstörungen wie Diabetes mellitus, Herzinsuffizienz (siehe Seite 136), Herzanfall (siehe Seite 135), Rippenbrüche, Pneumothorax (Ansammlung von Luft in der Brusthöhle), Verletzungen der Halswirbelsäule und des Schädels, ausgelöst werden.

Massage:
➟ Qia-Tiefdrücken und Rou-Friktion: P 6, H 7, LG 26, N 1, Ma 36
➟ An-Drücken und Rou-Friktion: LG 14, LG 16, LG 20, PaM 51, NP 45, NP 46
➟ An-Drücken / Rou-Friktion und Tui-Schieben: PaM 85

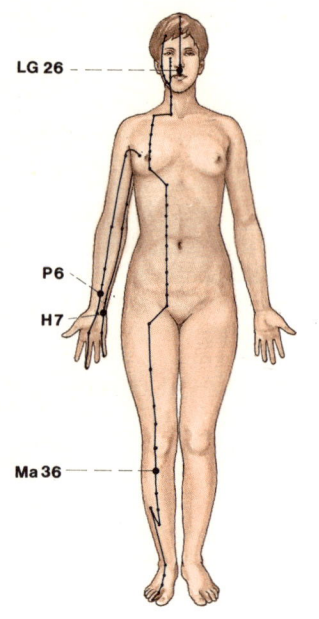
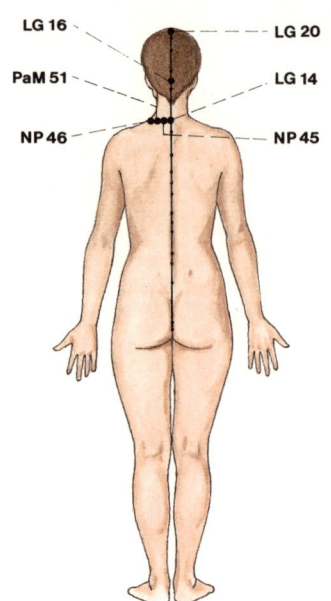
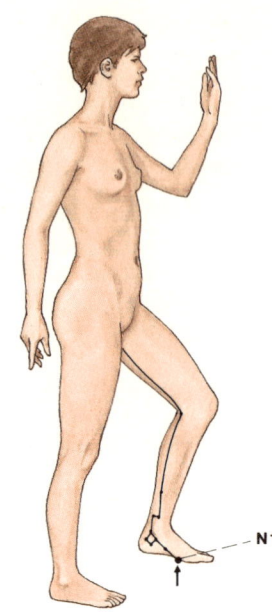

Akupressurpunkte bei Atemstörung

Anmerkung:
● Öffnen Sie bei einer Atemstörung eventuell beengende
Kleidung, nehmen Sie eine
halbsitzende Position ein und
lehnen Sie den Kopf zurück.
● Bleiben Sie ruhig, und
atmen Sie gleichmäßig, auf
keinen Fall schnell und tief.
● Holen Sie gegebenenfalls
den Fremdkörper heraus.
● Sie sollten den Notarzt / Ret-
tungsdienst sofort anrufen,
wenn die Atemnot sehr
schwer ist, wenn sie trotz
Akupressur nicht besser wird,
wenn neben der Atemnot das
Gefühl der Enge oder
Schmerzen in der Brust auftreten, die in Arme, Oberbauch oder Kieferbereich
ausstrahlen, wenn der Fremdkörper nicht herausgeholt
werden kann oder wenn der
Verdacht auf Vergiftung oder
schwere Verletzung besteht.

Chronische Bronchitis

Typisches Merkmal der chronischen Bronchitis ist der
über Jahre anhaltende
Husten mit schleimigem oder
schleimig-eitrigem Auswurf.
Die Schleimabsonderung der
Bronchien kann mitunter die
Bronchien selbst verändern
und schädigen, so daß auch
Atemnot (siehe Seite 129) auf-
treten kann.
Häufige Ursachen sind die
dauernde Reizung der
Bronchien durch Zigaretten-
rauch, Staub oder chemische
Dämpfe am Arbeitsplatz und
Luftverschmutzung (Schwefel-
dioxid). Auch immer wieder-
kehrende Infektionen der
Bronchien können eine chro-
nische Bronchitis hervorrufen.
Ferner kann sie die Begleit-
erscheinung einer anderen
Krankheit, wie Lungenfibrose,

Lungentuberkulose, Herzinsuffizienz und Wirbelsäulen-
verkrümmung (Skoliose) sein.
Eine anlagebedingte Bindege-
websschwäche und Minder-
belastbarkeit des Atemtrakts
werden als begünstigende
Faktoren angesehen.
Die vermehrte Schleimpro-
duktion zerstört die Zilien-
zellen, die für die Reinigung
in den Lungenbronchien
zuständig sind. Dadurch vermehren sich die einge-
drungenen Bakterien besonders schnell, und es kann
immer wieder zu Entzün-
dungen kommen. Außerdem
verstopft der Schleim die
Bronchien selbst, Luftnot und
Verengung der Bronchien
durch Muskelkrampf sind die
Folge. Das wiederum führt zu
weiterer Schleimansammlung
in den Bronchien. Die Lunge
benötigt für die Ausatmung
bei Verengung der Bronchien

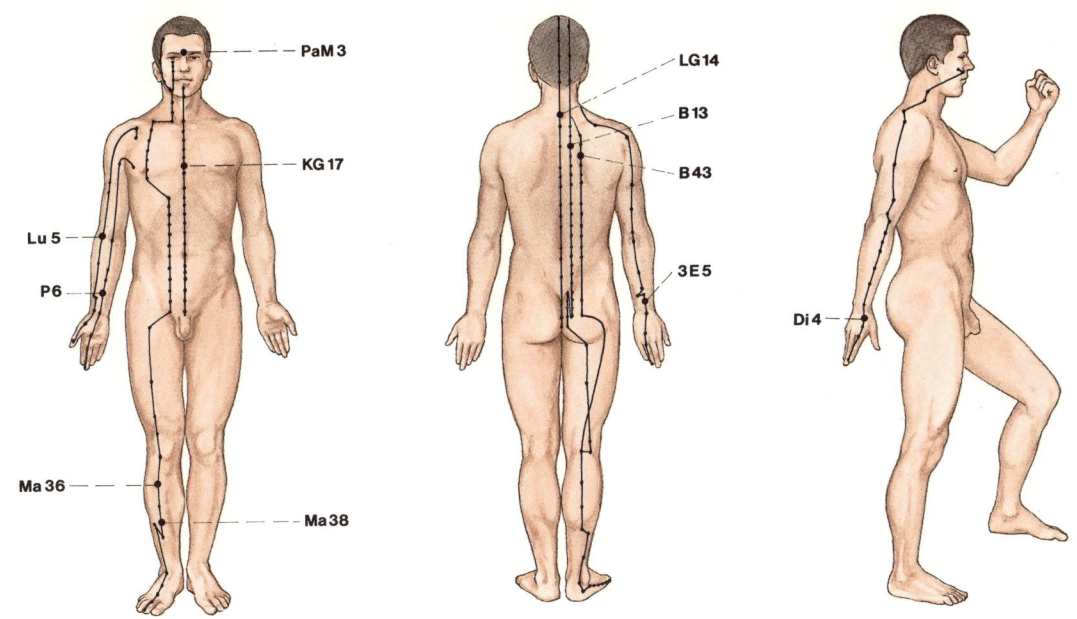

einen höheren Kraftaufwand. Diese Anstrengung führt zu einer Druckerhöhung im Lungenkreislauf, der auf die Dauer eine Schwächung des rechten Herzmuskels (Rechtsherzinsuffizienz) und Sauerstoffmangel zur Folge hat. Ferner können die Lungenbläschen aufgrund der Verengung bzw. Verstopfung überbläht werden, weil die eingeatmete Luft nur mangelhaft abgeatmet werden kann. Das Lungenemphysem (Blähungen) zerstört viele kleine Lungengefäße, dies bedeutet Mehrbelastung für das Herz, um das Blut in die Lunge zu pumpen. Diese Mehrbelastung führt zur Schwächung und möglicherweise zu einem Versagen der rechten Herzhälfte. Eine weitere Folge des Lungenemphysems ist die Verschlechterung des Gas-

austauschs (Abgabe von Kohlendioxid und Aufnahme von Sauerstoff) in der Lunge. Dies kann bei fortgeschrittenem Stadium der Erkrankungen eine schwere Atemnot verursachen und zur Erstickung führen.

Massage:
➥ Na-Greifen und Rou-Friktion: Di 4
➥ Qia-Tiefdrücken und Rou-Friktion: P 6, 3E 5, Ma 36, Ma 38
➥ Ca-Hinundherreiben: LG 14
➥ An-Drücken und Rou-Friktion: B 13, B 43, KG 17, Lu 5, PaM 3
➥ Mo-Kreisend reiben: gesamter Brustkorb

Anmerkung:
● Dampfbäder oder Dampfinhalationen mit Kamillentee oder heißem Wasser, das mit ätherischen Ölen, wie Menthol, versetzt ist, helfen, den Schleim zu verflüssigen. Er kann dann leichter ausgeworfen werden.
● Die Einnahme von hustenhemmenden Mitteln ist nicht immer ratsam (außer, der starke Hustenreiz quält zu sehr), da das Abhusten des Schleims einen günstigen Einfluß auf die Heilung hat.
● Nehmen Sie Medikamente, egal ob auswurffördernde oder entzündungshemmende, nur nach Anweisung des Arztes.
● Geben Sie im Bedarfsfall das Rauchen auf. Auch Staub, chemische Dämpfe und Rauch am Arbeitsplatz müssen gemieden werden (Arbeitsschutz!). Gute Raum-

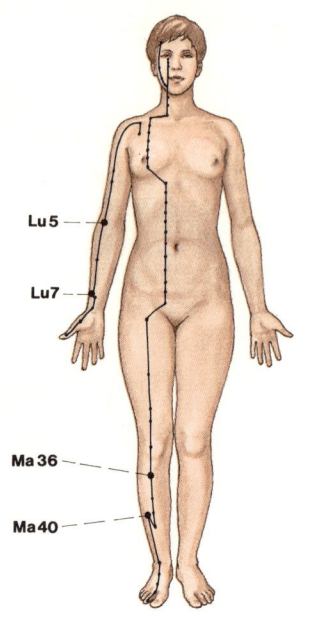
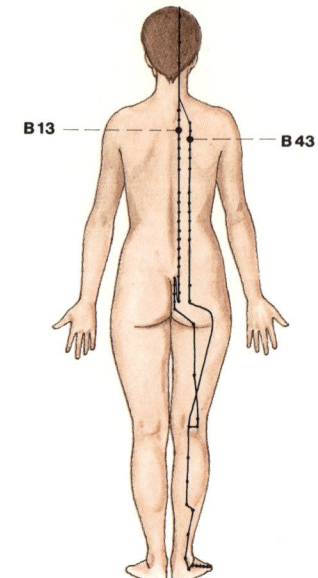
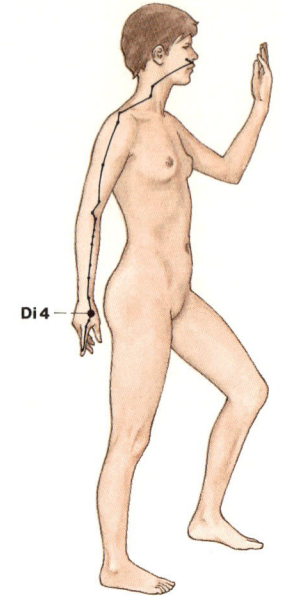

Akupressurpunkte bei Keuchhusten

Lu 5
Lu 7
Ma 36
Ma 40
B 13
B 43
Di 4

luftbefeuchtung während der Heizperiode hilft, die Leiden zu lindern und die Heilung zu fördern.
● Die Lunge muß eventuell durch Gewichtsabnahme entlastet werden. Durch Sport und gezielte Atemgymnastik kann das Fassungsvermögen der Lunge (Lungenkapazität) verbessert werden.
● Die Abwehrkraft des Körpers sollte durch Wechselbäder, Sauna, Sport, Spaziergänge und Bewegung an der frischen Luft gesteigert werden.
● Auf jeden Fall sollten Sie zum Arzt gehen, auch wenn Ihnen die Beschwerden recht banal erscheinen, damit das mögliche Risiko einer Lungenblähung und Rechtsherzinsuffizienz durch entsprechende Behandlung gering gehalten wird.
● Gehen Sie auch dann zum

Arzt, wenn der Auswurf gelbgrün oder blutig ist, wenn Sie oft an Atemnot leiden, Schmerzen im Brustkorb haben und Schwellungen am Fußknöchel (Ödeme) auftreten.

Keuchhusten
(Pertussis)

Dem Stadium mit den typischen Keuchhustenanfällen gehen in der Regel erkältungsähnliche Anzeichen, wie Schnupfen, leichtes Fieber, leichtes Husten, Appetitlosigkeit und Mattigkeit voraus. Der Keuchhustenanfall tritt plötzlich und sehr heftig auf. Nach ein paar Hustenstößen kommt das Keuchen mit einer tiefen, pfeifenden Einatmung. Manchmal können Nasenbluten, Blutungen in den Augen (Binde- und Netzhaut) und Krampfanfälle auftreten. Der Keuchhusten ist eine ansteckende Infektionskrankheit, die durch Bakterien (Bordetella pertussis) hervorgerufen wird. Meistens werden Kinder im Vorschulalter davon befallen, aber auch Säuglinge, größere Kinder und Erwachsene, die noch nicht an Keuchhusten erkrankt waren, können sich infizieren. Die Ansteckung kommt durch Tröpfcheninfektion (Anhusten) zustande. Dank der guten Behandlungsmöglichkeiten sind heute Komplikationen, wie Lungen- und Mittelohrentzündung, Hirnschädigung und Todesfälle sowie spätere Folgeschäden wie Erweiterung der Bronchialäste, recht selten geworden.

Massage:
➥ Qia-Tiefdrücken und Rou-Friktion: Lu 5, Di 4
➥ An-Drücken und Rou-Friktion: B 13, B 43, Ma 36, Ma 40
➥ An-Drücken und Mo-Kreisend reiben: gesamte Brustfläche
➥ An-Drücken und Tui-Schieben: Lu 7, PaM 85

Anmerkung:
● Akupressur lindert in erster Linie die Beschwerden, fördert und unterstützt aber auch in gewissem Maße die Selbstheilungskraft.
● Lassen Sie Ihren Säugling eventuell ab dem dritten bis vierten Lebensmonat gegen Keuchhusten impfen.
● Lassen Sie Ihre Kinder nicht mit Kindern, die Keuchhusten haben, zusammenbleiben.
● Sorgen Sie dafür, daß das Zimmer, in dem sich das kranke Kind aufhält, stets frische, warme und feuchte Luft bekommt. So können die Hustenanfälle gemildert werden.
● Geben Sie Ihrem Kind hustenreizdämpfende Medikamente nur auf Anweisung Ihres Arztes.

● Geben Sie Ihrem Kind bei wiederholtem Erbrechen häufig kleine Mahlzeiten, nach Möglichkeit, wenn die Hustenanfälle vorbei sind.
● Sie sollten Ihr Kind bei geringstem Verdacht auf Keuchhusten zum Arzt bringen; besonders bei schwerem Husten mit Erbrechen und Gewichtsabnahme ist dies angezeigt.

Pseudokrupp
(Laryngitis subglottica)

Anders als der echte Krupp, der durch eine bakterielle Entzündung des Gaumens, Rachens und Kehlkopfs hervorgerufen wird, handelt es sich beim Pseudokrupp um eine virusbedingte Erkrankung bei Kleinkindern. Auch Zusammenhänge zwischen dem Pseudokrupp und starker Luftverschmutzung sind festgestellt worden. Besonders in den Ballungszentren und Großstädten mit schlechten Luftverhältnissen beobachtet man verstärkt diese Krankheit.
Die akute Virusinfektion der oberen Atemwege verursacht besonders bei Kindern bis zum fünften Lebensjahr schwere Beschwerden. Durch die Entzündung entsteht Heiserkeit, manchmal verliert das Kind die Stimme, und durch die Schwellung des Kehlkopfs und die Verschleimung der Luftröhre atmet das Kind schwer und geräuschvoll. Andere typische Merkmale sind der rauhe, bellende Husten und Fieber. In der Regel werden die Beschwerden am Spätabend und in der Nacht während des Schlafs stärker, weil der Kehlkopf weiter anschwillt. Es kommt zu schwerer Atemnot mit ziehendem Einatmungsgeräusch, oft auch zu Erstickungsgefahr.

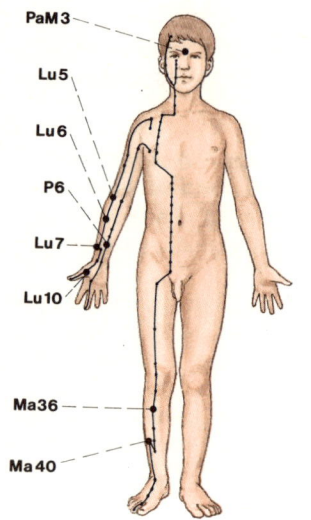
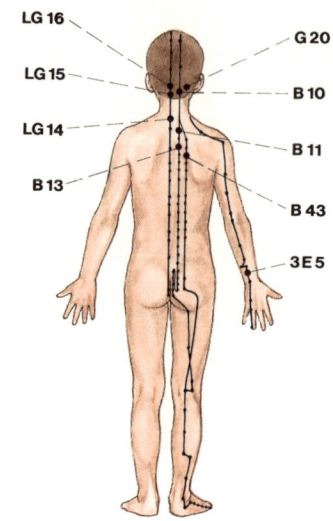
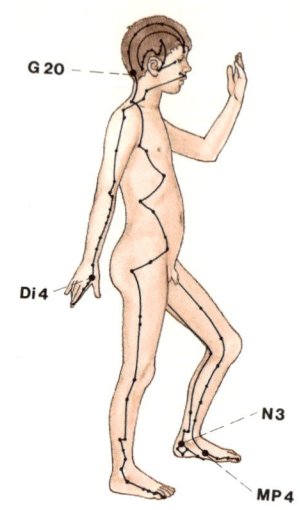

PaM 3
Lu 5
Lu 6
P 6
Lu 7
Lu 10
Ma 36
Ma 40

LG 16
LG 15
LG 14
B 13
G 20
B 10
B 11
B 43
3E 5

G 20
Di 4
N 3
MP 4

Akupressurpunkte bei Pseudokrupp

Massage:

➠ Qia-Tiefdrücken und Rou-Friktion: B 10, G 20, LG 14, LG 15, LG 16, N 3
➠ An-Drücken und Rou-Friktion: P 6, 3E 5, Lu 5, Lu 6, B 11, B 13, B 43, PaM 3, MP 4, Ma 36, Ma 40
➠ Na-Greifen und Rou-Friktion: Di 4
➠ An-Drücken und Tui-Schieben: Lu 7, Lu 10, PaM 85 und die Brust unterhalb der Schlüsselbeine, von innen nach außen

Anmerkung:

● Akupressur kann in der Regel die Schwellung des Kehlkopfs herabsetzen und die Heilung unterstützen. Jedoch sollten Sie wegen der Erstickungsgefahr das kranke Kind sofort zum Kinderarzt bringen oder in der Nacht den Notarzt kommen lassen bzw. das Kind zum nächsten Krankenhaus bringen.
● Suchen Sie den Kinderarzt sofort auf, wenn Sie die ersten Krankheitsanzeichen tagsüber bereits feststellen, besonders wenn starker Husten oder Atemnot auftritt oder die Körpertemperatur über 39 °C steigt.
● Bewahren Sie selbst Ruhe, bleiben Sie bei dem Kind und beruhigen Sie das Kind.

● Während Sie auf den Arzt warten, sollten Sie dafür sorgen, daß die Luft im Zimmer feucht bleibt und das Kind während der Hustenpause ausreichend warme Flüssigkeit zu sich nimmt.

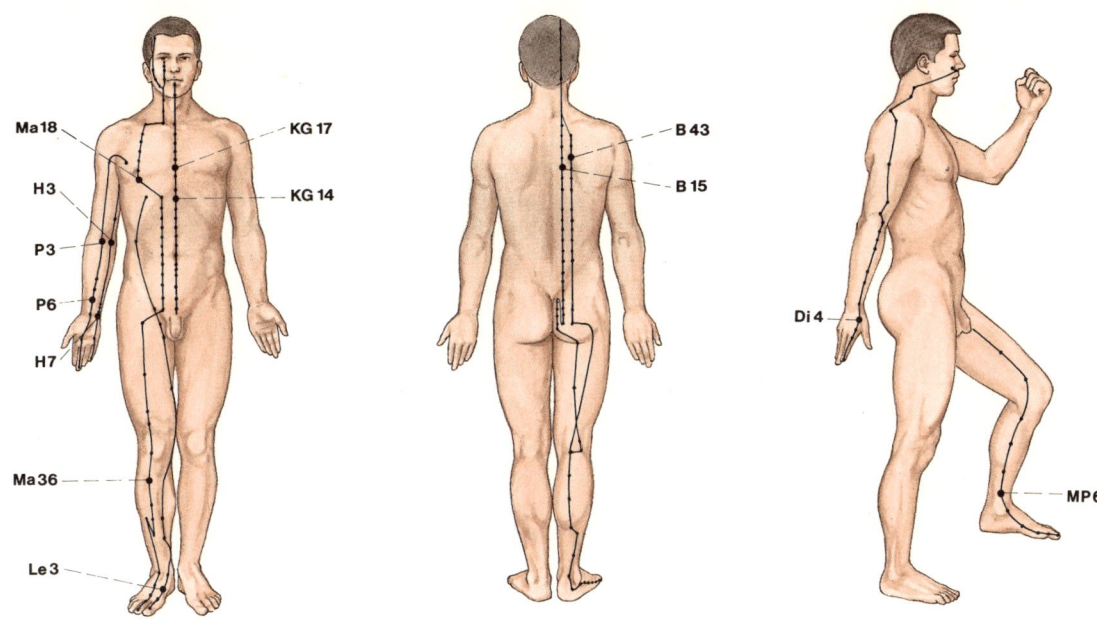

Herz

Herzanfall
(Angina pectoris)

Beim Herzanfall spürt man einen starken, dumpfen Schmerz im Brustkorb, meist hinter dem Brustbein, der in den linken, seltener in den rechten Arm, in den Hals-, Kiefer- bzw. Nackenbereich oder in den Oberbauch ausstrahlt. Der Schmerz läßt auch beim Anhalten des Atems nicht nach. Außerdem ist ein ring- bzw. gürtelförmiges Engegefühl um den Brustkorb, Atemnot, Unruhe sowie ein starkes Angstgefühl (Todesangst) zu bemerken. Die Ursache ist in der Regel Sauerstoffmangel der Herzmuskeln, die durch Verengung oder Verschluß eines Herzkranzgefäßes bedingt ist. Dieses kann entweder durch Veränderungen der Blutgefäße bei Arteriosklerose, bei erhöhtem Fettgehalt im Blut, bei langjährigem Bluthochdruck, durch Krämpfe der Gefäßwand oder durch ein Blutgerinsel hervorgerufen werden. Der Herzanfall tritt oft bei körperlicher Anstrengung oder bei psychischem Streß auf. Andere Erkrankungen des Herzens selbst, wie Klappenschäden, Rhythmusstörungen, aber auch Stoffwechselstörungen wie die Zuckerkrankheit, begünstigen Herzanfälle. Außer den oben genannten Einflüssen gelten psychosozialer Streß, Übergewicht, Rauchen und Mangel an körperlicher Aktivität als Risikofaktoren für einen Herzanfall. Die Arteriosklerose kann im fortschreitenden Stadium die Herzkranzgefäße selbst verstopfen. Wenn dadurch der Sauerstoffbedarf des Herzmuskels nicht mehr gedeckt wird, stirbt ein Teil der Herzmuskeln ab. Man spricht von einem Herzinfarkt. Der Schmerz ist viel stärker als beim Herzanfall, hält an und strahlt in Arme, Kieferbereich oder Oberbauch. Außerdem treten schwere Atembeklemmung, starke Todesangst sowie Schock- und Kollapssymptome auf.

Massage:
➡ Qia-Tiefdrücken und Rou-Friktion: P 3, P 6, H 3, H 7, Di 4, Ma 36, MP 6
➡ An-Drücken und Mo-Kreisend reiben oder Rou-Friktion: KG 14, KG 17, B 15, B 43
➡ An-Drücken und Tui-Schieben: Ma 18
➡ Qia-Tiefdrücken und Tui-Schieben: Le 3, alle Finger am Nagelbett

Anmerkung:
- Akupressur kann die Schmerzen rasch lindern, aber nicht die Ursache des Anfalls behandeln.
- Wenn Ihnen Ihr Arzt Medikamente gegen einen Herzanfall verschreibt, sollten Sie diese stets mit sich führen und wenn nötig frühzeitig anwenden.
- Bleiben Sie bei einem Anfall ganz ruhig liegen, eventuell mit leicht höher gestelltem Oberkörper. Stehen Sie nicht auf und laufen Sie nicht herum.
- Um das Risiko eines Herzanfalls zu senken, treiben Sie regelmäßig Sport, meiden Sie Streß, Rauchen und bauen Sie, soweit vorhanden, Übergewicht ab. Trainieren Sie Streßbewältigungsmethoden und Entspannungsübungen.
- Wenn Sie an Bluthochdruck, Diabetes mellitus und anderen Stoffwechselstörungen leiden, sollten Sie sich richtig behandeln lassen und konsequent an die ärztlichen Verordnungen (Medikamente, Diät usw.) halten.
- Gehen Sie auf jeden Fall zum Arzt, sobald Sie Brustschmerzen, besonders in der Herzgegend, bemerken.
- Gehen Sie zum Arzt, wenn die Herzschmerzen bzw. der Herzanfall stärker ist und länger anhält als sonst oder wenn die Herzschmerzen trotz der Nitropräparate nicht aufhören.
- Lassen Sie sofort den Notarzt kommen, wenn Sie neben dem Herzanfall Schweißausbruch und / oder Atemnot bekommen oder es Ihnen schwindelig wird.
- Nach einem Herzinfarkt sollten Sie möglichst früh mit der Rehabilitation beginnen und sich genau an den vom Arzt vorgegebenen Plan halten. Übermäßige Ängste und Übermut können sich hier nachteilig auswirken.
- Sie sollten das Leben nach und trotz des Infarkts weiterhin, aber auf gesunde Weise, genießen. Freude am Leben und an der Sexualität erhöhen nicht nur die Lebensqualität, sondern helfen auch, einen neuerlichen Herzinfarkt durch gute Laune und Herztraining zu vermeiden.
- Bei Rücksprache mit dem behandelnden Arzt können Sie selbst das Herz durch Gartenarbeit, Spaziergänge und Sport trainieren oder sich gegebenenfalls einer örtlichen Herzinfarktsportgruppe, die unter ärztlicher Betreuung steht, anschließen.

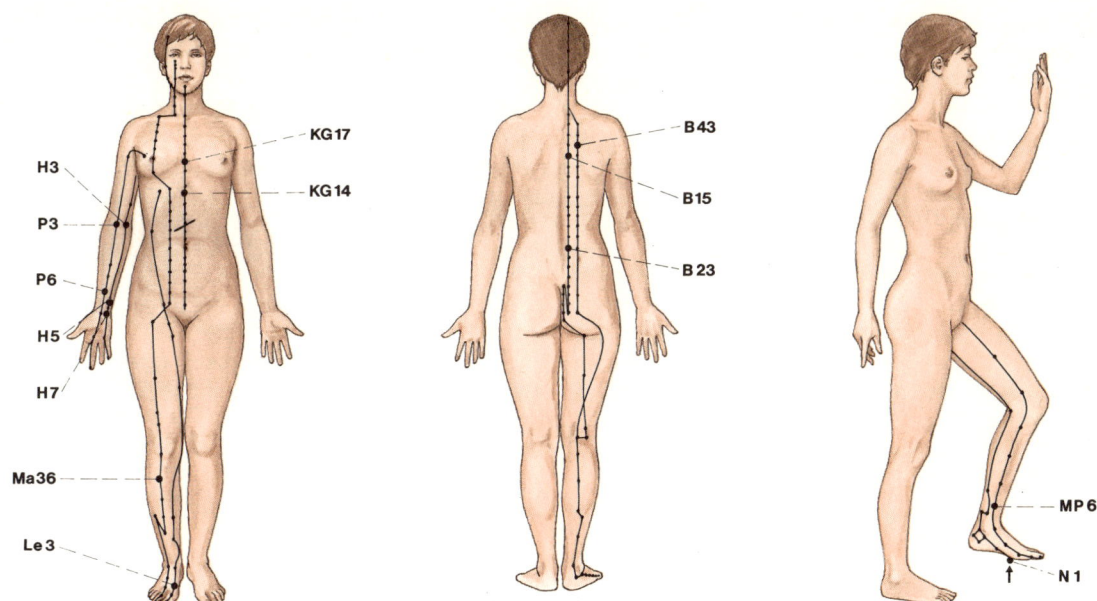

Herzrhythmus-störungen

Eine Störung innerhalb der Erregungsbildung und/oder -leitung des Herzens führt zu einer Störung des Herzrhythmus, wie Verlangsamung (Bradykardie), Erhöhung (Tachykardie) und Unregelmäßigkeit (Arythmie), der Herzfrequenz, in schweren Fällen sogar zu Herzflimmern oder zum Herzblock, das heißt zur Unterbrechung der Erregungsleitung.
Unter Bradykardie versteht man eine Verlangsamung der Herzfrequenz, sie sinkt unter 60 Herzschläge/Minute. Bei älteren Patienten mit Arteriosklerose, bei einigen Infektionen wie Typhus abdominalis, bei gesteigertem Hirndruck (z.B. durch Hirntumor), bei Medikamentenüberdosierung (Digitalispräparate/Beta-

blocker) und auch in der Genesungsphase nach einer schweren Krankheit kann Bradykardie auftreten. Auch junge, völlig gesunde Personen und gut trainierte Sportler können solch eine niedrige Herzfrequenz haben. Ein Patient mit Pulsfrequenz zwischen 40 bis 60/Minute hat in Ruhe meist keine Beschwerden, jedoch eine eingeschränkte Belastbarkeit bei körperlicher Arbeit. Bei einer Pulsfrequenz unter 40/Minute tritt beim Patienten auch in Ruhe Müdigkeit auf, und er besitzt eine noch niedrigere körperliche Belastbarkeit.
Tachykardie bedeutet eine Steigerung der Herzfrequenz bei Erwachsenen auf über 100/Minute. Man spricht auch von Herzjagen oder Herzklopfen. Oft ist die Tachykardie nur eine funktionelle

Reaktion des Herzens auf körperliche Anstrengungen und psychische Aufregungen. Diese natürliche und harmlose Erhöhung der Frequenz normalisiert sich nach Beruhigung bzw. Erholung von alleine. Unter psychosozialem Streß kann die Tachykardie auch scheinbar ohne Grund auftreten und manchmal von Schwindel und Kurzatmigkeit begleitet werden. Nicht selten spürt der Patient stechende Schmerzen in der Herzgegend. Auch Rauchen oder der Genuß von Alkohol, Kaffee und Tee können Herzjagen hervorrufen. Die Ursachen können jedoch auch organisch bedingt sein wie beim Herzklappenfehler, Herzinfarkt (siehe Seite 135), bei Herzinsuffizienz (siehe Seite 138), Herzmuskelentzündung sowie bei Blutarmut.

Extrasystolen, auch Herzstolpern genannt, sind zusätzliche Herzschläge außerhalb des normalen Rhythmus mit meist folgender, längerer Pause bis zum nächsten Herzschlag. Die Ursachen der Extrasystolen sind ähnlich denen der Tachykardie. Eine Störung der Herzregungsleitung kann auch in Form einer totalen Blockierung der Leitung selbst erscheinen, man spricht von einem Herzblock. Außer durch Überdosierung bei Behandlung mit Digitalispräparaten (z. B. bei Herzinsuffizienz) kann Herzblock bei Herzmuskelentzündung, Arteriosklerose der Herzkranzgefäße oder frischem Herzinfarkt auftreten. Der Rhythmus wird verlangsamt oder gesteigert, dem Patienten wird schwindelig, und sein Bewußtsein ist mitunter leicht gestört. In schweren Fällen führt es zum Adam-Stokes-Syndrom bzw. -anfall, das druch einen Ohnmachtsanfall und stoßende Atmung gekennzeichnet ist. Der Anfall tritt meist ohne Vorzeichen auf, dauert meist ganz kurz, kann aber auch länger als 3 Minuten dauern und unter Umständen sogar tödlich enden.

Massage:
➠ An-Drücken und Rou-Friktion: B 15, B 23, B 43, MP 6, KG 14, KG 17
➠ Qia-Tiefdrücken und Rou-Friktion: P 3, P 6, H 3, H 5, H 7, N 1, Ma 36
➠ An-Drücken und Tui-Schieben: Le 3

Anmerkung:
● Akupressur wirkt gut bei Herzrhythmusstörungen im allgemeinen, im besonderen bei funktionellen Störungen.
● Sie sollten, soweit es möglich ist, eine halbsitzende oder liegende Position einnehmen und sich ruhig verhalten.
● Wenn die Rhythmusstörungen mit psychosozialem Dauerstreß zusammenhängen, sollten Sie versuchen, die Ursachen abzubauen oder zu verarbeiten. Wenn es notwendig ist, sollten Sie eine psychotherapeutische Hilfe in Anspruch nehmen.
● Wenn die Rhythmusstörungen im Zusammenhang mit Nikotin-, Alkohol-, Kaffee- oder Teegenuß stehen, sollten Sie darauf verzichten.
● Gehen Sie zum Facharzt für innere Krankheiten oder zu einem Herzspezialisten (Kardiologen) bei wiederholtem Herzjagen oder -stolpern, bei jeder Art von Herzblock und besonders nach einem Adam-Stokes-Anfall.
● Sie sollten auch zum Arzt gehen, wenn Herzjagen oder -stolpern in Verbindung mit Schwindel, Schmerzen im Brustkorb und Schwächezuständen steht.

Herzschwäche
(Herzinsuffizienz)

Man spricht von einer Funktionsschwäche des Herzens, wenn das Herz den Körper nicht mit der erforderlichen Blutmenge versorgen kann. Man erkennt die Herzinsuffizienz an:
● erhöter Pulsfrequenz (Tachykardie)
● Kurzatmigkeit oder Atemnot bei gewöhnlicher körperlicher Belastung, später auch bei Nichtbelastung und im Liegen
● bläuliche Verfärbung (Zyanose) der Lippen, Finger und Zehen
● Gewebswassersucht (Ödem) in den Beinen, später auch im Bauch und in der Lunge
● häufiges Wasserlassen in der Nacht
Man unterscheidet je nach dem betroffenen Herzteil in Rechtsherz-, Linksherz- oder Globalinsuffizienz und nach dem Schweregrad in Ruhe- oder Belastungsinsuffizienz. Die Herzinsuffizienz kann verschiedene Ursachen haben, z. B. Herzklappenfehler, Herzinfarkt (siehe Seite 135), Herzrhythmusstörungen (siehe Seite 137), Herzmuskelentzündung, Bluthochdruck (siehe Seite 84), chronische Bronchitis und Lungenemphysem (siehe Seite 131).

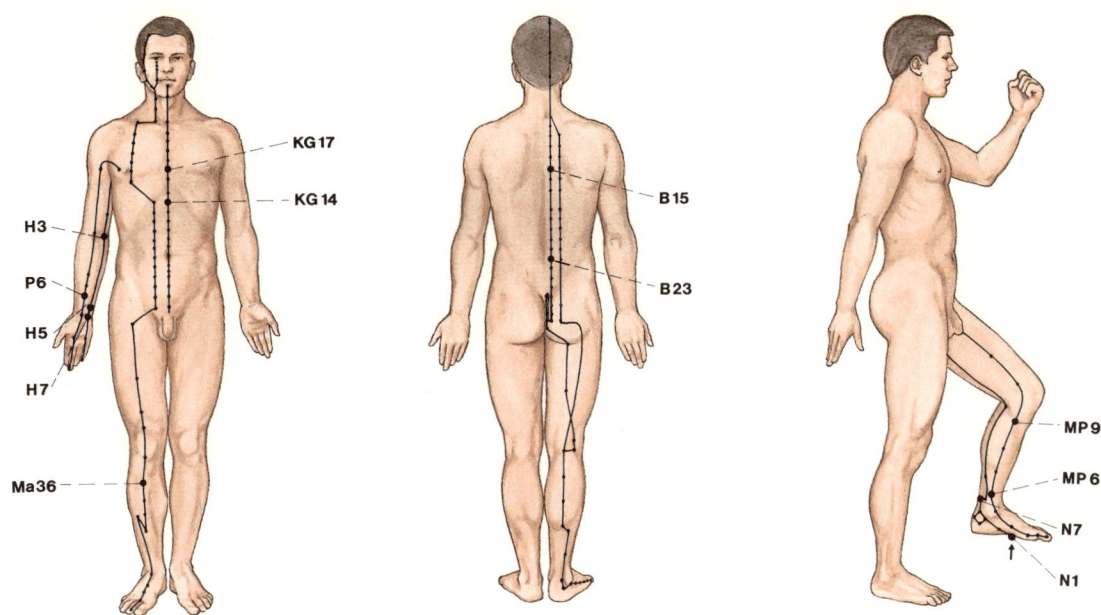

Massage:

➠ Qia-Tiefdrücken und Rou-Friktion: H 3, H 5, H 7, P 6, N 1

➠ An-Drücken und Rou-Friktion: B 15, B 23, MP 6, MP 9, N 7, Ma 36, KG 14, KG 17

Anmerkung:

● Akupressur kann die Herzfunktionen beeinflussen, die Harnausscheidung fördern, so das Herz entlasten und die Behandlung unterstützen.

● Bei Beschwerden sollten Sie sich ruhig verhalten und sich hinsetzen, um das Herz zu entlasten.

● Vermeiden Sie Nikotin- und Alkoholgenuß, ernähren Sie sich gesund, vor allem salz- und fettarm.

● Nehmen Sie die vom Arzt verordneten Medikamente nach Anweisung regelmäßig ein.

● Suchen Sie den Arzt auf, wenn Atemnot, Ödeme im Knöchelbereich oder im Bein oder andere Anzeichen der Herzinsuffizienz auftreten.

● Nach Möglichkeit sollten Sie in den beschwerdefreien Phasen körperlich aktiv sein. Langsame, ruhige Spaziergänge und ganz leichte Gartenarbeit können Sie in der Regel machen. Sprechen Sie auf jeden Fall mit Ihrem Arzt darüber.

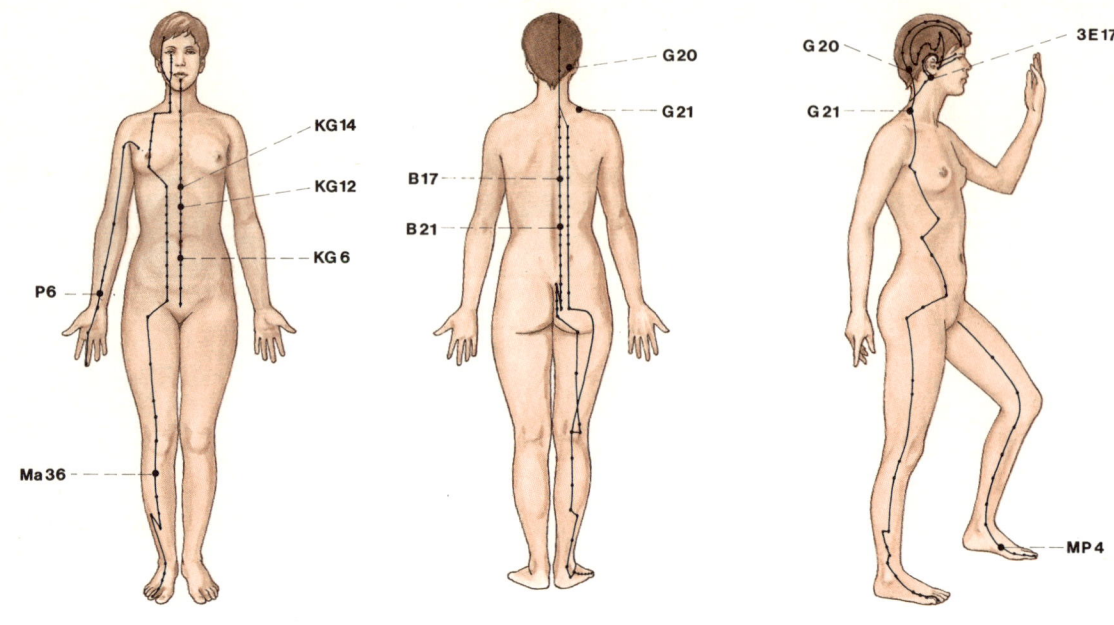

Akupressurpunkte bei Schluckauf

Sonstiges

Schluckauf

(Singultus)

Dieses unwillkürliche, wiederholte und krampfartige Zusammenziehen des Zwerchfells mit tönender Einatmung wird durch Reizung des zwerchfellversorgenden Nervs (Nervus phrenicus) oder durch Irritation des Atemzentrums verursacht. Oft sind die Ursachen der Reizung ganz banal, z. B. Einatmen von kalter Luft, Einnehmen von kalten oder stark gewürzten Speisen und Getränken, Druck auf das Zwerchfell durch einen überfüllten Magen oder vorübergehende psychische Verstimmung. Aber auch bei Erkrankungen der umliegenden Organe (Lunge, Herz, Leber, Bauchspeicheldrüse,

Magen und Dickdarm), Brust- oder Bauchfellentzündungen, Grippe, Urämie (Harnvergiftung), Alkoholvergiftung sowie bei Tumoren oder Verletzungen in der hinteren Schädelgrube kann der Schluckauf auftreten. Außerdem beobachtet man Schluckauf auch nach Operationen im Brust- und Bauchbereich, bei raumfordernden Prozessen in diesem Bereich (Organvergrößerungen, Tumore) und auch in der Schwangerschaft.
In der Regel hat man Schluckauf nur vorübergehend, wobei man die Ursache kaum feststellen kann. Manchmal dauert der Schluckauf aber stunden-, mitunter auch tagelang (mit oder ohne kurze Unterbrechung). Er kann sich sogar über Monate bemerkbar machen.

Massage:
➡ Qia-Tiefdrücken und Rou-Friktion: P 6, MP 4, Ma 36, G 20, G 21 (auch mit Na-Greifen)
➡ An-Drücken und Rou-Friktion: B 17, B 21, KG 6, KG 12, KG 14, 3E 17

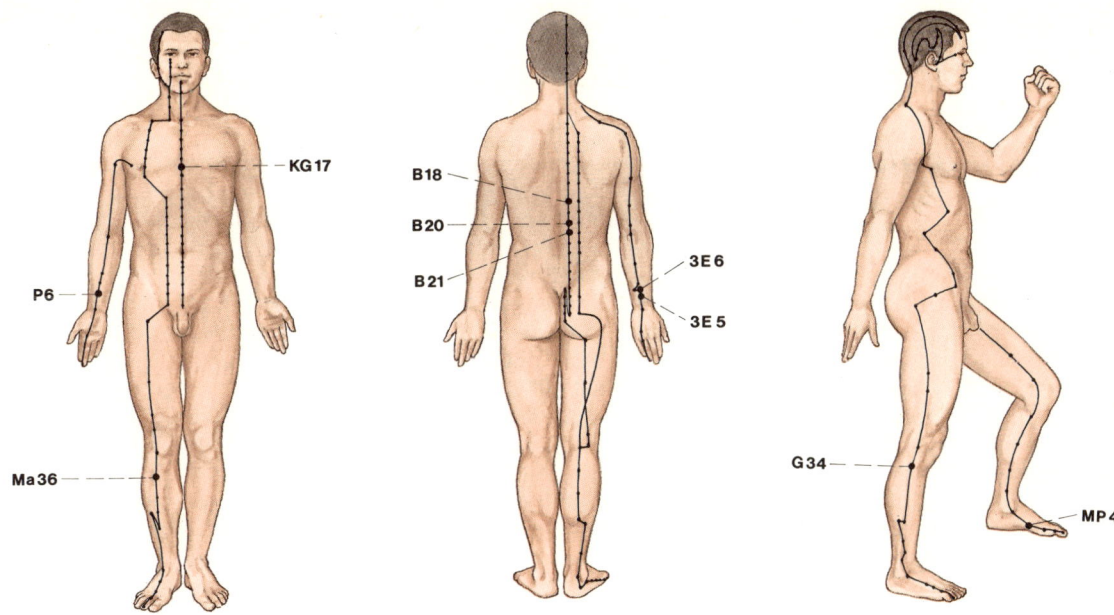

KG 17

P6

Ma 36

B18

B20

B21

3E 6

3E 5

G 34

MP 4

Anmerkung:
• Zahlreiche sogenannte Hausmittel, die den Schluckauf beenden können, haben sich ebenfalls bewährt: mehrmaliges Anhalten des Atems, Ein- und Ausatmen in eine vorgehaltene, gut abdichtende Papiertüte (Vorsicht: verwenden Sie keine Plastiktüte, da diese sich an den Nasenlöchern festsaugen kann), schnelles Trinken eines Glases warmen Wassers, Ziehen an der Zunge, Drücken auf die Augäpfel oder Kitzeln der Nase mit sauberer Feder bzw. Papierröllchen.
• Sie sollten zum Arzt gehen, wenn der Schluckauf länger anhält oder wiederholt auftritt, oft verbirgt sich dahinter eine ernstzunehmende Erkrankung.

Seitenstechen

Stechende Schmerzen meist im hinteren bzw. seitlichen linken Rippenbogen, manchmal auch beidseitig, können bei außergewöhnlicher körperlicher Belastung (Sport, Heben bzw. Schieben von schweren Sachen) auftreten. Die Schmerzen sind harmlos, sie entstehen durch Zusammenziehen der Milzkapsel, um die in der Milz gesammelte Blutmenge auszustoßen.

Massage:
➠ Qia-Tiefdrücken und Rou-Friktion: PaM 85, G 34, 3E 5, 3E 6, P 6, MP 4
➠ An-Drücken und Rou-Friktion: B 18, B 20, B 21, Ma 36
➠ An-Drücken und Mo-Kreisend reiben: KG 17

Anmerkung:
• Andere Schmerzen in der gleichen Körperregion können Sie ähnlich behandeln.
• Sie sollten sofort zum Arzt gehen, wenn ein Verdacht auf eine Verletzung besteht.

Magen und Darm

Durchfall
(Diarrhoe)

Als Diarrhoe bezeichnet man mehrere dünnflüssige Stuhlgänge innerhalb kurzer Zeit. Sie tritt bei Funktionsstörungen oder Infektionen des Magen-Darm-Trakts auf. Dabei verstärken sich die Darmbewegungen (Peristaltik), die Flüssigkeit in Magen und Darm wird vermehrt ausgeschieden, die Flüssigkeitsrückresorption im Dickdarm ist vermindert.

Die meisten Durchfälle werden durch Infektionen oder Vergiftungen des Magen-Darm-Trakts hervorgerufen. Viele Bakterien, Viren und auch einzellige Kleinlebewesen können durch verunreinigte oder verdorbene Nahrungsmittel (auch durch Trinkwasser), in seltenen Fällen von Mensch zu Mensch direkt oder indirekt in den Magen-Darm-Trakt gelangen. Unter anderem sind folgende Erreger bekannt: Kolibakterien, Staphylokokken (eitererzeugende Kokkenbakterien), Salmonellen, Shigellen (Stäbchenbakterien), Choleravibrionen (Stäbchenbakterien), Entroviren und Amöben (tierische Einzeller).

Neben den oben genannten Ursachen, können auch Vergiftungen, z. B. durch Pilzgifte, Zersetzungsprodukte beim Verderben der Lebensmittel, durch Chemikalien und Schwermetalle (Blei, Quecksilber, Kadmium, Zink u. a.) eine Diarrhoe auslösen. Die Chemikalien und Schwermetalle können auch in Haushaltsgeräten in Form von Farbschichten, Emaille, Glasuren oder Legierungen vorkommen. Sie lösen sich eventuell beim Kochen oder durch Kontakt mit säurehaltigen Lebensmitteln und werden dann mit der Nahrung aufgenommen. Auch Rückstände von Schädlingsbekämpfungsmitteln oder von anderen Umweltgiften können in die Nahrungsmittel gelangen.

Die Stärke, Dauer und Art der Durchfälle hängen stark von der Ursache ab. Manche Durchfälle dauern nur ein bis zwei Tage, andere können sich über mehrere Wochen hinziehen. Manche Stühle sind wässrig, andere dagegen schleimig. Manche gehen mit Bauchschmerzen einher, mitunter sind diese kolikartig. Auch Übelkeit, Erbrechen, Fieber, Kopfschmerzen, Kreislaufkollaps, Müdigkeit und allgemeines Unwohlsein können auftreten. Meldepflichtig ist neben der Salmonellenvergiftung eine Vergiftung durch Botulismusbakterien (Chlostridium botulinum), die in verdorbenen, luftdicht verschlossenen Nahrungsmitteln (Konserven) gasbildend wachsen. Die ersten Vergiftungserscheinungen sind Übelkeit, Erbrechen, Verstopfung, dann das typische Augenflimmern, Doppelsehen, Lichtscheuheit, mitunter auch Augenlähmung, Schluckbeschwerden und verminderte Speichelsekretion. In schweren Fällen kann Botulismus unbehandelt innerhalb von einer Woche zum Tode durch Atem- und Herzlähmung führen. Wichtig ist, daß die Botulismusgifte durch Hitze nicht zerstört werden. Einige Medikamente (wie bestimmte Antibiotika) und Abführmittel in großen Dosen, sowie eine operative Teilentfernung des Magen-Darm-Trakts können Durchfall zur Folge haben. Bei verschiedenen Erkrankungen, wie Darmtuberkulose, Bauchspeicheldrüsenentzündung (siehe Seite 152), und bei Nahrungsmittelallergie können Durchfälle als Begleiterscheinungen auftreten. Durchfall kann auch die Hauptbeschwerde der in der letzten Zeit häufiger zu beobachtenden Darmerkrankungen, Colitis Ulcerosa (geschwürige Dickdarmentzündung) und Morbus Crohn (Crohn-Krankheit), sein.

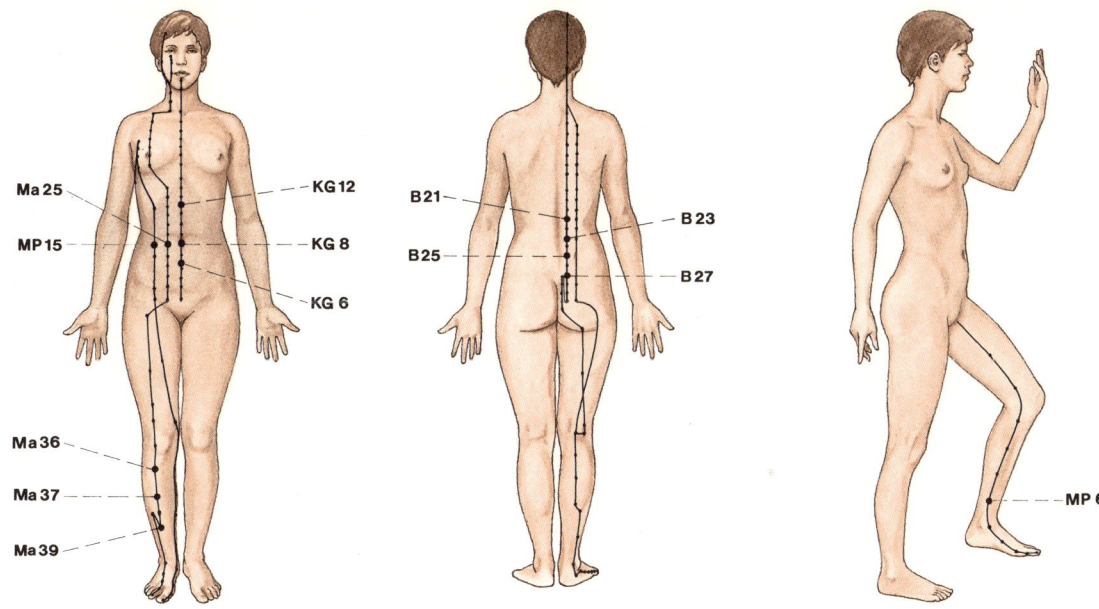

Ma 25
MP 15
Ma 36
Ma 37
Ma 39
KG 12
KG 8
KG 6

B 21
B 25
B 23
B 27

MP 6

Massage:

➠ An-Drücken und Rou-Friktion: KG 12, Ma 25, MP 6, MP 15, Ma 36, Ma 37, Ma 39

➠ An-Drücken und Mo-Kreisend reiben: KG 6, KG 8, B 21, B 23, B 25, B 27

➠ Mo-Kreisend reiben: Bauch um den Nabel (mit warm geriebenen Handflächen)

Anmerkung:

● Vorübergehend sollten Sie keine feste Nahrung zu sich nehmen. Tee (auch mit Zucker), Fruchtsäfte (Zimmertemperatur) und kohlensäurefreies Mineralwasser sollten langsam, aber reichlich getrunken werden. Auch Salzstangen dürfen gegessen werden, um den Mineralstoffverlust auszugleichen.

● Nach Besserung des Zustands gehen Sie langsam zur normalen Ernährung über. Anfangs sind Zwieback, Reis- oder Haferbrei mit einer Prise Salz gewürzt, gekochtes Wasser und Tee (auch mit Zucker) zu empfehlen, Milch soll vorerst nicht getrunken werden.

● Durchfall ist eine natürliche Möglichkeit des Körpers, Gifte und Krankheitserreger auszuscheiden. Daher sollte man nur bei Gefährdung der

Gesundheit, z. B. wenn der Durchfall länger als fünf Tage andauert, gegen den hohen Wasser- und Mineralstoffverlust Medikamente einnehmen, jedoch auch nur bei ärztlicher Anordnung.

● Gehen Sie zum Arzt, wenn der Durchfall länger als drei Tage dauert, wenn Säuglinge oder Kleinkinder Durchfälle haben, wenn Sie gleichzeitig kolikartige, langanhaltende Bauchschmerzen haben.

● Auch bei einem Kreislaufkollaps, bei Benommenheit oder wenn erste Anzeichen von Botulismus sichtbar sind, wenn der Stuhl Blut oder blutigen Schleim enthält und wenn man vor kurzer Zeit von einer Reise aus südlichen Ländern zurückgekommen ist, sollte sofort der Arzt aufgesucht werden.

Magen- und Zwölffingerdarm-geschwüre

(Ulcus ventriculi und Ulcus duodeni)

Die Ursachen eines Ulcus, das heißt einer abgegrenzten Gewebsschädigung mit geschwürartigem Zerfall im Magen und Zwölffingerdarm, sind noch nicht restlos geklärt. Die Entstehung scheint von vielen Faktoren abhängig zu sein: psycho-sozialer Streß, Widerstands-kraft der Schleimhaut und Verdauungsvorgänge (Salz-säure- und Verdauungssaft-produktion). Auch wird der Rückfluß des gallehaltigen Zwölffingerdarminhalts als Einflußfaktor beim Magen-geschwür und örtliche Durch-blutungsstörungen beim Zwölffingerdarmgeschwür dis-kutiert. Außerdem können Nikotin, Alkohol und einige Medikamente (wie Salizylate und Kortison) sowie eine unregelmäßige Lebensweise zur Entstehung eines Ulkus beitragen. Beide Ulkusarten neigen zu wiederholtem Auf-treten. Diskutiert wird beim Zwölffingerdarmulkus die jah-reszeitliche Häufung (Frühjahr und Herbst).
Patienten mit Magen- oder Zwölffingerdarmgeschwür haben im Oberbauch drückende, krampfartige, kneifende, brennende oder stechende Schmerzen. Die Schmerzen äußern sich beim Magenulkus häufiger kurz nach dem Essen mit Druck- und Völlegefühl, beim Zwölf-fingerdarmgeschwür eher bei nüchternem Magen (Hunger). Nicht immer haben Ulkus-patienten diese typischen Schmerzen, vielmehr leiden sie an Sodbrennen, Aufstoßen und allgemeinen Verdauungs-beschwerden, manchmal an Übelkeit und Erbrechen. Wenn die Gefäße des Magens oder Zwölffingerdarms durch ein Geschwür verletzt (durch-genagt) sind, treten Blutun-gen, die durch das Einwirken von Salzsäure schwärzlich sind, auf. Daher haben diese Patienten kaffeesatzartiges Bluterbrechen und Teerstühle.

Massage:
➠ An-Drücken und Rou-Frik-tion: B 15, B 18, B 20, B 21, B 23, KG 6, KG 12, KG 14, MP 6, MP 15, Ma 25, Ma 34
➠ Qia-Tiefdrücken und Rou-Friktion: P 6, H 7, Ma 36
➠ Qia-Tiefdrücken und Tui-Schieben: Le 3
➠ Na-Greifen und Rou-Frik-tion: Di 4
➠ An-Drücken und Ma-Wischen: Rippenbogen, von innen nach außen

Anmerkung:
● Während der Beschwerden sollten Sie regelmäßig leichte Mahlzeiten (fettarm, sparsam gewürzt, eventuell vorüber-gehend nur Breikost) in klei-nen Portionen zu sich nehmen und Kamillen- oder Melissentee trinken.
● Versuchen Sie, ruhig und gelassen zu bleiben sowie einen weniger psychisch belastenden Tagesablauf (z. B. weniger Termine und öfters Zwischenpausen) zu organi-sieren. Wenn es nötig ist, unterbrechen Sie Ihre beruf-liche Tätigkeit. Ihr Arzt kann Sie für ein paar Tage krank-schreiben.

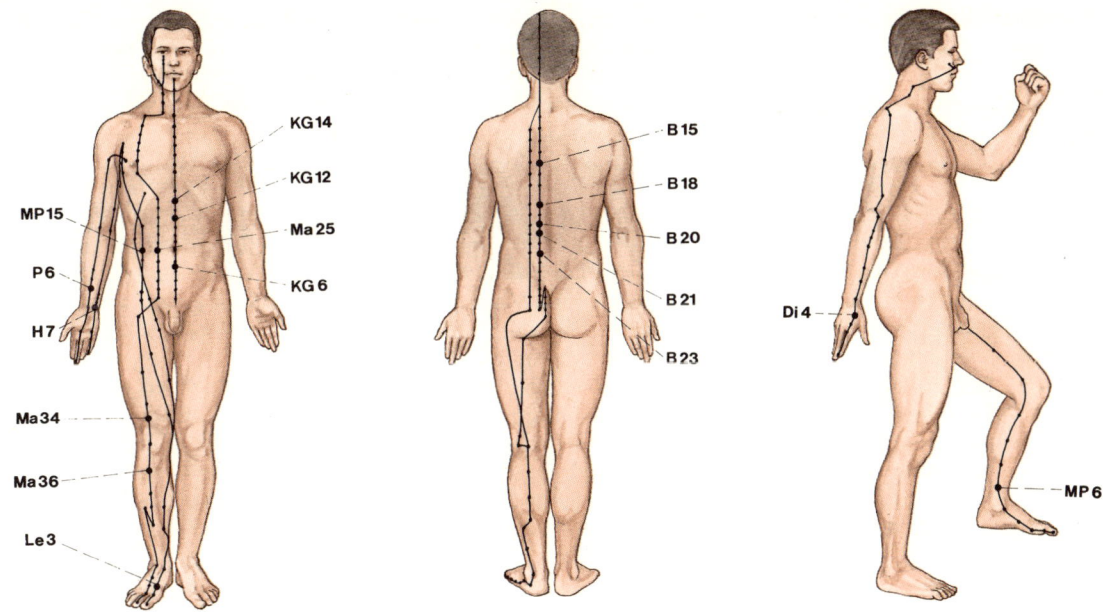

● Entspannungsübungen, autogenes Training, Yoga, Qi-Gong (chinesische Atem-übungen und -meditation), Tai-Ji-Quan (chinesisches Schattenboxen) und andere ausgleichende körperliche Betätigungen, wie Spazier-gänge, Sport und Garten-arbeit, können Ihnen mög-licherweise helfen.
● Meiden Sie Nikotin, Alkohol, Kaffee und schwarzen Tee sowie sehr säurehaltige Lebensmittel! Wenn Sie den Verdacht haben, Medika-mente, die Sie zur Behand-lung anderer Leiden (z. B. Schmerzen, Rheumabe-schwerden) nehmen, könnten die Ursache sein, sollten Sie darüber mit Ihrem Arzt sprechen, um die Medika-mente eventuell durch andere zu ersetzen.
● Nehmen Sie Medikamente (säurebindende bzw. säure-produktionshemmende Mittel) nur nach ärztlicher Verord-nung ein, denn einige Präpa-rate haben relativ starke Nebenwirkungen. Lassen Sie sich gegebenenfalls von Ihrem Arzt bzw. Apotheker über die Zusammensetzung und Wirkungsweise aufklären.
● Gehen Sie sofort zum Arzt, wenn Sie blutig (schwarz oder hellrot) erbrechen oder Teer-stuhl (schwarz) haben.
● Sie sollten auch zum Arzt gehen, wenn Sie zum ersten Mal krampfende, stechende Schmerzen im Oberbauch spüren, wenn Schmerzen und Erbrechen so stark sind, daß die Nahrungsaufnahme unmöglich wird und wenn die Beschwerden wiederholt auf-treten.
● Eine Psychotherapie bei streßbedingter Ulkusbildung wird empfohlen.

Magenkrankheiten
(Gastropathie)

Der Reizmagen ist durch Magenbeschwerden mit oft schneidenden und krampfartigen Schmerzen gekennzeichnet, die vorwiegend durch eine Störung der Magenbewegung (Peristaltik) bedingt sind. Die Ursache liegt in der irritierten Funktion des vegetativen Nervensystems, bedingt durch psychosozialen Streß. Auch eine vermehrte Magensaftbildung, die dann Sodbrennen verursacht, kann mit dem Reizmagen einhergehen. Nur selten ist jedoch die Magenschleimhaut dabei entzündet. Man spricht auch oft von Magenneurosen bzw. von nervösen Magenbeschwerden. Bestimmte Genußmittel, wie Alkohol, Nikotin, Kaffee und schwarzer Tee, verstärken die Beschwerden. Erosionen der Magenschleimhaut sind kleine, einzelne Schleimhautdefekte des Magens. Sie werden in der Regel durch bestimmte Medikamente, wie Schmerz-, Rheuma- und Beruhigungsmittel, provoziert. Außer Schmerzen können auch Blutungen auftreten. Mitunter sind auch Magenerosionen ohne Beschwerden festzustellen.
Eine echte, akute Entzündung der Magenschleimhaut, also eine akute Gastritis, wird durch Bakterien und Viren, meist in Zusammenhang mit Infektionen des Dünndarms, (siehe Seite 142) hervorgerufen. Neben Schmerzen im Oberbauch treten dabei auch Durchfälle und Erbrechen auf. Übermäßiger Alkohol- bzw. Nikotinkonsum und Genuß von stark öliger oder gewürzter Nahrung sowie bestimmte Medikamente können eine akute Gastritis mit Schmerzen und Erbrechen verursachen. Im Rahmen anderer Erkrankungen, wie Infektionen und Harnvergiftung (Urämie), kann eine akute Gastritis als Begleitbeschwerde auftreten. Verätzungen des Magens und der Speiseröhre durch irrtümlich oder absichtlich (Selbstmordversuch) getrunkene Säuren oder Laugen werden ebenfalls oft als akute Gastritis bezeichnet. Dabei entstehen starke Gewebeverluste durch die Verätzung und heftige Schmerzen in Speiseröhre und Magen.
Chronische Gastritis ist ein Sammelbegriff für anhaltende oder immer wiederkehrende Beschwerden im Magenbereich ohne Geschwürbildung und ohne feststellbare krankhafte Veränderung des Organs selbst. Chronische Gastritis entsteht nicht aus der wiederholten echten akuten Gastritis oder aus dem Reizmagen, auch ein einheitliches, typisches Beschwerdebild liegt nicht vor. Die histologische Untersuchung der Magenschleimhaut kann eine völlig normale Schleimhaut ohne Rötung und Erosionen ergeben, obwohl der Patient starke Gastritisbeschwerden hat, andererseits können die Beschwerden bei Patienten trotz ausgeprägten feingeweblichen Veränderungen der Magenschleimhaut fehlen. In der Praxis spricht man erst dann von einer chronischen Gastritis, wenn die feingewebliche Untersuchung eine deutlich krankhafte Veränderung feststellt. Die Ursachen der chronischen Gastritis sind nicht bekannt. Stellvertretend für eine chronische Gastritis werden hier die Oberflächengastritis und die atrophische Gastritis besprochen.
Bei der Oberflächengastritis vermutet man, daß der Rückfluß des Gallensafts, in den Magen (Reflux) eine Rolle als Einflußfaktor spielt. Dies wird häufig bei Patienten mit Ulkus (siehe Seite 144) und einer vorangegangenen Operation beobachtet. Oft wird sie, bedingt durch Mangel an typischen Beschwerden, erst bei einer Magenspiegelung (Endoskopie) zur Abklärung unspezifischer Verdauungsstörungen (siehe Seite 149) festgestellt. Die Oberflächengastritis wird oft als Vorläufer der atrophischen Gastritis angesehen.
Bei der atrophischen Gastritis tritt eine fleckenförmige oder diffuse Schrumpfung (Atrophie) der Magenschleimhaut auf, die oft eine Verminderung der Magensäureproduktion und in manchen Fällen auch perniziöse Anämie zur Folge hat. Auch hier fehlt ein typisches Beschwerdebild. Einige Patienten klagen über Übelkeit, Schmerzen und Spannungsgefühl in der Magengegend, besonders nach dem Essen. Die atrophische Gastritis wird häufiger bei älteren Menschen beobachtet, sie gilt zudem als Risiko für Magenkrebs.

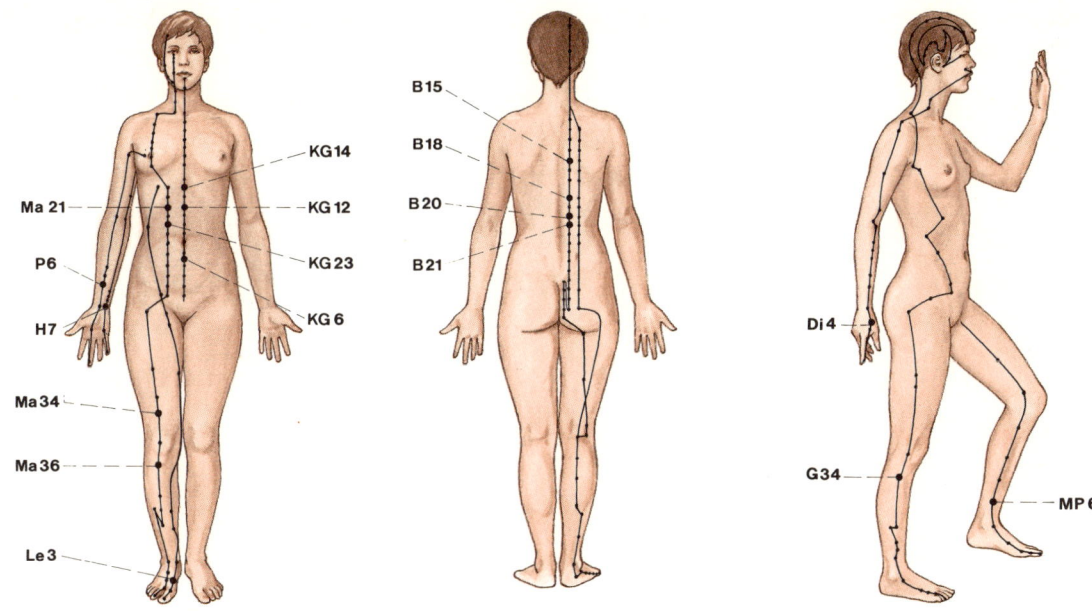

Akupressurpunkte bei Magenkrankheiten

Massage:
➡ Na-Greifen und Rou-Friktion: Di 4
➡ Qia-Tiefdrücken und Rou-Friktion: Ma 34, Ma 36, G 34, P 6, H 7
➡ An-Drücken und Rou-Friktion: KG 6, KG 12, KG 14, Ma 21, Ma 23, B 15, B 18, B 20, B 21, MP 6
➡ Qia-Tiefdrücken und Tui-Schieben: Le 3
➡ Mo-Kreisend reiben: Bauch um den Bauchnabel herum

Anmerkung:
● Meiden Sie reizende Nahrungs- oder Genußmittel wie Kaffee, schwarzen Tee, Nikotin und Alkohol.
● Entspannungsübungen und ausgleichende, sportliche Aktivitäten helfen längerfristig, die Beschwerden (besonders beim Reizmagen) zu lindern. Bei akuten Beschwerden helfen ungesüßter Kamillentee, leichtverdauliche Speisen (keine festen, fettigen oder stark gewürzte Gerichte) sowie Entspannung.
● Bei Verdacht, daß die Beschwerden durch Medikamente hervorgerufen werden, sollten Sie sofort zum Arzt gehen, um andere, magenschonende Medikamente zu erhalten.
● Beim Verdacht auf Verätzung müssen Sie sofort das Krankenhaus aufsuchen.

● Gehen Sie zum Arzt, wenn die Beschwerden länger anhalten. Wurde bereits eine atrophische Gastritis diagnostiziert, sind regelmäßige Kontrolluntersuchungen notwendig, da das Risiko für Magenkrebs besteht.

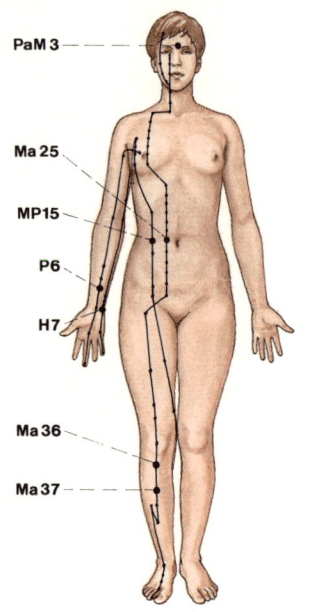
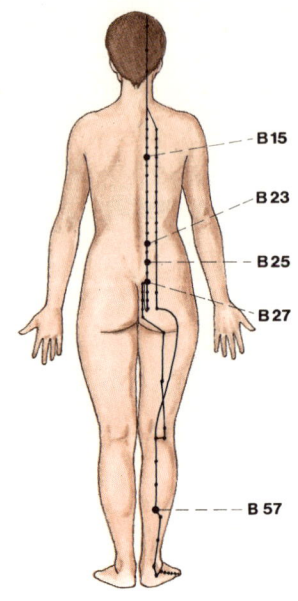
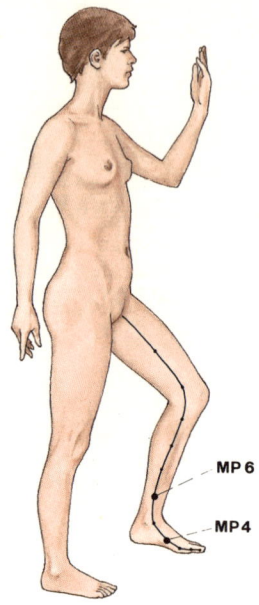

PaM 3

Ma 25

MP15

P6

H7

Ma 36

Ma 37

B 15

B 23

B 25

B 27

B 57

MP 6

MP 4

Akupressurpunkte bei Reizkolon

Reizkolon

(Colon irritabile / spastisches Kolon)

Als Reizkolon bezeichnet man den Beschwerdekomplex von Verstopfung, Durchfall oder beide Symptome im Wechsel, Blähungen und unklare Bauchschmerzen. Oft sind Teile des Dickdarms als schmerzhafter walzenförmiger Strang tastbar. Außerdem können Appetitstörungen, Übelkeit und Völlegefühl auftreten. Die organischen Befunde sind gering bzw. unauffällig, daher spricht man von einer funktionellen Störung des Dickdarms im Sinne einer Bewegungsstörung. Manchmal ist auch der Dünndarm daran beteiligt.
Die Ursachen des Reizkolons sind psychischer Natur. Besonders häufig kommt das Reizkolon bei Menschen vor,

die Schwierigkeiten haben, psychosozialen Streß zu verarbeiten, die zu Depressionen neigen oder vegetativ labil sind.

Massage:
➠ An-Drücken und Rou-Friktion: Ma 25, Ma 36, Ma 37, MP 4, MP 6, B 15, B 23, B 25, B 27, B 57, MP 15, PaM 3
➠ Qia-Tiefdrücken und Rou-Friktion: H 7, P 6
➠ Mo-Kreisend reiben: Bauch um den Bauchnabel herum (mit den Handflächen)

Anmerkung:
● Entspannungsübungen, Methoden zur Streßbewältigung und eine vollwertige, ballaststoffreiche sowie eine ausreichende Wasserzufuhr können die Behandlung sinnvoll ergänzen.
● Versuchen Sie, die psychosozialen Gründe herauszufinden und zu verarbeiten, eine Psychotherapie ist manchmal notwendig und erfolgreich.
● Sie sollten zum Arzt gehen, wenn der Stuhl blutig und schleimig ist und wenn die Bauchbeschwerden längere Zeit anhalten.

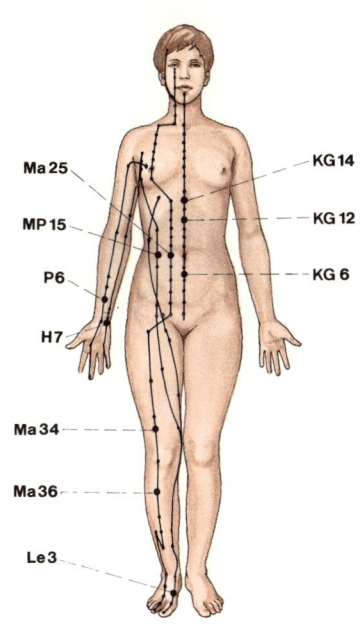

Ma 25
MP 15
P 6
H 7
Ma 34
Ma 36
Le 3
KG 14
KG 12
KG 6

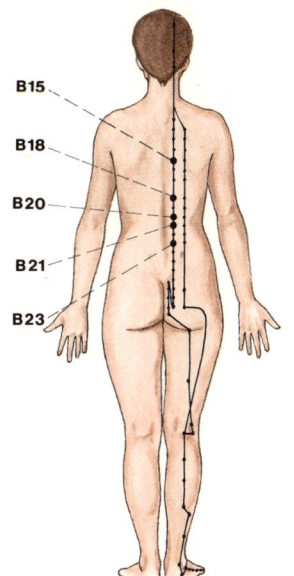

B 15
B 18
B 20
B 21
B 23

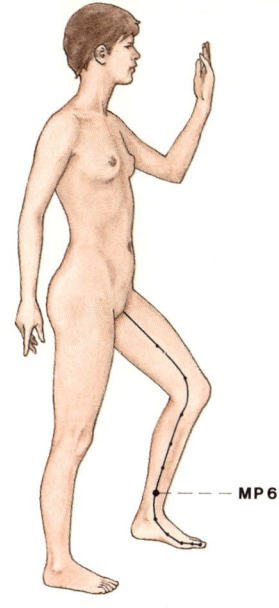

MP 6

Verdauungsstörung

(Funktionelle Dyspepsie)

Die Verdauungsstörung ist eine häufige Erkrankung. Völlegefühl, Aufstoßen, Bauchknurren und Blähungen stehen zusammen mit brennenden oder nagenden Schmerzen im Oberbauch im Vordergrund. Die Nahrungsaufnahme kann den Schmerz erleichtern oder verstärken. Oft klagen die Patienten zusätzlich über Übelkeit, Appetitlosigkeit, Verstopfung oder Durchfall. Die Ergebnisse der Untersuchungen im Magen-Darm-Bereich stimmen nicht mit dem Beschwerdebild überein bzw. können es nicht erklären. Als Ursache werden neben bestimmten Ernährungsgewohnheiten überwiegend psychische Faktoren (Ängste, Depressionen, Neurosen), angesehen.

Massage:
➠ An-Drücken und Rou-Friktion: B 15, B 18, B 20, B 21, B 23, KG 6, KG 12, KG 14, MP 6, MP 15, Ma 25, Ma 34
➠ Qia-Tiefdrücken und Rou-Friktion: Ma 36, H 7, P 6
➠ Qia-Tiefdrücken und Tui-Schieben: Le 3

Anmerkung:
● Sie sollten während der Beschwerdezeit leichte Kost (Zwieback, Haferflocken oder Reisbrei) und Kamillen-, Melissen- bzw. Fencheltee zu sich nehmen. Meiden Sie scharf gewürzte und fettige Speisen.
● Verzichten Sie nach Möglichkeit auf Süßigkeiten, Tabakwaren, Kaffee und Alkohol.

● Sie sollten versuchen, die psychosozialen Ursachen der Verdauungsstörungen herauszufinden und zu verarbeiten. Eine Psychotherapie ist manchmal notwendig.
● Entspannungsübungen, Yoga, Qi-Gong (chinesische Atemübungen und -meditation), Tai-Ji-Quan (chinesisches Schattenboxen) und Methoden zur Streßbewältigung können die Behandlung sinnvoll ergänzen.
● Gehen Sie zum Arzt, wenn die Beschwerden trotz der oben genannten Maßnahmen anhalten, sehr stark sind, immer wieder auftreten und wenn die Nahrungsaufnahme Beschwerden bereitet oder es zu Gewichtsverlust kommt.

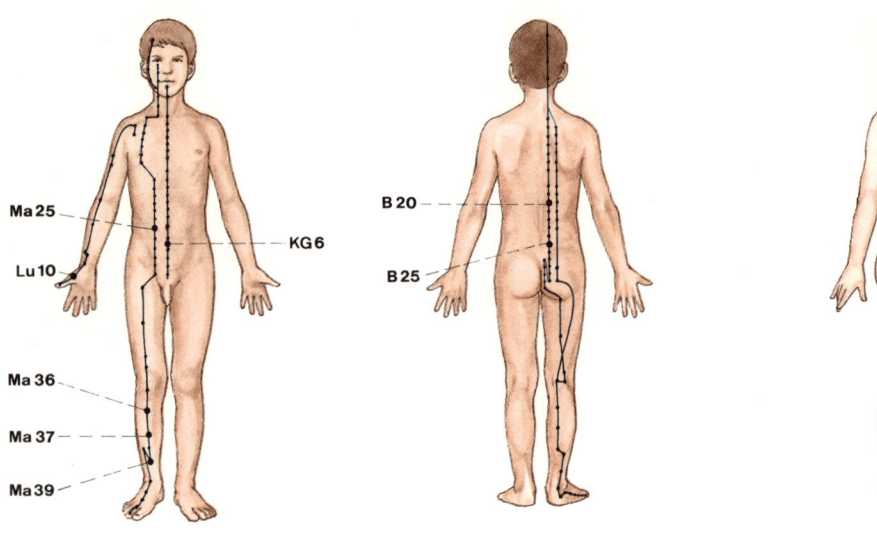

Ma 25
Lu 10
Ma 36
Ma 37
Ma 39

KG 6

B 20
B 25

MP 6

Akupressurpunkte bei Verdauungsstörung beim Säugling

Verdauungsstörung beim Säugling

(Dyspepsie)

Der Verdauungstrakt des Säuglings ist sehr viel störanfälliger, da die Organe noch nicht ausgereift sind, sie aber trotzdem aufgrund der hohen Wachstumsgeschwindigkeit des Körpers bis zur Grenze ihrer Leistungsfähigkeit arbeiten müssen und hinzu kommt, daß das regulierende Zentralnervensystem noch nicht voll entwickelt ist. Magen-Darm- und andere Infektionen (Grippe, Mittelohr- und Mandelentzündung) sind, neben klimatischen Faktoren sowie Ernährungsfehlern, die häufigsten Ursachen.
Es treten allgemeine Unruhe, Appetitlosigkeit, Gewichtsstillstand, Spucken, Erbrechen, Blähungen und Durchfall (mehr als fünf- bis sechsmal am Tag, dünnflüssiger bis wässriger, gelber oder grünlicher Stuhl, der oft mit Schleim vermengt ist und säuerlich riecht) auf. Bei starken Beschwerden können Kreislauf-, Herz-Rhythmus- und Bewußtseinsstörungen die Folge sein.

Massage:
➠ Qia-Tiefdrücken und Tui-Schieben: Lu 10 und den Teilverlauf des Lungenmeridians im Unterarm
➠ An-Drücken und Tui-Schieben: PaM 85
➠ Nie-Kneten: die Haut über der gesamten Wirbelsäule
➠ An-Drücken und Rou-Friktion: B 20, B 25, KG 6, Ma 25, MP 6
➠ Mo-Kreisend reiben: um den Nabel
➠ Qia-Tiefdrücken und Rou-Friktion: Ma 36, Ma 37, Ma 39

Anmerkung:
● Um die Behandlung zu unterstützen, sollten Sie dem Säugling Fencheltee zum Trinken geben.
● Achten Sie auf die richtige Ernährung Ihres Kindes (keine Über- und Unterernährung) und auf ausreichende Hygiene (Desinfektion der Flasche und des Saugers sowie saubere, frische Nahrungsmittel). Lassen Sie sich, eventuell von Ihrem Kinderarzt, über die richtige Ernährung beraten.
● Bringen Sie Ihr Kind zum Arzt, wenn es die Nahrungsaufnahme verweigert, Gewichtsstillstand oder -verlust eintritt, es an Bewußtseinsstörung leidet, wenn die Beschwerden sehr stark sind oder längere Zeit anhalten.

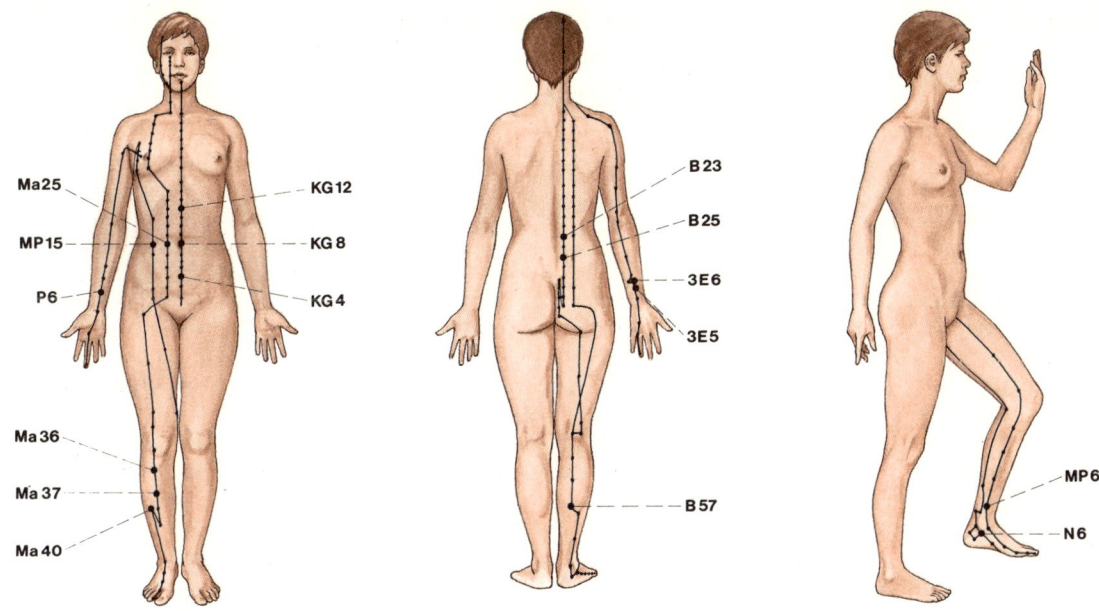

Ma25
MP15
P6
Ma36
Ma37
Ma40

KG12
KG8
KG4

B23
B25
3E6
3E5
B57

MP6
N6

Verstopfung

(Obstipation)

Die Häufigkeit der Darment-
leerung ist bei den Menschen
sehr verschieden. Sie kann
zwei- bis dreimal am Tag oder
nur einmal innerhalb von drei
bis vier Tagen erfolgen. Das
gelegentliche Ausbleiben des
Stuhlgangs über einige Tage
hinweg ist nicht ungewöhnlich
und nicht schädlich. Der
Darm muß sich nicht jeden
Tag entleeren, und von Verstopfung spricht man in der
Medizin erst, wenn sich der
Darm erst nach fünf oder
mehr Tagen entleeren kann.
Eine vorübergehende Ver-
stopfung kann durch plötz-
liche Änderung der Gewohnheiten (z. B. auf Reisen,
längere Bettruhe, Kranken-
hausaufenthalte) sowie durch
Streß bedingt sein. Aber auch
viele andere Erkrankungen

(z. B. Schilddrüsenunterfunktion, Nierenkolik), Vergiftungen (z. B. durch Blei), die
Einnahme bestimmter Medi-
kamente (z. B. Opiate, Beruhigungsmittel, säurebindende
Medikamente) und eine
Schwangerschaft können eine
vorübergehende Verstopfung
bedingen. Der Stuhlgang normalisiert sich jedoch innerhalb kurzer Zeit, sobald die
Ursachen beseitigt sind.
Eine chronische Verstopfung
wird meist durch eine fehler-
hafte Ernährung (z. B. Mangel
an Ballaststoffen und Flüssigkeit), durch Bewegungs-
mangel und auch durch
anhaltende psychische Belastungen verursacht. Die chronische Verstopfung wird
begünstigt durch fehlende
Stuhlgangsgewohnheiten,
ungeregelten Tagesablauf
und starken Nikotin-, Kaffee-
und Teekonsum. Die irrige

Vorstellung, eine Stuhlgangs-
häufigkeit von einmal pro Tag
sei notwendig, führt bei
manchen Menschen zur Ein-
nahme von Abführmitteln. Der
Darm gewöhnt sich recht
schnell daran, auch wenn die
Mittel pflanzlicher Herkunft
sind; er wird träger und kann
sich nicht mehr selbständig
entleeren. Zudem stören
Abführmittel den Mineralstoff-
haushalt und führen bei
längerer Anwendung zur
Schädigung von Darm- und
Herzmuskulatur.

Massage:

➡ Mo-Kreisend reiben: Bauch um den Nabel herum, die Richtung ist nicht entscheidend (mit den Handflächen)

➡ An-Drücken und Rou-Friktion: gesamter Dickdarmverlauf und Ma 25, MP 15, KG 4, KG 8, KG 12, B 23, B 25, B 57, MP 6

➡ Qia-Tiefdrücken und Rou-Friktion: Ma 36, Ma 37, Ma 40, 3E 5, 3E 6, P 6

➡ An-Drücken und Tui-Schieben: N 6

Anmerkung:

● Bauchatmung, regelmäßige körperliche Bewegung (Sport), Wechselduschen, eine hohe Ballaststoffzufuhr (Vollkornprodukte, Obst und Gemüse) sowie ausreichende Flüssigkeitszufuhr) sorgen für die Füllung des Dickdarms und regen die Peristaltik (Darmbewegung) an.

● Entspannungsübungen, autogenes Training, Yoga, Qi-Gong (chinesische Atemübungen und -meditation), Tai-Ji-Quan (chinesisches Schattenboxen) und Spaziergänge helfen, den Stuhlgang zu regulieren und den Streß besser zu bewältigen.

● Unterlassen Sie sofort die Einnahme von Abführmitteln und gedulden Sie sich, bis der Darm wieder gefüllt ist, und seine Tätigkeit ohne Hilfe wieder aufnimmt.

● Gehen Sie zum Arzt, wenn die oben genannten Maßnahmen nicht helfen, wenn die Verstopfung längere Zeit besteht oder ihre Ursache nicht geklärt ist, wenn sie im höheren Alter zum ersten Mal auftritt und wenn gleichzeitig Blutungen und Schmerzen auftreten.

Bauchspeicheldrüse, Leber und Gallenblase

Entzündung und Funktionsschwäche der Bauchspeicheldrüse

(Pankreatitis und Pankreasinsuffizienz)

Eine akute Entzündung der Bauchspeicheldrüse wird meist durch ein Gallensteinleiden verursacht, aber auch Erkrankungen des Zwölffingerdarms, Steinbildungen in den Pankreasgängen, operative Eingriffe im Bereich des Magens, des Zwölffingerdarms und der Gallenblase sowie Alkoholismus sind häufig die Ursache einer Pankreatitis. In seltenen Fällen wird sie durch Infektionen (z. B. Mumps), Fettstoffwechselstörungen, Schilddrüsenüberfunktion, Verletzungen und Medikamente (z. B. Kortison) hervorgerufen. Bei einem Fünftel der Fälle bleibt die Ursache unbekannt. Typische Beschwerden sind meist plötzlich, seltener auch allmählich einsetzende heftige Schmerzen im mittleren Oberbauch, die in verschiedene Bereiche (in vielen Fällen jedoch in den Rücken) ausstrahlen können und von Übelkeit sowie Erbrechen begleitet werden. Die Bauchdecke kann dabei stark gespannt (bretthart) sein. Es kann zu einem Kreislaufschock (Blutdruckabfall, Atemnot, Herzjagen und Verlust der Gesichtsfarbe) kommen. Außerdem können Blähungen, Darmverschluß, Bauchwassersucht, Gelbsucht und andere unbestimmte Oberbauchbeschwerden auftreten.

Eine chronische Entzündung des Pankreas hat ähnliche Ursachen wie die akute; zudem glaubt man, daß angeborene oder erworbene Fibrose (Vermehrung des Bindegewebes) und Autoimmunreaktionen (Zerstörung der Pankreaszellen durch eigene Abwehrzellen) eine Rolle spielen. Die Folge der chronischen Pankreatitis ist eine Schwächung der Pankreasfunktion (Pankreasinsuffizienz). Die Drüse sondert zuwenig Bauchspeichel ab, der für die Verdauung von Fett und Eiweiß und Kohlenhydrate wichtig ist. Die gestörte Verdauungstätigkeit und der Vitaminmangel hat fettig-breiige, massige Stühle, Muskelschwund, körperliche Schwäche, Abbau der Knochensubstanz, Nachtblindheit, Blutungsneigung und Hautveränderungen zur Folge.

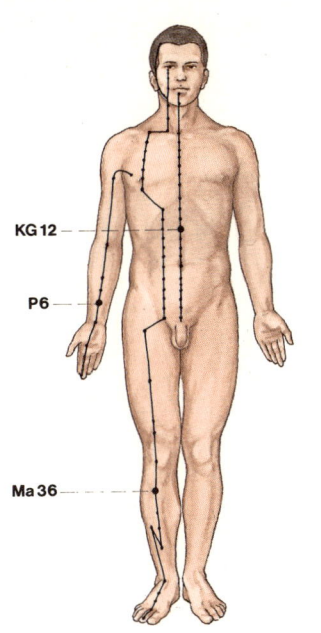
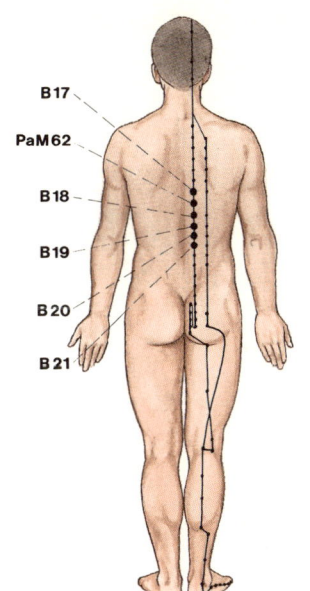
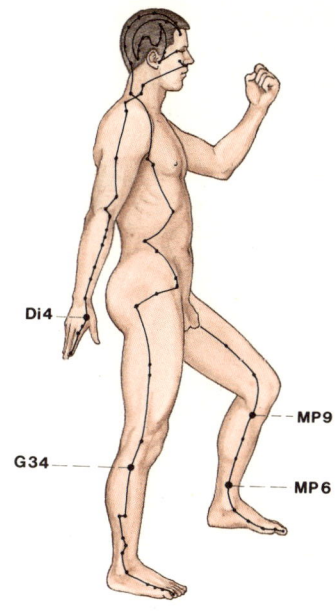

KG 12
P 6
Ma 36

B 17
PaM 62
B 18
B 19
B 20
B 21

Di 4
G 34
MP 9
MP 6

Akupressurpunkte bei Entzündung und Funktionsschwäche der Bauchspeicheldrüse

Massage:
➠ An-Drücken und Rou-Friktion: B 17, B 18, B 19, B 20, B 21, PaM 62
➠ Qia-Tiefdrücken und Rou-Friktion: Ma 36, MP 6, MP 9, G 34, KG 12, P 6
➠ Qia-Tiefdrücken und Tui-Schieben: PaM 85 (mittlere und untere Brustwirbel)
➠ Na-Greifen und Rou-Friktion: Di 4

Anmerkung:
● Akupressur hilft, die Beschwerden zu lindern, die Abwehrkräfte zu stärken und die Funktion der Bauchspeicheldrüse anzuregen. Sie kann bei einer akuten Pankreatitis wegen der Lebensgefahr nur als Hilfs- und nicht als Hauptmaßnahme eingesetzt werden.
● Suchen Sie unverzüglich eine Klinik auf, wenn Anzeichen einer akuten Pankreatitis zu beobachten sind, damit lebensrettende Maßnahmen getroffen werden können.
● Bei akuter Pankreatitis besteht in den ersten zwei bis drei Tagen absolutes Nahrungs- und Getränkeverbot. Ab dem vierten bzw. fünften Tag wird eine Diät aus leichtverdaulicher, kohlenhydrathaltiger Kost gegeben, danach werden Magerquark und pflanzliche Fette zugesetzt.

● Sie sollten sowohl bei der akuten als auch bei der chronischen Pankreatitis Alkohol absolut meiden.
● Bei chronischer Pankreatitis sollten Sie auf eine fettarme Kost achten. Manche pflanzlichen Fette, wie Kokosfett, sind gut verträglich, weil sie leicht ohne die Bauchspeichelenzyme verdaut werden können. Möglicherweise wird der Arzt Präparate mit Verdauungsenzymen und säurebindende Mittel verordnen.
● Körperliche Anstrengungen sollten Sie so lange unterlassen, bis Sie wieder vollkommen gesund sind.
● Gehen Sie auch zum Arzt, wenn Sie an typischen Beschwerden der Pankreasinsuffizienz leiden. Denn sie können auch Folge eines Pankreastumors sein.

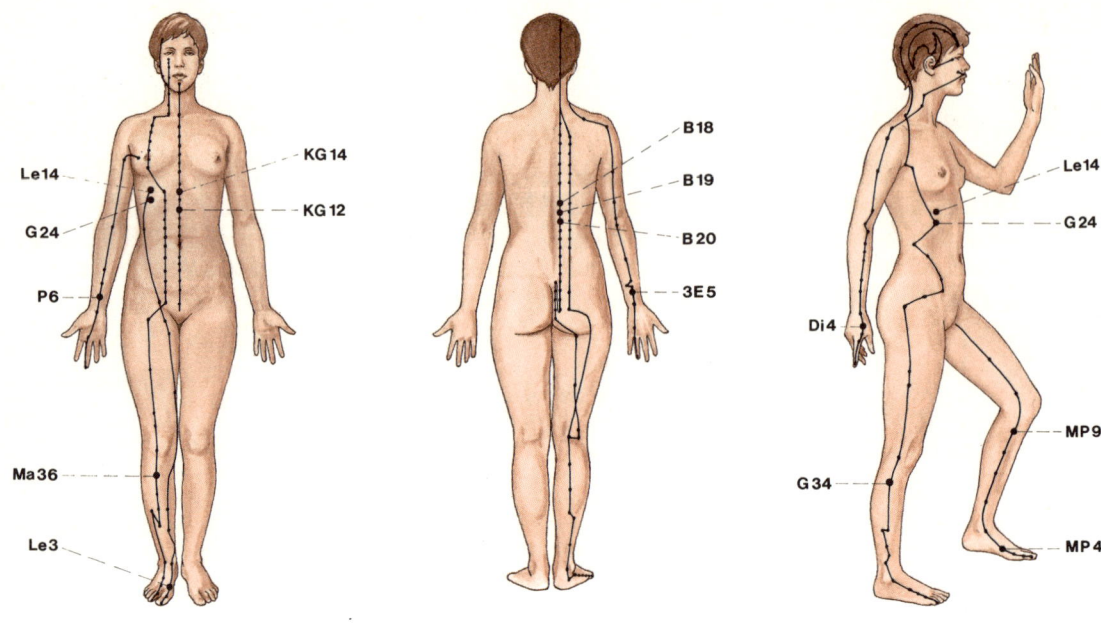

B 18
B 19
B 20
3E 5

KG 14
Le14
KG 12
G 24
P 6
Ma 36
Le 3

Le14
G 24
Di 4
MP 9
G 34
MP 4

Akupressurpunkte bei Gallenblasenentzündung und Gallensteinen

Gallenblasen-entzündung und Gallensteine

(Cholezystitis und Cholelithiasis)

Eine Entzündung der Gallen-blase (Cholezystitis) wird meist durch Gallensteine, manch-mal auch durch andere Infek-tionen (z. B. des Magen-Darm-Trakts oder der Lunge) provoziert; auch die Gallen-gänge können dabei befallen werden (Cholangitis). Es tre-ten folgende Symptome auf: Fieber, Übelkeit, Erbrechen, Unverträglichkeit von fetten Speisen, Druckempfindlich-keit und Schmerzen im rech-ten Oberbauch, die manch-mal kolikartig sind und in die rechte Schulter und den rech-ten Arm ausstrahlen. Die Bildung der Gallensteine (Cholelithiasis) wird durch

eine Stoffwechselstörung in der Leber ermöglicht und durch Gallenstau begünstigt. Die Steine können unter-schiedliche Formen und Größen einnehmen. Viele Menschen, aber mehr Frauen als Männer, leiden an Gallen-steinen. Etwa die Hälfte der Gallensteinträger sind zeit-weise frei von Beschwerden; manche davon klagen nur ab und zu über unklare Ober-bauchbeschwerden oder Ver-dauungsstörungen. Größere Steine blockieren den Ausfüh-rungsgang der Gallenblase oder andere Gallengänge. Wird der Gallenfluß behindert oder wandert der Stein, ent-stehen Koliken, starke krampfartige Schmerzen in der Gallengegend, die in die rechte Schulter oder den rechten Arm ausstrahlen und mit Schweißausbruch, oft auch Fieber, einhergehen.

Außerdem klagen die Patien-ten über Druckempfindlich-keit im rechten Oberbauch, Übelkeit, Erbrechen; nach der Kolik tritt gelegentlich Gelb-sucht (Gelbfärbung der Augenbindehaut, dunkle Urin-färbung) auf. Gefürchtete Komplikationen der Gallenblasenentzündung und der Gallensteine sind: Vereiterung der Gallenblase, Gallenstauung mit Leberschä-digung als Folge, Entzündung der Bauchspeicheldrüse (siehe Seite 152), Bauchfell-entzündung infolge eines Durchbruchs der vereiterten Gallenblase sowie Karzinom (Krebs) der Gallenblase und der Gallengänge.

154

Massage:

➡ Qia-Tiefdrücken und Rou-Friktion: G 34, MP 4, MP 9, Ma 36, P 6, 3E 5

➡ An-Drücken und Rou-Friktion: B 18, B 19, B 20, G 24, Le 14, KG 12, KG 14

➡ Na-Greifen und Rou-Friktion: Di 4

➡ Qia-Tiefdrücken und Tui-Schieben: Le 3, PaM 85 (untere Brustwirbelsäule)

➡ An-Drücken und Tui-Schieben: Rippenbogen, von innen nach außen

Anmerkung:

• Akupressur kann keine Steine verkleinern oder auflösen! Auch wenn sie gegen Entzündungen, starke Schmerzen und andere Beschwerden des Gallenleidens wirksam ist und gelegentlich durch entkrampfende und entspannende Wirkung kleinere Steine aus der Gallenblase auszuscheiden vermag.

• Fettarme Kost (z. B. Breikost, Zwieback und Tee) ist in der akuten Phase angezeigt. Ob eine fettarme Diät nach der Erkrankung notwendig ist, ist umstritten. Wer will, kann eine individuelle Schonkost nach Belieben zusammenstellen. Viel wichtiger ist es, die tägliche Nahrungsmenge auf fünf kleinere Mahlzeiten zu verteilen.

• Viele Medikamente zur Behandlung von Gallenleiden sind in ihrer Wirkung umstritten. Erwiesen ist die Wirkung der Medikamente mit Gallensäure (Chenodesyxychol-säure) zur Auflösung von Cholesterinsteinen. Deswegen sollten Sie die Medikamente nur nach ärztlicher Verordnung einnehmen.

• Gehen Sie bei Verdacht auf Gallenblasenentzündung (Schmerzen im rechten Oberbauch) sofort zum Arzt, damit durch die rechtzeitige Behandlung keine gefürchteten Komplikationen eintreten können.

• Gehen Sie auch zum Arzt, wenn Sie eine Gelbsucht bekommen, wenn häufig eine Gallenkolik auftritt, um die Steine durch Medikamente oder durch eine Operation zu beseitigen.

Hepatitis

Die akute Hepatitis wird durch Viren hervorgerufen. Man unterscheidet in Virus-A- und Virus-B-Hepatitis sowie in Non-A-Non-B-Hepatitis. Alle Hepatitisviren können sowohl über den Magen-Darm-Trakt als auch über den Blutweg übertragen werden. Hepatitis A wird durch Virus Typ A verursacht, der meist durch verunreinigte Nahrungsmittel übertragen wird. Sie tritt häufiger auf, hat aber einen leichteren Verlauf. Hepatitis B wird durch Virus Typ B ausgelöst und meist durch verunreinigte Kanülen, Bluttransfusionen und Schleimkontakt mit erkrankten Personen (z. B. Geschlechtsverkehr) übertragen. Die Hepatitis B hat ein schweres Beschwerdebild. Wenn der Nachweis der oben genannten beiden Viren nicht vorliegt, spricht man von Hepatitis Non-A-Non-B. Über den Virus von diesem Typ weiß man noch recht wenig. Sie hat einen milderen Verlauf im Vergleich zur Hepatitis B. Die Hepatitisviren brauchen eine gewisse Zeit, um sich einzunisten und Beschwerden hervorzurufen; Typ A benötigt bis zu 60 Tagen, Typ B etwa zwei bis sechs Monate. Anfangs treten grippeähnliche Beschwerden auf: Abgeschlagenheit, Kopfschmerzen, Übelkeit, Brechreiz, Appetitlosigkeit und Abneigung gegen fette Speisen, Fleisch, Alkohol und Nikotin. Häufig verspüren die Patienten ein Spannungsgefühl oder Schmerzen unter dem rechten Rippenbogen, in den Gliedern, und sie haben entzündliche Hautausschläge. Das gelegentlich auftretende

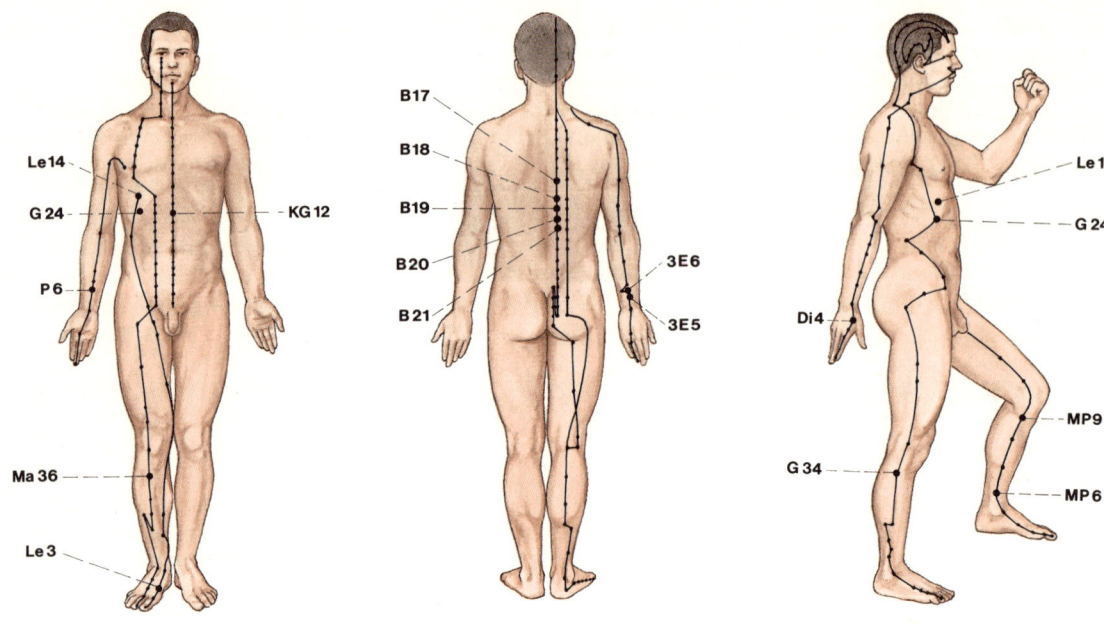

Akupressurpunkte bei Hepatitis

mäßige Fieber verschwindet mit dem Beginn der Gelbsucht. Der Urin ist dann dunkelbraun gefärbt, der Stuhl ist entfärbt (grauweiß), und die Augenbindehaut ist gelb. Die Haut kann gelb, aber auch rötlich sein. Bei etwa der Hälfte der Patienten, insbesondere bei Kindern, verläuft die Hepatitis ohne Gelbsucht. Eine chronisch persistierende Hepatitis, bedingt durch eine Schwäche des Abwehrsystems oder durch eine Autoimmunreaktion (Selbstzerstörung der Leberzellen durch eigene Abwehrzellen), ist eine milde Form der Hepatitis, kann aber jahrelang bestehen.
Eine andere Form, nämlich die chronisch-aggressive Hepatitis, wird durch einen Defekt des Abwehrsystems, vermutlich eine Reifestörung der Abwehrzellen (Lymphozy-

ten), bedingt. Sie neigt zu häufig wiederholter Gelbsucht und zur Leberzirrhose (Zerstörung und Ersatz der Leberzellen durch das Bindegewebe).

Massage:
➥ An-Drücken und Rou-Friktion: B 17, B 18, B 19, B 20, B 21, KG 12, G 24, Le 14
➥ Qia-Tiefdrücken und Rou-Friktion: Ma 36, MP 6, MP 9, G 34, P 6, 3E 5, 3E 6
➥ Qia-Tiefdrücken und Tui-Schieben: Le 3
➥ Na-Greifen und Rou-Friktion: Di 4

Anmerkung:
● Akupressur kann die Beschwerden rasch lindern und die Heilung beschleunigen.
● Zur Heilung der Hepatitis gibt es keine ursächlich wirksamen Medikamente; abwehrsteigernde pflanzliche Mittel können die Krankheitsdauer verkürzen.
● Wenn Sie grippeähnliche Beschwerden bei gleichzeitig auftretenden Schmerzen oder Spannungsgefühl unter dem rechten Rippenbogen (Frühzeichen der Hepatitis) bekommen, sollten Sie nicht eigenmächtig zu Grippe- oder Kopfschmerztabletten greifen, denn die Wirkstoffe dieser Tabletten belasten die Leber.
● Eine fettarme Kost ist nur angezeigt, solange eine Abneigung gegen diese Speisen (besonders in der Anfangsphase der Hepatitis)

besteht. Eine fett- und eiweiß-reiche Ernährung kann in der zweiten Krankheitsphase (nach Auftreten der Gelbsucht) den Verlauf der Krankheit verkürzen.

• Wenn Sie während der Erkrankung nicht in einer Klinik sind, sondern zu Hause bleiben, sollten Sie besondere hygienische Maßnahmen ergreifen. Benutzen Sie separate Gegenstände und Toiletten und desinfizieren Sie diese. Meiden Sie auch engen Kontakt mit Personen, um die Hepatitis nicht weiter zu übertragen.

• Sie sollten die Bettruhe so lange einhalten, bis die Leberwerte besser geworden sind. Danach sollten Sie sich nur langsam wieder belasten und sich weiterhin viel Ruhe gönnen, auch dann, wenn Sie sich bereits wieder relativ gut fühlen.

• Beugen Sie nach Möglichkeit einer Hepatitis vor, meiden Sie vor allem verunreinigte Nahrungsmittel und ungekochtes Wasser, besonders auf Reisen in südliche Länder, und vermeiden Sie den engen Kontakt mit Patienten. Die Schutzimpfung zeigt eine gute Wirksamkeit gegen Hepatitis B und eine relative Wirksamkeit gegen Hepatitis A.

• Wenn Sie Gelbsucht bekommen, sollten Sie auf jeden Fall zum Arzt gehen; auch dann, wenn Sie mit einem Hepatitispatienten intimen Kontakt hatten.

• Lassen Sie sich vor Antritt einer Reise in ein fremdes Land bezüglich einer Schutzimpfung vom Arzt, im Tropeninstitut, durch die Gesundheitsbehörde oder in einer Impfstelle beraten.

Niere und Harnblase

Bettnässen

(Enuresis)

Die Kontrolle über die Harnblase ist nicht nur eine Frage der Reife, sondern auch der Übung. Den Reflex der gefüllten Harnblase muß das Kind während des Schlafes spüren lernen. Die meisten Kinder können im allgemeinen spätestens nach dem dritten Lebensjahr die Harnblase tagsüber und nach dem vierten Lebensjahr auch nachts kontrollieren.

Das Bettnässen kann bei Kindern über fünf Jahren unterschiedliche Ursachen haben. Es kann organisch bedingt sein, z. B. durch Fehlbildungen im Harnsystem, durch eine anlagebedingte geringe Harnblasenkapazität oder eine vermehrte Harnproduktion in der Nacht, durch Abflußbehinderungen der unteren Harnwege, durch Blasenentzündungen, Rückenmarkserkrankungen, durch einen Spaltwirbel (Spina bifida), durch Reifungsstörung des Nervensystems bei Frühgeborenen, durch zerebrale Kinderlähmung und durch unentdeckte nächtliche Epilepsieanfälle.

Viel häufiger sind aber die psychischen Ursachen, die oft durch ein Fehlverhalten der Eltern bei der Sauberkeitserziehung (zu früh, zu spät oder überbetont) und durch Konflikte in der Familie entstehen. Auch mangelnde Zuwendung und anderer psychosozialer Streß, wie Überforderung in der Schule, Angst vor Versagen oder ein Wohnortwechsel, können besonders bei Kindern, die bereits trocken sind, Bettnässen hervorrufen. Seltener ist Bettnässen aus Gewohnheit, bei dem das Kind den richtigen Zeitpunkt verpaßt hat, obwohl die Ursachen des Bettnässens beseitigt sind. Das Bettnässen kann bis in das Pubertätsalter hineinreichen und selten im Erwachsenenalter fortbestehen.

Massage:

➭ An-Drücken, Rou-Friktion und Mo-Kreisend reiben: KG 3, KG 4, KG 6, Ma 28, Ma 29, LG 2, LG 3, LG 4, B 23, B 24, B 28

➭ An-Drücken und Rou-Friktion: MP 6, MP 9

➭ Qia-Tiefdrücken und Rou-Friktion: Ma 36, P 6, H 7

➭ Qia-Tiefdrücken und Tui-Schieben: Le 3

➭ Na-Greifen und An-Drücken: N 3 zusammen mit B 60

➭ An-Drücken, Tui-Schieben, Ma-Wischen und Mo-Kreisend reiben: Kreuzbein

➭ Nie-Kneten und Tui-Schieben: Haut des Kreuzbeins und der Lendenwirbelsäule

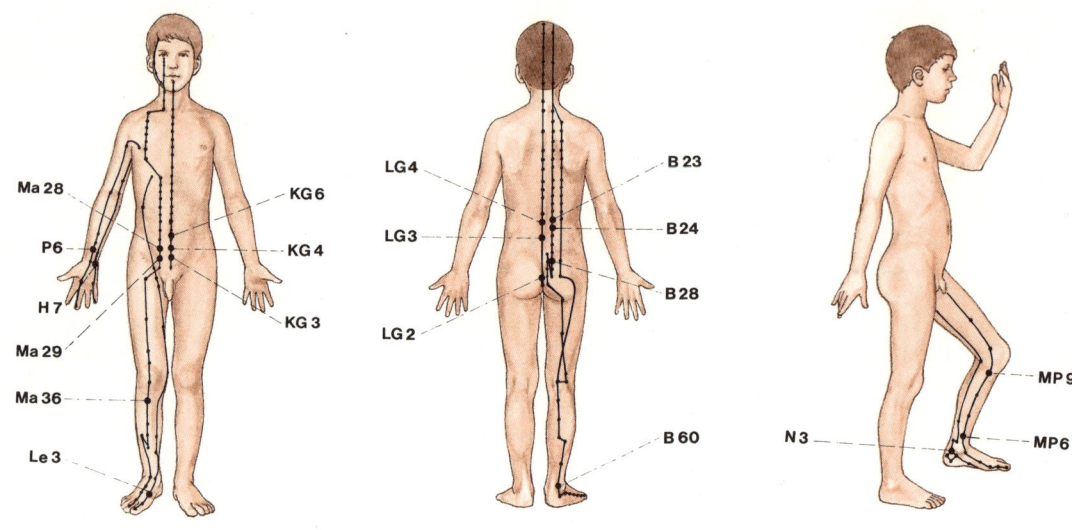

Akupressurpunkte bei Bettnässen

Die Abbildung zeigt folgende Beschriftungen:

Ma 28, P 6, H 7, Ma 29, Ma 36, Le 3, KG 6, KG 4, KG 3 (Vorderansicht)

LG 4, LG 3, LG 2, B 23, B 24, B 28, B 60 (Rückansicht)

MP 9, N 3, MP 6 (Seitenansicht)

Anmerkung:

● Auch wenn ein bettnässendes Kind die Eltern durch ständiges Wechseln der Bettwäsche und andere soziale Unannehmlichkeiten (z. B. bei der Urlaubsreise) belastet, sollten Sie dem Kind mit viel Einfühlungsvermögen, Verständnis und Geduld begegnen, denn es wird psychisch durch Hänseleien und Verachtung von Spiel- und Schulkameraden ohnehin schon sehr belastet.

● Eltern sollten die Behandlung unterstützen, indem sie dem Kind drei bis vier Stunden vor dem Schlafengehen bzw. nach dem Abendessen nichts mehr zu trinken geben und es regelmäßig vor dem Schlafengehen die Blase entleeren lassen.

● Eltern sollten für eine Atmosphäre der Ruhe und Geborgenheit sorgen und Aufregungen, auch Fernsehen, vor dem Schlafengehen vermeiden.

● Das Kind sollte die Blasenmuskeln und die Blasenkapazität durch Hinauszögern des Wasserlassens tagsüber trainieren.

● Eltern sollten bei Anwesenheit des Kindes nicht mit Dritten über das Problem des Bettnässens sprechen, zudem sollte das Kind für „trockene" Nächte gelobt werden. Auch wenn es nach ein paar „trockenen" Nächten wieder näßt, sollten Sie ihm keine Vorwürfe machen.

● Suchen Sie mit Ihrem Kind den Arzt auf, wenn es nach dem dritten bis vierten Lebensjahr tagsüber und nach dem fünften bis sechsten Lebensjahr nachts einnäßt oder wenn das bereits trockene Kind wieder einnäßt.

● Bei schwierigen Fällen sollte eine Psychotherapie in Erwägung gezogen werden, um die Ursachen herauszufinden und sie behandeln zu können.

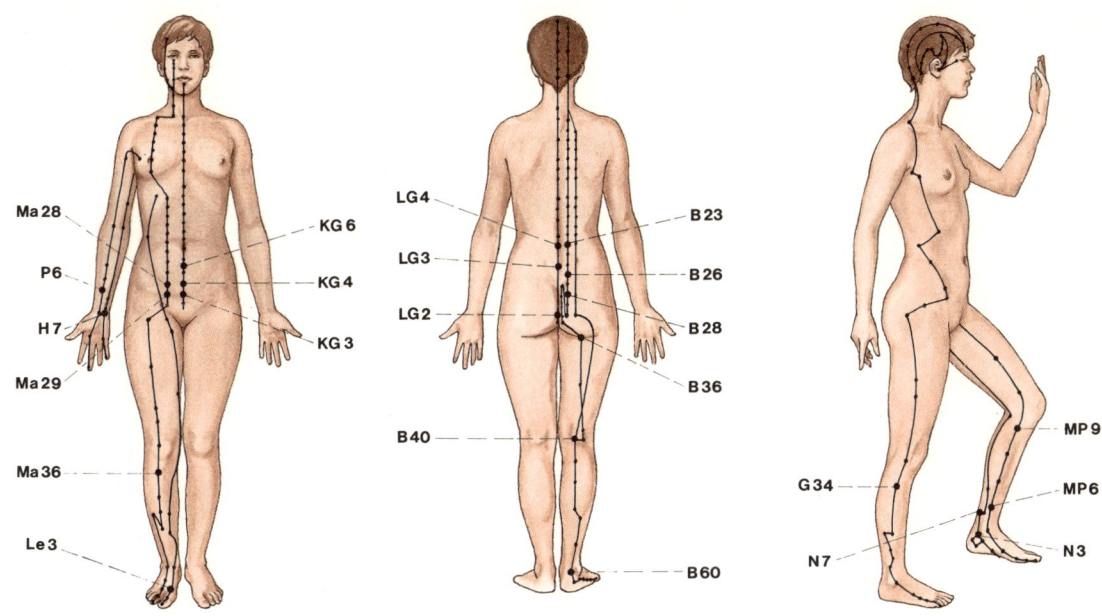

Unwillkürlicher Harnabgang und Reizblase

(Harninkontinenz und irritable bladder)

Harnträufeln bzw. unwillkürlicher Harnabgang (Harninkontinenz) bei Erwachsenen kann organische Ursachen haben wie Rückenmarkserkrankungen, Spaltwirbel (Spina bifida), multiple Sklerose, Blasensteine, Tumore und Harnblasenentzündung (siehe Seite 160), Prostatavergrößerung, Fisteln und Verletzungen. Es kann auch eine nervlich bedingte Funktionsstörung der Harnblase, des Blasenschließmuskels (z. B. beim Husten, körperlicher Anstrengung und bei Frauen nach mehreren Geburten und alten Menschen mit Abnahme

der geistigen Kontrollfunktionen) vorliegen und psychische Ursachen haben.
Bei der Reizblase steht der Harndrang bei geringer Blasenfüllung mit häufigem Wasserlassen im Vordergrund, manchmal auch unwillkürlicher Harnabgang und paradoxerweise auch mit Hemmung bzw. Schwierigkeiten bei der Entleerung. Hier liegen, neben den entzündlichen Veränderungen der Harnblase, der unteren Harnwege, der Gebärmutter und der Scheide, psychisch-vegetative Ursachen zugrunde. Außerdem kann eine Reizblase auch durch hormonelle Störungen, z. B. geringe Östrogenproduktion in den Wechseljahren bedingt sein und durch Vergiftung mit Anilin (Farbstoff) hervorgerufen werden.

Massage:
➠ An-Drücken und Rou-Friktion: N 7, MP 6, MP 9, G 34, B 23, B 26, B 28, B 36, B 40
➠ Qia-Tiefdrücken und Rou-Friktion: Ma 36, H 7, P 6, LG 2, LG 3, LG 4
➠ An-Drücken, Rou-Friktion und Mo-Kreisend reiben: KG 3, KG 4, KG 6, Ma 28, Ma 29
➠ Qia-Tiefdrücken und Tui-Schieben: Le 3
➠ Na-Greifen und An-Drücken: N 3 zusammen mit B 60
➠ An-Drücken, Ma-Wischen und Mo-Kreisend reiben: Kreuzbein
➠ An-Drücken und Tui-Schieben: Innenseite des Oberschenkels (mit der Handwurzel)
➠ An-Drücken und Mo-Kreisend reiben: Unterbauch (mit der Handfläche)

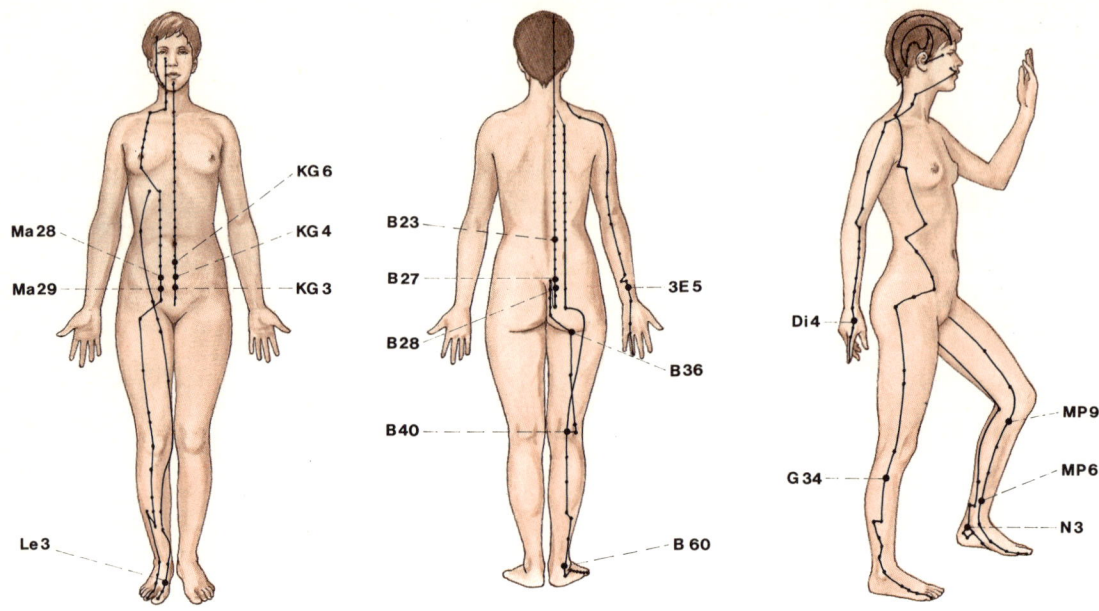

Akupressurpunkte bei Harnblasenentzündung

Anmerkung:
- Sie sollten bei unwillkürlichem Harnabgang bzw. Harndrang zum Arzt gehen.
- Wenn Sie Zusammenhänge zwischen den Beschwerden und psychischem Streß kennen, sollten Sie versuchen, die Ursachen zu beseitigen.

Harnblasen-entzündung
(Zystitis)

Eine Entzündung der Harnblase wird häufig durch eingeschleppte Keime, meist Bakterien, seltener Viren, verursacht. Die Keime können über die Harnröhre in die Blase gelangen, aber auch bei einer Nierenbeckenentzündung von der Niere in die Harnblase herabgeleitet werden. Die unbehandelte Zystitis kann wiederum durch aufsteigende Keime eine Nierenbeckenentzündung verursachen. Frauen sind, bedingt durch ihre kürzere Harnröhre, anfälliger als Männer. Psychosozialer Streß kann über eine momentan geschwächte Abwehrlage die Entstehung einer Zystitis begünstigen. Typische Anzeichen der Zystitis sind: Häufiges Wasser-

lassen mit Brennen (auch in der Nacht), Harndrang mit Hemmung der Entleerung, unwillkürlicher Harnabgang. Der Urin kann mitunter auch blutig sein. Wenn die Niere an der Entzündung beteiligt ist, können Fieber, Schüttelfrost, Schmerzen in der Nierengegend, Übelkeit und Erbrechen auftreten.

Massage:
➡ An-Drücken und Rou-Friktion: B 23, B 27, B 28, B 36, B 40, MP 6, MP 9
➡ An-Drücken, Rou-Friktion und Mo-Kreisend reiben: KG 3, KG 4, KG 6, Ma 28, Ma 29
➡ Qia-Tiefdrücken und Rou-Friktion: G 34, 3E 5
➡ Qia-Tiefdrücken und Tui-Schieben: Le 3
➡ Na-Greifen und An-Drücken: N3 zusammen mit B 60

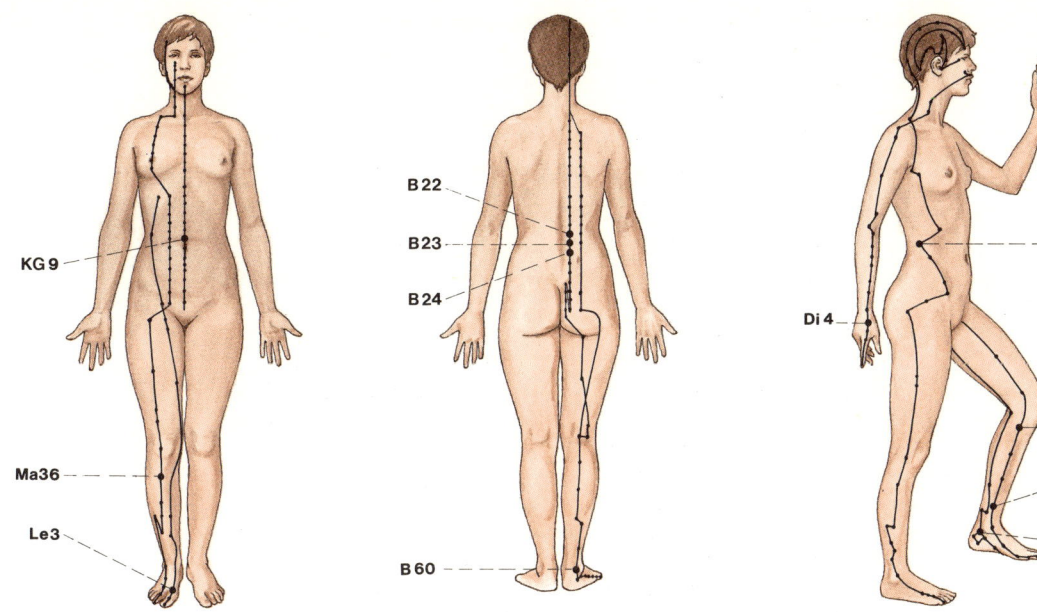

KG 9

Ma36

Le3

B 22

B 23

B 24

B 60

G 25

Di 4

MP9

MP 6

N 3

⟹ Na-Greifen und Rou-Friktion: Di 4
⟹ An-Drücken, Ma-Wischen und Mo-Kreisend reiben: Kreuzbein

Anmerkung:
● Kälte kann unter Umständen für den Körper zusätzlichen Streß bedeuten. Wenn Sie für Entzündungen anfällig sind, sollten Sie Kälte nach Möglichkeit meiden. Sitzen Sie daher nicht auf kalten Gegenständen, halten Sie sich während der kühlen Jahreszeit warm und trocken, auch die Hände und Füße.
● Achten Sie auf ausreichende Hygiene und trinken Sie, gerade während der Erkrankung, viel, z. B. Kräutertee.
● Sie sollten den After nach dem Stuhlgang immer von vorne nach hinten wischen.

● Gehen Sie sofort zum Arzt, wenn der Urin blutig ist, wenn die Beschwerden der Harnblasenentzündung stark sind oder zusammen mit Fieber bzw. Schmerzen in der Nierengegend auftreten und wenn die Harnblasenentzündung wiederholt auftritt.
● Bei schwerer oder wiederholter Blasenentzündung müssen die Keime genau bestimmt werden und mit entsprechenden, wirksamen Medikamenten behandelt werden. Sie sollten die verordneten Medikamente genau nach ärztlicher Anordnung einnehmen, denn oft klingen die Beschwerden schon ab, bevor die Entzündung restlos beseitigt ist.

Nierenbecken-entzündung
(Pyelonephritis)

Eine akute Nierenbeckenentzündung ist oft die Folge einer akuten Harnblasenentzündung. Die Keime steigen über den Harnleiter in die Niere auf. Die Nierenbeckenentzündung kann aber auch durch Keime aus dem Blut verursacht werden. Bestimmte Faktoren können die Entstehung einer Pyelonephritis begünstigen: Harnstauung durch Verlegung der Harnwege (z. B. bei Steinen) oder Mißbildungen des Harnsystems, Schwäche der Blasenmuskeln, Stoffwechselerkrankungen (Diabetes mellitus, Gicht), Querschnittslähmung und Schwangerschaft. Frauen leiden häufiger als

Männer an einer Nierenbeckenentzündung.

Die akute Nierenbeckenentzündung ist durch Fieber (eventuell Schüttelfrost), Schmerzen in der Nierengegend, die in den Genitalbereich ausstrahlen können, und Harndrang mit häufigem und schmerzhaftem Wasserlassen gekennzeichnet. Außerdem können Abgeschlagenheit, Übelkeit und Erbrechen auftreten.

Eine chronische Nierenbeckenentzündung kann oft gleichzeitig durch Vorliegen eines oder mehrerer der oben genannten, begünstigenden Faktoren und durch akute Nierenbeckenentzündungen und andere Harnwegsinfektionen, die unzureichend behandelt wurden, provoziert werden. Die chronische Nierenbeckenentzündung kann beschwerdearm bis -frei sein oder nur mit uncharakteristischen Allgemeinbeschwerden, wie Unwohlsein, Kopfschmerzen und Appetitlosigkeit, verlaufen. Manchmal zeigt sie sich als chronischer Bluthochdruck oder wiederkehrende akute Nierenbeckenentzündung. Eine chronische Nierenbeckenentzündung führt früher oder später zur Zerstörung des Nierengewebes. Eine Schrumpfniere mit Nierenfunktionsschwäche wird die Folge sein.

Massage:

➠ An-Drücken und Rou-Friktion: B 22, B 23, B 24, KG 9, MP 6, MP 9
➠ Qia-Tiefdrücken und Rou-Friktion: Ma 36, G 25
➠ Na-Greifen und Rou-Friktion: Di 4
➠ Na-Greifen und An-Drücken: N 3 zusammen mit B 60
➠ Qia-Tiefdrücken und Tui-Schieben: Le 3
➠ An-Drücken und Tui-Schieben: PaM 85 (Lendenwirbelsäule)

Anmerkung:

● Akupressur ist in diesem Fall nur eine unterstützende Hilfsmaßnahme.
● Achten Sie auf ausreichende hygienische Maßnahmen und trinken Sie viel
● Schwangere Frauen sollten sofort zum Arzt gehen, wenn Schmerzen und Brennen beim Wasserlassen auftreten.
● Wenn der Urin blutig ist, wenn Schmerzen in der Nierengegend und Fieber auftreten, sollten Sie sofort einen Facharzt (Urologen) aufsuchen. Auch bei wiederholter akuter oder chronischer Nierenbecken- bzw. Harnblasenentzündung ist der Facharztbesuch angezeigt, damit eine fachgerechte Behandlung gegen die Keime eingeleitet oder die mögliche Ursache (wie Steine oder Mißbildungen) operativ beseitigt werden kann.

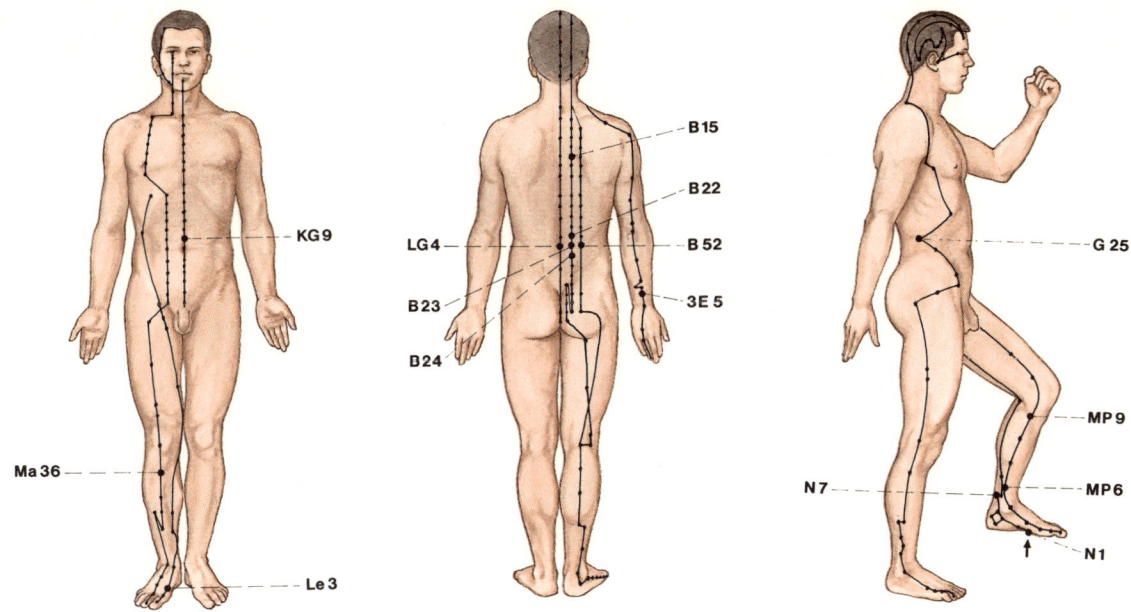

Akupressurpunkte bei Nierenfunktionsschwäche und Harnvergiftung

Labels in figure: KG 9, Ma 36, Le 3, B 15, B 22, LG 4, B 52, B 23, 3E 5, B 24, G 25, MP 9, N 7, MP 6, N 1

Nierenfunktions- schwäche und Harn- vergiftung

(Niereninsuffizienz und Urämie)

Infolge der Zerstörung des Nierengewebes wird die Nierenfunktion, nämlich harnpflichtige Substanzen, vor allem Stickstoffverbindungen als Endprodukt des Eiweißstoffwechsels auszuscheiden, eingeschränkt. In späteren Stadien geht auch die Fähigkeit, den Elektrolyt-, Wasser- und Säure-Basen-Haushalt zu regulieren, verloren. Dies führt dann zu einem Nierenversagen.
Am Anfang treten beim Patienten folgende Anzeichen auf: leichte Ermüdbarkeit, häufiges Wasserlassen (auch in der Nacht) mit verminderter Harnmenge, später Kopf-schmerzen, Schlafstörungen, gelbliche Hautfarbe und Hautjuckreiz sowie Blutarmut (Anämie). Im Spätstadium sind trockene Haut, niedriger Blutdruck, Ödeme, verschiedene Störungen des Nervensystems (Sensibilitätsstörungen, Lähmungen) und des Magen-Darm-Trakts (Übelkeit, Appetitlosigkeit, Schluckauf) charakteristisch, vereinzelt kann Bluthochdruck mit Herzbeschwerden (Herzenge, Herzinsuffizienz, Herzinfarkt) statt niedrigem Blutdruck im Vordergrund stehen.
Wenn die Nierenfunktion weiter eingeschränkt wird, kommt es zur Harnvergiftung (Urämie). Neben den oben genannten Anzeichen treten jetzt auch Überwässerung, Bluthochdruck, Durchblutungsstörungen, Blutungsneigung, Durchfall, Gewichtsabnahme, Konzen-trationsschwäche, geistige Verwirrung, Krampfneigung bis hin zum urämischen Koma (Bewußtlosigkeit mit vorangegangener Reizbarkeit, langsame, vertiefte Atmung, Muskelzuckungen, schlaffe Lähmungen und Ammoniakgeruch) auf.
Eine Niereninsuffizienz kann außer durch eine chronische Nierenbeckenentzündung auch durch andere Nierenerkrankungen, wie chronisch interstitielle sklerotisierende Nephritis (Langzeitschädigung durch Phenacetin, ein Schmerzmittel), Glomeluronephritis und Gefäßerkrankungen in den Nieren (wie Arteriosklerose, Periarthritis) hervorgerufen werden.
Ein akutes Nierenversagen kann bei einem Schock, bei einer Vergiftung durch Schwermetalle, durch Pilze und durch bestimmte Medika-

mente und bei einer Medikamentenallergie auftreten. Ein akutes Nierenversagen kann unbehandelt durch Harnvergiftung zum Tode führen.

Massage:
➠ Qia-Tiefdrücken und Rou-Friktion: N 1, N 7, Ma 36, 3E 5, LG 4
➠ An-Drücken und Rou-Friktion: MP 6, MP 9, B 15, B 22, B 23, B 24, B 52, G 25, KG 9
➠ Qia-Tiefdrücken und Tui-Schieben: Le 3
➠ An-Drücken und Tui-Schieben: PaM 85 (Lendenwirbelsäule)

Anmerkung:
● Akupressur kann nur in einem gewissen Maße Besserung der Nierenfunktion erreichen, eine notwendige Dialysebehandlung kann dadurch nicht ersetzt werden!
● Wenn Sie eine Nierenfunktionsschwäche haben, sollten Sie eine eiweißarme Diät einhalten, das heißt Fleisch, Fisch, Eier, Käse, Hülsenfrüchte (auch Sojaprodukte), Nüsse und bestimmte Gemüse und Früchte, wie Tomaten, Aprikosen und Bananen, meiden.
● Gehen Sie sofort zum Arzt, wenn ein Verdacht auf Niereninsuffizienz oder Nierenversagen besteht. Bei einer Niereninsuffizienz muß weiterhin regelmäßig der Arzt aufgesucht werden, um eventuell notwendige Maßnahmen, wie Medikamente (z. B. bei Blutarmut) oder Dialyse (künstliche Niere), einzusetzen.

Nierensteine
(Nephrolithiasis)

Steinbildungen in den Nieren und anderen Teilen des Harnsystems entstehen durch ausgefällte organische Substanzen und Mineralsalze im übersättigten Harn. Die meisten Steine bestehen aus Kalziumoxalat, gefolgt von Harnsäure-(Urat-), Magnesium-Ammonium-Phosphat- und Zystinsteinen. Die Ursachen sind ungeklärt, einige begünstigende Faktoren jedoch bekannt: eiweiß- und fettreiche Ernährung und mangelnde Flüssigkeitszufuhr, hormonell bedingte Kalziumstoffwechselstörungen (z. B. bei Überfunktion der Nebenschilddrüse), Störungen des Harnsäurestoffwechsels (Gicht) und Harnstauung. Die meisten kleinen Steine werden mit dem Urin aus der Niere über Harnleiter, Harnblase und Harnröhre ausgespült. Der Patient merkt es oft durch Brennen beim Wasserlassen. Ein akuter Steinanfall ist durch Einklemmung des Steines bedingt und durch sehr heftige, krampfartige Schmerzen (Nierenkolik) gekennzeichnet. Die Schmerzen können sowohl auf der erkrankten als auch auf der gesunden Seite auftreten, die je nach Lage der Steine entweder in den Rücken oder in den Genitalbereich ausstrahlen können. Der Anfall kann Minuten oder Stunden dauern, einmalig sein oder wiederkehrend. Die Nierenkolik wird oft durch Spannung der Bauchdecke, Übelkeit, Erbrechen, Schweißausbruch, Kreislaufkollaps, Schüttelfrost und Harndrang begleitet. Der Urin kann blutig sein.

Bei chronischen Steinleiden bleiben Koliken gewöhnlich aus. Die Größe der Steine ist unterschiedlich, sie können sogar unbemerkt heranwachsen, bis das ganze Nierenbecken ausgefüllt ist. Durch die ständige Reizung der Nierenbeckenschleimhaut kommt es zu einer chronischen Entzündung. Diese kann letztendlich eine Schrumpfniere hervorrufen. Bei chronischen Nierensteinleiden verspürt man nur einen geringen dumpfen Druck in der Nierengegend, manchmal auch unbestimmte Schmerzen im Verlauf des Harnleiters.

Massage:
➠ Qia-Tiefdrücken und Tui-Schieben: Le 3
➠ Na-Greifen und Rou-Friktion: Di 4
➠ Na-Greifen und An-Drücken: N 3 zusammen mit B 60
➠ Qia-Tiefdrücken und Rou-Friktion: P 6, 3E 5, MP 4, Ma 36, G 34
➠ An-Drücken und Rou-Friktion: MP 6, MP 9, B 22, B 23, B 24, B 52, G 25

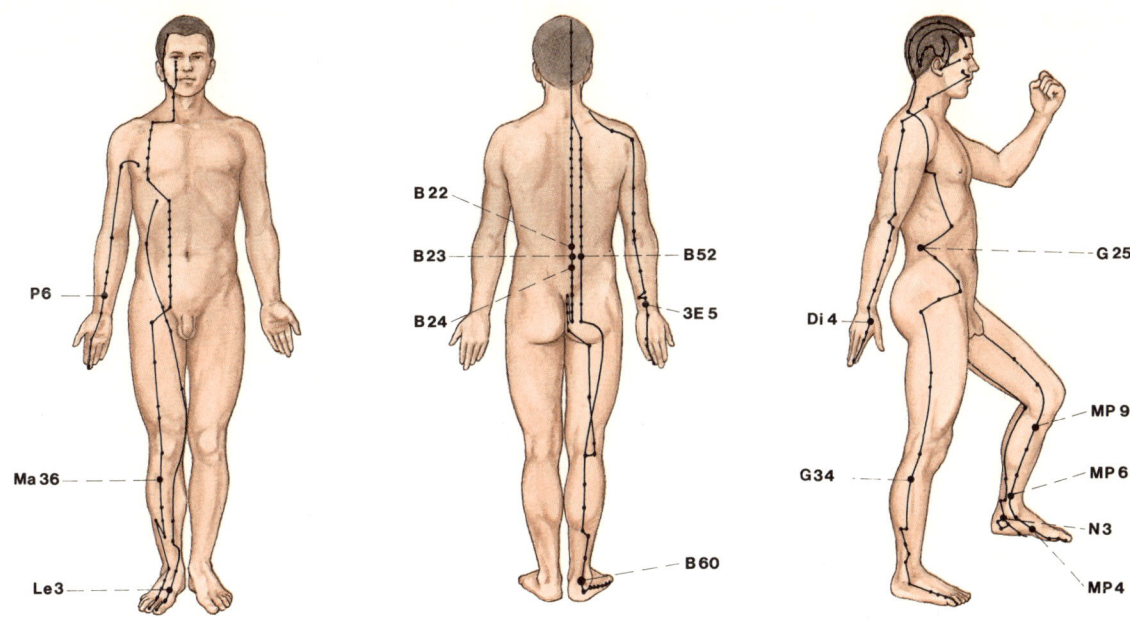

P 6

Ma 36

Le 3

B 22

B 23

B 24

B 52

3E 5

B 60

G 25

Di 4

G 34

MP 9

MP 6

N 3

MP 4

Akupressurpunkte bei Nierensteinen

Anmerkung:
● Wurde ein Steinleiden festgestellt, sollten Sie viel trinken, aber kein hartes Wasser
sowie kein kalzium-, phoshat-
und magnesiumhaltiges Mineralwasser. Anstelle dessen ist
Kräutertee und in geringem
Umfang Kaffee und Bier zu
empfehlen.
● Bei auftretenden Koliken
sollten Sie viel trinken, Emp-
fehlung siehe oben, sich viel
bewegen und Treppen stei-
gen bzw. öfters aus niedriger
Höhe herunterspringen. Dies
hilft, die Steine herunterzu-
transportieren.
● Gehen Sie zum Arzt, wenn
Sie an Harndrang mit Brennen
und Schmerzen beim Wasserlassen leiden, aber auch
dann, wenn die Koliken sehr
stark sind oder länger anhalten und wenn der Urin blutig
ist. Steine, die nicht von
selbst ausgeschieden wer-
den, müssen instrumental
(z. B. durch eine Schlinge) entfernt werden. Größere oder
im Nierenbecken sitzende
Steine müssen operativ entfernt oder durch Ultraschall
zerstört werden. Gehen Sie
auch zum Arzt, wenn die Kolik
vorbei ist bzw. wenn der Stein
mit dem Urin ausgeschieden
wurde (gegebenenfalls den
Stein mitbringen!), damit die
mögliche Ursache und die
Zusammensetzung des Steins
festgestellt werden.
● Die Bildung einiger Steine
kann durch eine bestimmte
Diät verringert werden. Bei
Kalzium-Oxalat-Steinen z. B.
sollten Sie auf Milch oder
Milchprodukte und bestimmte
Gemüsearten (Tomaten,
Spinat und Rhabarber) verzichten, bei Urat-Steinen die
Aufnahme tierischer
Nahrungsmittel einschränken.

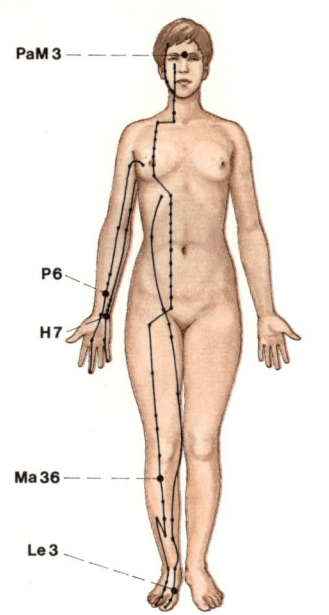
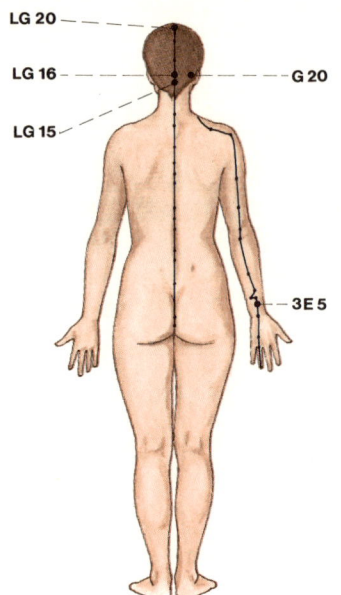
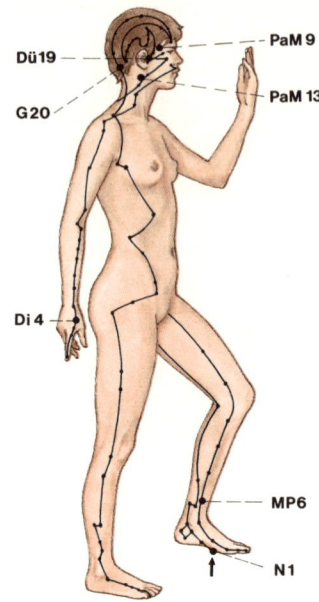

Akupressurpunkte bei Reisekrankheiten

Sonstiges

Reisekrankheiten
(Kinetosen)

Übelkeit und Erbrechen während der Benutzung eines Fortbewegungsmittels (z. B. Auto, Eisenbahn, Schiff und Flugzeug) oder durch eine andere Bewegung, wie Schaukeln, wird als Reisekrankheit bezeichnet. Andere Beschwerden, wie allgemeines Unbehagen, Schläfrigkeit, Gähnen, Müdigkeit, Blutdrucksenkung, kalter Schweiß, Blässe, Speichelfluß, Kopfschmerzen und Benommenheit, können der Übelkeit und dem Erbrechen vorausgehen. Die Beschwerden werden durch eine übermäßige Reizung des Gleichgewichtsapparats (Vestibularapparats) infolge wiederholter Winkel-, Horizontal-, Senkrecht- und

Bremsbewegungen sowie Beschleunigungen verursacht. Die Anfälligkeit ist individuell sehr unterschiedlich. Ängstliche und unter Streß stehende Reisende leiden häufiger daran. Visuelle Reize, schlechte Luft (Rauch- und Geruchsbelästigung) und emotionelle Faktoren können zur Entstehung der Reisekrankheit beitragen. Manche Patienten gewöhnen sich bei längerer Dauer an die Bewegung und fühlen sich dann besser.

Massage:
➠ An-Drücken und Rou-Friktion: PaM 3, PaM 9, PaM 13, LG 20, MP 6
➠ Qia-Tiefdrücken und Rou-Friktion: G 20, LG 15, LG 16, Dü 19, 3E 5, P 6, H 7, Ma 36, N 1
➠ Na-Greifen und Rou-Friktion: Di 4
➠ Qia-Tiefdrücken und Tui-Schieben: Le 3
➠ An-Drücken und Tui-Schieben: PaM 85

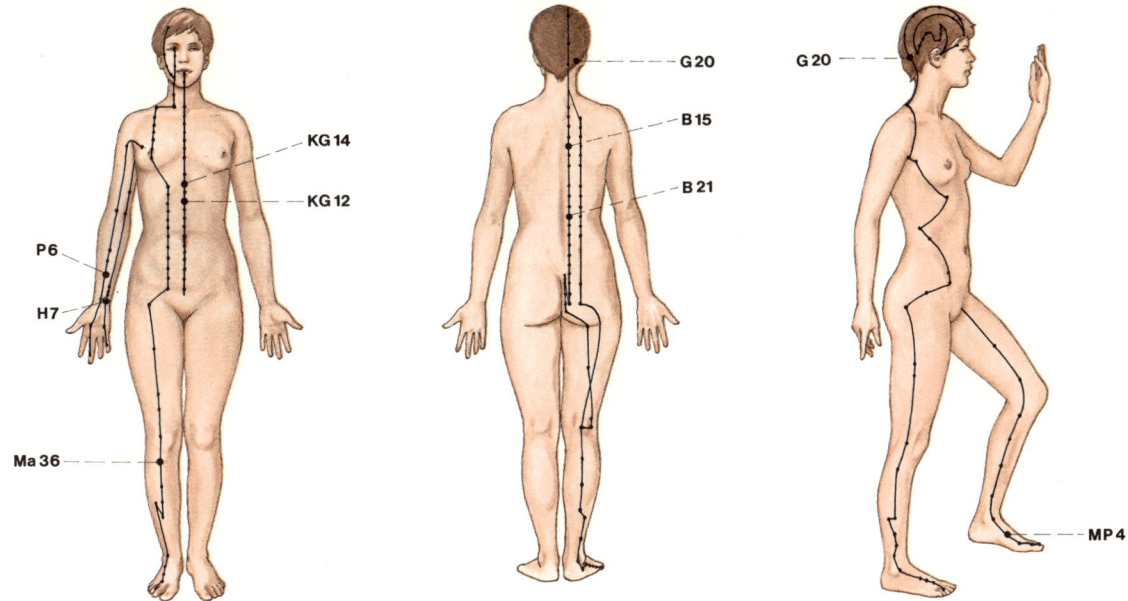

Anmerkung:
• Wenn Sie anfällig gegen Reisekrankheiten sind, sollten Sie während der Fahrt möglichst in die Ferne schauen, sich aber nicht auf sich bewegende Gegenstände oder Punkte fixieren, nicht lesen und einen Platz mit geringeren Bewegungsschwankungen, z. B. im mittleren Bereich eines Schiffs oder zwischen den Tragflächen eines Flugzeugs, aufsuchen.
• Kurz vor und während der Fahrt sollten Sie Alkohol meiden und den Magen nicht überfüllen. Vielmehr sollten Sie leichtverdauliche Speisen und Getränke in kleinen Portionen zu sich nehmen. Wenn Sie nur eine kurze Reise antreten, dann ist es besser, ganz auf das Essen und Trinken zu verzichten.
• Wenn erste Anzeichen der Reisekrankheit auftreten, sollten Sie sich möglichst hinlegen und für frische Luft sorgen, vor allem aber sollten Sie Ruhe bewahren.
• Medikamente gegen Reisekrankheit sollten etwa eine Stunde vor Reiseantritt eingenommen werden. Setzen Sie sich nicht mehr ans Steuer, da dann die Reaktionsfähigkeit beeinträchtigt ist.
• Bewegungsreiche Sportarten und Bodenturnen können längerfristig die Anfälligkeit verringern.
• Sie sollten zum Arzt gehen, wenn die oben genannten Maßnahmen die Anfälligkeit bzw. die Stärke der Beschwerden nicht reduzieren können.

Schwangerschaftserbrechen

Übelkeit und Erbrechen während der ersten Schwangerschaftswochen sind üblich und sehr häufig mit einer Überempfindlichkeit gegen bestimmte Gerüche verbunden. Es ist eine normale körperliche und psychische Reaktion. In der Regel verschwinden sowohl Übelkeit als auch Erbrechen nach dem dritten bis vierten Schwangerschaftsmonat von alleine. Wenn das Erbrechen sehr stark ist (mehr als fünf- bis sechsmal am Tag), kann es die Entwicklung des Kindes beeinträchtigen und sogar gefährden. Dieses ungewöhnlich starke Erbrechen ist durch eine hormonelle Fehlsteuerung und möglicherweise auch durch psychische Einflüsse bedingt.

Massage:

➡ An-Drücken und Rou-Friktion: B 15, B 21, KG 12, KG 14

➡ Qia-Tiefdrücken und Rou-Friktion: MP 4, Ma 36, P 6, H 7, G 20

➡ Mo-Kreisend reiben: Oberbauch

Anmerkung:

● Außer den oben angegebenen Punkten, die man recht sanft massiert, dürfen Sie die anderen Punkte im Unterbauch und Lenden-Kreuz-Bereich sowie bestimmte Punkte, wie G 21, Di 4, MP 6, MP 9, B 60, B 67, nicht massieren. Dies kann unter Umständen (besonders bei heftiger Massage) eine Fehlgeburt einleiten. Siehe auch Gegenanzeigen der Akupressur (siehe Seite 65).

● Bauchatmung, Entspannungsübungen und Kamillentee können die Stärke und Häufigkeit der Erbrechen vermindern.

● Medikamente gegen Erbrechen sollten Sie nur bei ärztlicher Verordnung einnehmen, sonst ist die Gefahr der Mißbildung des Kindes gegeben.

● Grundsätzlich sollten Frauen während der Schwangerschaft regelmäßig zum Arzt gehen. Bei starkem Erbrechen sollten Sie auch außerhalb der Vorsorgeuntersuchung zum Arzt gehen, um gegebenenfalls eine Behandlung mit erprobten Medikamenten durchzuführen und den Flüssigkeits- und Salzverlust auszugleichen.

Geschlechtsorgane

Weibliche Geschlechtsorgane

Ausfluß und Scheidenentzündung
(Fluor genitalis und Kolpitis)

Bei gesunden, geschlechtsreifen Frauen ist eine gewisse Menge an wässrigem oder schleimigem Ausfluß ganz normal. Die Menge kann im Zusammenhang mit dem Regelzyklus verändert sein, mitunter ist er in der Phase des Eisprungs etwas blutig. Unmittelbar vor der ersten Regelblutung kann auch schon bei heranreifenden Frauen weißlicher Ausfluß

durch hormonelle Einflüsse auftreten.

Verstärkter Ausfluß kann verschiedene Ursachen haben: körperliche Schwäche, chemisch-mechanische Reizung, z. B. durch Tampons, Intimsprays, Verhütungsmittel (Zäpfchen, Diaphragma, Pessare), durch Scheidenspülungen und Fremdkörper, Entzündung der Gebärmutterschleimhaut bzw. der Eileiter (siehe Seite 170) oder Tumore des Gebärmutterhalses, häufig auch Scheidenentzündungen. Normalerweise schützt die natürliche Scheidenflora (Döderleinbakterien) und das durch sie bedingte saure

Milieu die Scheidenschleimhaut gegen krankheitserregende Keime. Dieser wirksame Schutz kann durch bestimmte Faktoren gestört werden, z. B. extrem schmutziger Penis des Partners mit starker Bakterienansiedlung unter der Vorhaut, zu lange in der Scheide belassene Tampons, mangelnde, falsche oder übertriebene Körperpflege, hormonelle Veränderungen durch chemische Verhütungsmittel („Anti-Baby-Pille"), Schwangerschaft und Klimakterium (Wechseljahre), andere Erkrankungen (Diabetes mellitus), Eisenmangel sowie bestimmte Medika-

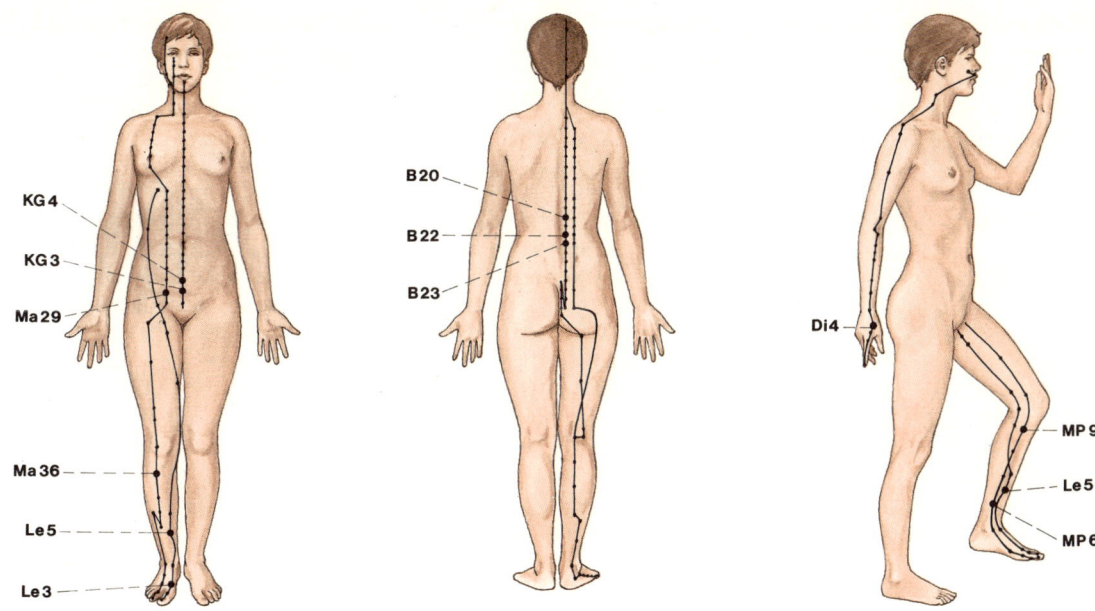

KG 4
KG 3
Ma 29
Ma 36
Le 5
Le 3

B 20
B 22
B 23

Di 4
MP 9
Le 5
MP 6

Akupressurpunkte bei Ausfluß und Scheidenentzündung

mente (Antibiotika).
Bei Scheidenentzündungen
kann der Ausfluß rahmig-
weißlich, gelb-grün, dünnflüs-
sig-schaumig oder übel-
riechend sein. Dabei können
Juckreiz und Brennen in der
Scheide und der Scham-
lippen, Harndrang und
brennende Schmerzen beim
Wasserlassen auftreten. Der
Beischlaf kann mitunter
schmerzhaft sein.

Massage:
➠ An-Drücken und Rou-Frik-
tion: B 20, B 22, B 23, MP 6,
MP 9, Le 5
➠ Qia-Tiefdrücken und Rou-
Friktion: Ma 36
➠ Qia-Tiefdrücken und Tui-
Schieben: Le 3
➠ An-Drücken, Rou-Friktion
und Mo-Kreisend reiben:
KG 3, KG 4, Ma 29
➠ Na-Greifen und Rou-
Friktion: Di 4

Anmerkung:
● Die Zugabe von einem Eßlöffel Kochsalz oder Essig ins
Badewasser kann lindernd
wirken.
● Achten Sie auf aus-
reichende, aber nicht übertriebene Hygiene. Bei der
Säuberung des Afters nach
dem Stuhlgang sollten Sie mit
dem Toilettenpapier von
vorne nach hinten wischen.
Reinigen Sie die Scheide mit
alkalifreien, pH-Wert-neutra-
len Waschmitteln statt mit
Seife oder chemischen
Waschlösungen, jedoch nicht
zu häufig. Warme Duschen
ohne Seife sind in der Regel
ausreichend. Scheidenspülungen, die die Scheidenflora
zerstören, sollten vermieden
werden. Sitzen Sie zudem
nicht zu lange in einem
heißen Bad, und wechseln Sie

öfters die Tampons. Besser ist es, statt Tampons Monatsbinden zu benutzen.
● Verwenden Sie keine chemischen, kosmetischen Badezusätze, parfümierte Salben und Intimsprays.
● Bei Verdacht auf Scheidenentzündung sollte der Beischlaf vorübergehend vermieden werden, gegebenenfalls sollte der Partner mitbehandelt werden, um eine Wiederinfektion zu vermeiden.
● Gehen Sie zum Arzt, wenn Sie den Verdacht haben, daß die Beschwerden nach dem Geschlechtsverkehr (insbesondere mit einem neuen Partner) auftreten, sich verstärken oder wenn die Ursache nicht geklärt ist.
● Gehen Sie auch zum Arzt, wenn der Ausfluß blutig, gelblich, dickflüssig, rahmig oder schaumig ist bzw. übel riecht, die Ausflußmenge zunimmt, wenn die Scheide juckt, brennt oder wund ist, wenn Sie Schmerzen im Unterleib haben oder öfters als sonst Wasser lassen müssen bzw. wenn es dabei brennt, damit die Ursachen beseitigt werden.

Eileiter- und Eierstockentzündung
(Salpingitis, Oopheritis und Adnexitis)

Eine Eileiterentzündung (Salpingitis) kann durch Keime, die beim Beischlaf, der Regelblutung, Geburt oder Fehlgeburt und bei medizinischen Eingriffen über die Scheide und die Gebärmutter in die Eileiter aufsteigen, hervorgerufen werden. Sie tritt häufiger bei jungen, sexuell aktiven Frauen auf, besonders bei Trägerinnen von Intrauterinspiralen, seltener ist sie vor der ersten Regelblutung, während der Schwangerschaft oder nach den Wechseljahren.
Eine akute Eileiterentzündung ist durch plötzlich auftretende heftigste Schmerzen mit Spannungen im Unterleib, die oft zu einer Schonhaltung zwingen, charakterisiert. Oft treten auch hohes Fieber, starker Ausfluß und Erbrechen auf. Bei chronischer Eileiterentzündung können durch Vernarbung chronische Schmerzen und Menstruationsstörungen, wie verlängerte Regelblutungen (siehe Seite 175) oder Zwischenblutungen (siehe Seite 177), auftreten. Es kann aber auch eine unterschiedlich lange Zeit der Schmerzfreiheit bestehen, die aber immer wieder, z. B. durch Regelblutung, Beischlaf und körperliche Anstrengungen, unterbrochen wird. Findet während der Entzündung ein Eisprung statt, kann es durch den direkten Kontakt auch zu einer Eierstockentzündung (Oopheritis) kommen. Eine gleichzeitige Entzündung von Eileiter und Eierstock bezeichnet man als Adnexitis. Häufigere Komplikationen bzw. Folgen der Eileiterentzündung sind Eiteransammlung (Abszeß), Unfruchtbarkeit (Sterilität) oder die Bereitschaft zur Eileiterschwangerschaft. Ein massiver Durchbruch des Abszesses verursacht immer heftigste, bohrende Unterbauchschmerzen, Übelkeit, Erbrechen, Schock und harte Spannungen der Bauchdecke, kalter Schweiß, Wind- und Stuhlverhaltung infolge von Bauchfellentzündung (Peritonitis).

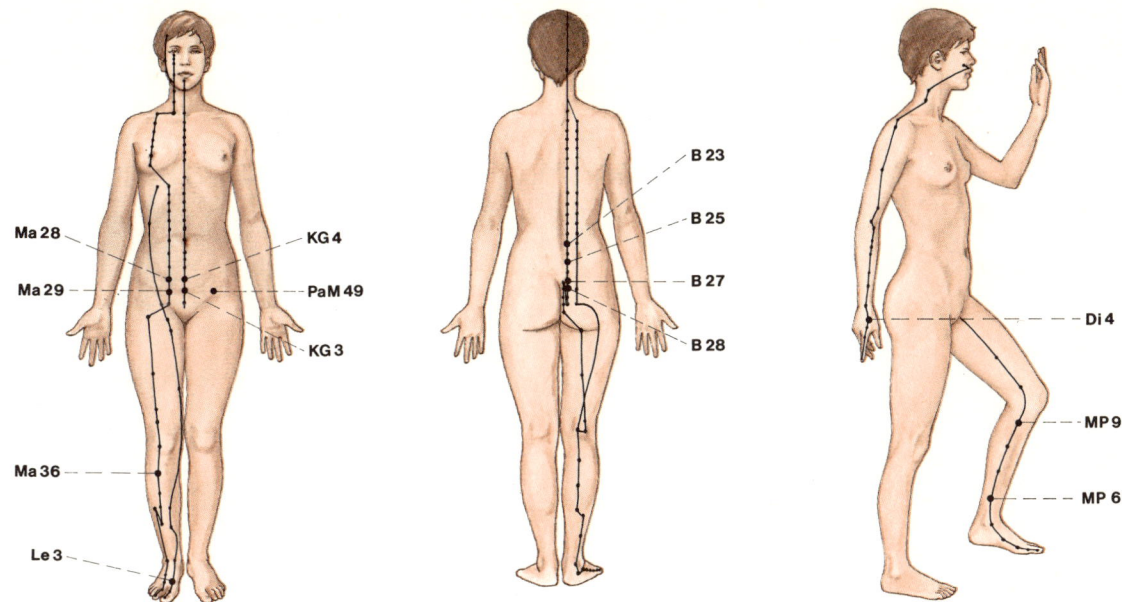

Ma 28
KG 4
Ma 29
PaM 49
KG 3
Ma 36
Le 3

B 23
B 25
B 27
B 28

Di 4
MP 9
MP 6

Massage:

➠ An-Drücken und Rou-Friktion: MP 6, MP 9, B 23, B 25, B 27, B 28

➠ An-Drücken, Rou-Friktion und Mo-Kreisend reiben: Ma 28, Ma 29, KG 3, KG 4, PaM 49, Kreuzbein

➠ Na-Greifen und Rou-Friktion: Di 4

➠ Qia-Tiefdrücken und Tui-Schieben: Le 3

➠ Qia-Tiefdrücken und Rou-Friktion: Ma 36

Anmerkung:

● Akupressur eignet sich besser zur Behandlung der chronischen Eileiterentzündung als zur Behandlung der akuten Eileiterentzündung.

● Sie sollten insbesondere in der akuten Phase strenge Bettruhe einhalten und einen Eisbeutel auf den Bauch legen.

● Gehen Sie bei Verdacht auf eine Eileiterentzündung auf jeden Fall zum Arzt. Treten Anzeichen eines Abszeßdurchbruchs auf, gehen Sie sofort zu einem Arzt oder ins nächstliegende Krankenhaus. Es ist ein Notfall.

● Wenn die Eileiterentzündung durch den Beischlaf hervorgerufen wurde bzw. wenn ein entsprechender Verdacht besteht, sollte auch der Partner zum Arzt gehen, um eine erneute Entzündung zu vermeiden.

● Eine Nachuntersuchung beim Frauenarzt ist nach Ausheilung der akuten Eileiterentzündung unbedingt notwendig.

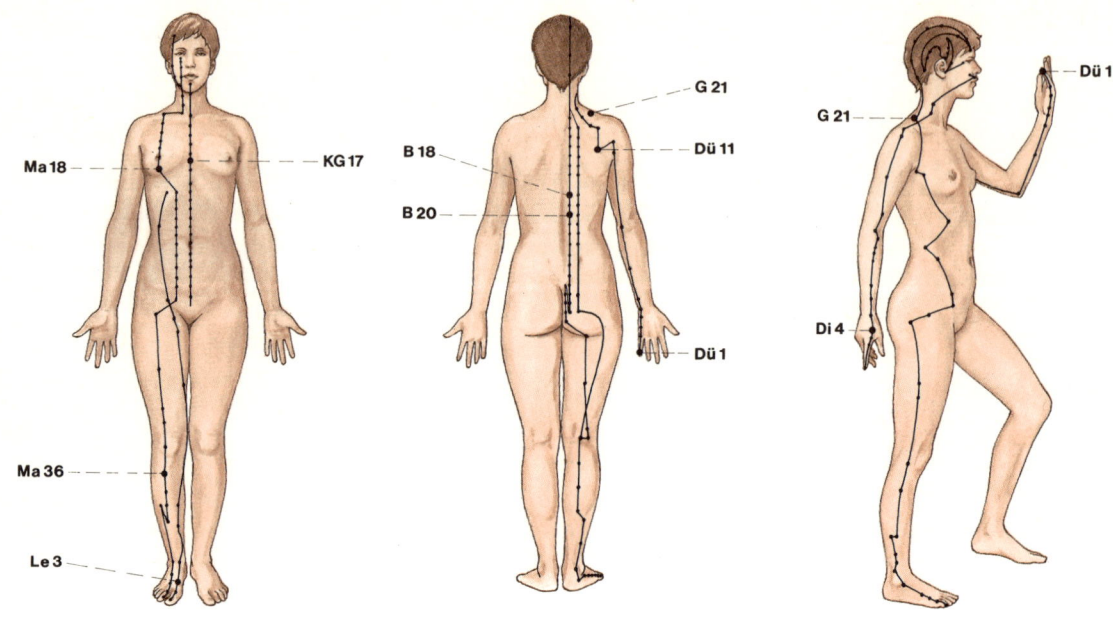

Ma 18 — KG 17 — Ma 36 — Le 3

B 18 — B 20 — G 21 — Dü 11 — Dü 1

G 21 — Di 4 — Dü 1

Akupressurpunkte bei Muttermilchmangel

Muttermilchmangel

(Laktationsmangel)

Mit Beginn der ersten Regelblutung wachsen die Brust-
drüsen bei der Frau heran.
Während der Schwangerschaft
entwickeln sie sich stärker,
und die Brüste werden
größer. Nach der Geburt wird
die Milchproduktion durch
das Milchbildungshormon
Prolaktin angeregt, erst etwa
zwei bis drei Tage nach der
Geburt kommt die eigentliche
Milchbildung in Gang. Davor
sondert die Brustdrüse das
Kolostrum, die Vormilch, ab.
Jede Frau, unabhängig von
der Größe ihrer Brüste, ist

fähig, ein Kind zu stillen. Die
Menge der Milch ist jedoch
außer von Prolaktin auch von
anderen Hormonen, von der
Stilltechnik und dem Ernäh-
rungs- sowie dem allgemeinen Gesundheitszustand
abhängig.
Ein Muttermilchmangel hat in
der Regel wenig mit einem
unterentwickelten Drüsen-
gewebe, dem Hormonhaus-
halt und dem Ernährungs-
und Gesundheitszustand der
Mutter zu tun; häufiger liegt
die Ursache in der falschen
Stilltechnik, fehlender Geduld
und psychischen Faktoren.
Diese können unter anderem
Zweifel an der eigenen Still-
fähigkeit, Bedenken wegen
des Schönheitsideals oder
gesundheitliche Gründe
(Schadstoffbelastung der
Milch), Unentschlossenheit
und fehlende Stillbereitschaft
sein.

Massage:
➡ An-Drücken: Dü 1
➡ Na-Greifen und Rou-
Friktion: Di 4
➡ Qia-Tiefdrücken und Tui-
Schieben: Le 3
➡ Qia-Tiefdrücken und Rou-
Friktion: Ma 36
➡ An-Drücken und Rou-Frik-
tion: G 21, Dü 11, B 18, B 20
➡ An-Drücken, Mo-Kreisend
reiben und Tui-Schieben:
KG 17, Ma 18, beide Brüste
➡ Tui-Schieben und Zhen-
Vibrieren: beide Brüste von
allen Seiten in Richtung Brust-
warze (mit 4 Fingern, ohne
Daumen)

- Man sollte viel trinken, bis zu drei Liter täglich (Kräutertee, Kraftbouillon, Milch).
- Unterlassen Sie das Rauchen in der Stillzeit und vermeiden Sie übermäßigen Alkoholkonsum. Eine mäßige Menge Bier (höchstens 0,3 l am Tag) und Wein (höchstens 0,2 l am Tag) fördert jedoch die Milchproduktion.
- In den ersten Tagen sollte die Mutter Geduld haben. Der Säugling braucht Zeit, manchmal einige Tage, bis er den Warzenhof mit dem Mund voll erfassen und kräftig saugen kann. Ein zartes Schütteln der Brust kann das Kind zum Trinken ermuntern. Ein ausreichender Saugeffekt und genügende Entleerung der Brust regen die Milchproduktion an und halten sie aufrecht.
- Erfahrungsaustausch und Gespräche unter stillenden Müttern, mit dem Arzt, der Hebamme oder der Säuglingsschwester helfen, die richtige Stilltechnik zu lernen und eventuell Zweifel bzw. Unentschlossenheit beiseite zu räumen.

Schmerzen und Beschwerden vor und bei der Regelblutung

(Dysmenorrhoe und prämenstruelles Syndrom)

Es ist nahezu normal, daß Frauen in den ersten Tagen der Regelblutung ein leichtes Ziehen oder Spannungsgefühl im Unterleib bzw. geringe Rücken- oder Kreuzschmerzen haben. Krampfartige oder kolikartige starke Unterleibsschmerzen während der Regelblutung (Dysmenorrhoe) bei jungen Frauen, die mit Beginn der ersten Regelblutung (Menarche) entstehen, sind häufig psychisch bedingt, z. B. durch Angst vor dem Erwachsenwerden oder durch das gestörte Verhältnis mit der Rolle als Frau. Diese Faktoren werden von der Verhaltensweise der Eltern, insbesondere der der Mutter, beeinflußt. Neben starken Schmerzen treten oft auch Übelkeit, Erbrechen, Durchfall oder Verstopfung, Blähungen, Harndrang, Kopfschmerzen, Schwindelgefühl und allgemeines Unwohlsein auf. Selten wird eine Dysmenorrhoe durch organische Ursachen, wie Unterentwicklung oder Mißbildung der Gebärmutter, oder durch hormonelle Störungen verursacht. Die Schmerzen lassen meist nach etwa zwei Tagen nach. Treten starke Schmerzen erst Jahre nach der ersten Regelblutung und plötzlich auf, können verschiedene Ursachen vorliegen, z. B. Endometriose (Vorkommen funktionsfähiger Gebärmutterschleimhautgewebe außerhalb der Gebärmutter), Eileiterentzündung (siehe Seite 170), Senkung oder Tumore (Myome, Polypen) der Gebärmutter.

Beim prämenstruellen Syndrom treten einige Tage vor Beginn der Regelblutung, meist fünf bis sieben, manchmal zehn Tage, eine Reihe von Beschwerden auf, die individuell unterschiedlich stark sein können: Müdigkeit, Nervosität, Reizbarkeit, emotionale Schwankungen, Kopf- und Rückenschmerzen, schmerzhafte Spannungen und Schwellungen der Brust, Völlegefühl und Verdauungsstörungen, Ödeme, manchmal auch Hautveränderungen, Hitzewallungen und Gewichtszunahme. Die Beschwerden hören meist sofort mit Beginn der Regelblutung auf. Bei jüngeren Frauen können sie jedoch während der ganzen Periode bestehen bleiben. Die Ursachen der Beschwerden vor der Regelblutung sind nicht bekannt. Hormonelle Faktoren, wie Schwankungen des Östrogen- und des Progesteronspiegels, werden als mögliche Ursachen angesehen.

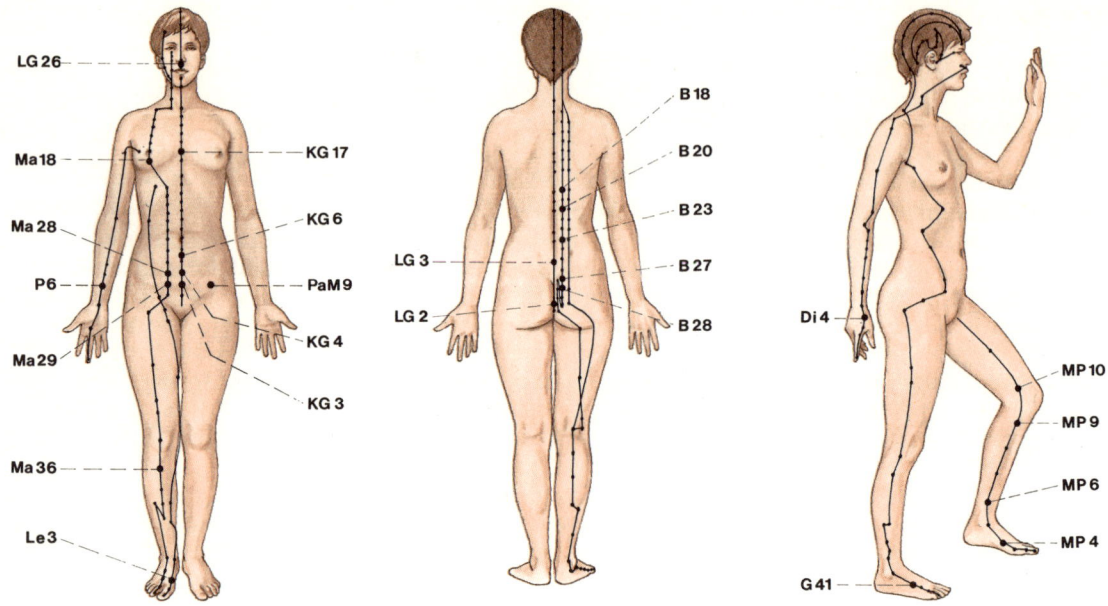

Akupressurpunkte bei Schmerzen und Beschwerden vor und bei der Regelblutung

Massage:

➠ An-Drücken und Rou-Frik-tion: B 18, B 20, B 23, B 27, B 28, MP 6, MP 9, MP 10

➠ An-Drücken, Rou-Friktion und Mo-Kreisend reiben: KG 3, KG 4, KG 6, KG 17, Ma 18, Ma 28, Ma 29, PaM 49, Unterbauch, Kreuz-bein

➠ Qia-Tiefdrücken und Rou-Friktion: Ma 36, MP 4, P 6, LG 2, LG 3, LG 26

➠ Na-Greifen und Rou-Friktion: Di 4

➠ Qia-Tiefdrücken und Tui-Schieben: Le 3, G 41

Anmerkung:

● Um eine effektive Wirkung zu erzielen, sollte mit der Akupressurbehandlung etwa zwei bis drei Tage vor Auftre-ten der Beschwerden begon-nen werden und sie erst drei bis fünf Tage nach Abklingen der Beschwerden beendet werden. Sie sollten deshalb genau beobachten, wann, das heißt wie viele Tage vor der erwarteten Regelblutung, die Beschwerden gewöhnlich ein-treten.

● Entspannungs-, Bauchatem-übungen und Beckenboden-gymnastik sowie regelmäßige sportliche Betätigung können die Stärke und Häufigkeit der Beschwerden verringern. Ebenso kann ein verständnis-voller Umgang und Unterstüt-zung seitens der Familie hilf-reich sein.

● Bei sehr starken Beschwer-den sollten Sie sich aus-

reichend Ruhe und Schlaf gönnen und Geduld haben, Ihre normalen körperlichen und sportlichen Aktivitäten können Sie jedoch fortsetzen.

● Bestehen Konflikte in der Familie, mit dem Partner, im Beruf, in der Schule usw. sollte man sich mit dem(n) Beteiligten bzw. einer Ver-trauensperson aussprechen und nach einer möglichen Lösung suchen.

● Gehen Sie zum Arzt, wenn die Beschwerden immer wie-derkehren oder so stark sind, daß der gewöhnliche Tages-ablauf beeinträchtigt wird oder wenn Fieber und Gewichtsverlust hinzukom-men. Sie sollten auf jeden Fall zum Arzt gehen, wenn die Regelblutung plötzlich schmerzhaft wird.

Starke und verlängerte Regelblutung

(Hypermenorrhoe und Menorrhagie)

Im Durchschnitt dauert die Regelblutung drei bis fünf Tage, und der Blutverlust liegt etwa bei 50 bis 150 ml. Gewöhnlich fängt die Blutung am ersten Tag ganz leicht an, verstärkt sich am zweiten und dritten Tag und klingt am vierten bis fünften Tag allmählich ab. Ist die Blutung bei normalen, regelmäßigen Abständen ungewöhnlich stark – dies läßt sich an der Menge der verbrauchten Binden oder Tampons messen –, spricht man von einer Hypermenorrhoe. Bei gleichzeitiger Verlängerung der Regeldauer spricht man von einer Menorrhagie. Manche Frauen können eine stärkere Regelblutung haben, ohne krank zu sein. Trägerinnen von Spiralen können eine stärkere Blutung als gewohnt haben. Auch bei heranwachsenden und bei älteren Frauen vor Eintritt in die Wechseljahre kann die Regelblutung sehr stark sein; ebenso kann bei außergewöhnlicher psychischer oder körperlicher Belastung gelegentlich eine sehr starke Blutung auftreten.
Die häufigsten Ursachen der übermäßig starken und verlängerten Regelblutung sind jedoch Erkrankungen der Gebärmutter (wie Gebärmutterschleimhautentzündung, Myome, Polypen und andere Tumore), chronische Eileiter- oder Eierstockentzündung (siehe Seite 170), Endometriose (Vorkommen von funktionsfähigem Gebärmutter-

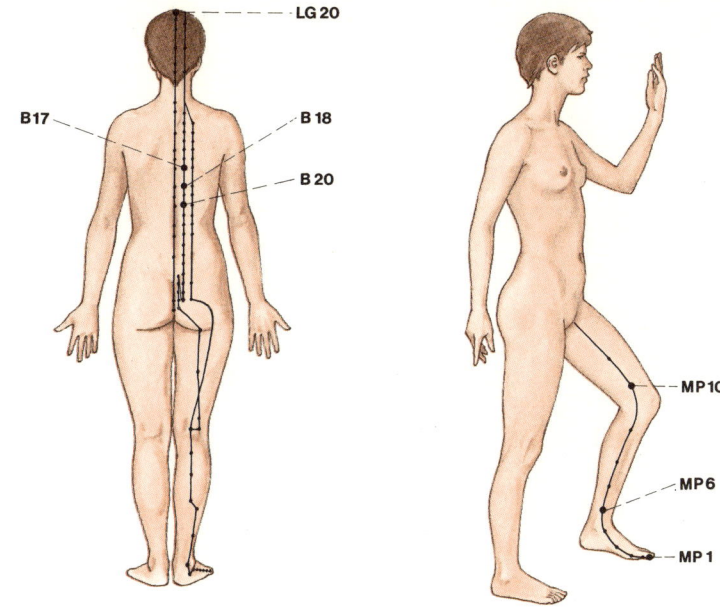

Akupressurpunkte bei starker und verlängerter Regelblutung

schleimhautgewebe außerhalb der Gebärmutter) und eine unterentwickelte Gebärmutter. In seltenen Fällen können auch Bluthochdruck, Nieren- oder Herzerkrankungen und Blutgerinnungsstörungen die Ursachen sein.

Massage:
➠ An-Drücken und Rou-Friktion: B 17, B 18, B 20, MP 6, MP 10
➠ An-Drücken: MP 1
➠ An-Drücken und Rou-Friktion: LG 20

Anmerkung:
● Übermäßiger Blutverlust kann auf Dauer eine Eisenmangelanämie verursachen. Als Folge ist der Körper weniger belastbar und zeigt Müdigkeitserscheinungen.
● Ernähren Sie sich abwechslungsreich und vollwertig, damit der Körper mit allen

Nährstoffen, die er benötigt, versorgt ist. Als vorteilhaft erweist sich ein Verhältnis von Fett : Eiweiß : Kohlenhydraten von 1 : 1 : 2.
● Vermeiden Sie außergewöhnlich große körperliche Anstrengungen, wie Tragen oder Schieben von schweren Sachen, während der Blutungsphase.
● Gehen Sie zum Arzt, wenn die bisher normale Regelblutung plötzlich sehr stark wird, wenn Müdigkeit oder ein Gefühl der Erschöpfung auftritt, so daß der normale Tagesablauf beeinträchtigt wird. Wird die übermäßig starke Regelblutung durch eine Spirale verursacht, erhalten Sie eventuell eine andere Spirale.

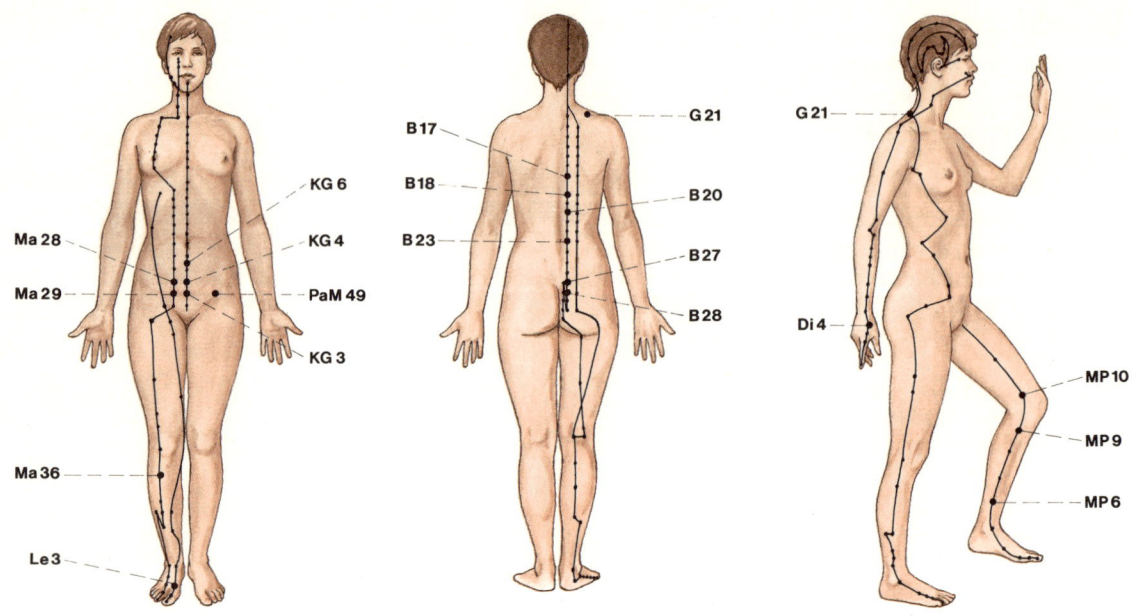

Akupressurpunkte bei Unregelmäßigkeit und Ausbleiben der Regelblutung

Unregelmäßigkeit und Ausbleiben der Regelblutung

(Zyklusstörung und Amenorrhoe)

Der Menstruationszyklus, er zählt vom ersten Tag der Regelblutung bis zum letzten Tag vor der nächsten Blutung, wird normalerweise mit einer Dauer von 28 Tagen angegeben, aber nur bei wenigen Frauen ist dies tatsächlich der Fall. Der Durchschnitt liegt eher bei 29 bis 30 Tagen. Auch ein regelmäßiger Zyklus von 25 bis 30 Tagen deutet noch nicht auf eine Erkrankung hin. Diese Schwankungen können durch psychosoziale und sexuelle Faktoren, körperliche Überbelastung oder Infektionen bedingt sein. Man spricht erst dann von einem zu kurzen Zyklus bzw.

einer zu häufigen Regelblutung (Polymenorrhoe), wenn der Abstand zwischen zwei Blutungen über längere Zeit deutlich weniger als 25 Tage beträgt. Ein verlängerter Zyklus (Oligomenorrhoe) liegt bei einer Zyklusdauer von mehr als 35 Tagen vor. In diesen Fällen können hormonelle Störungen oder eine Funktionsschwäche des Eierstocks die Ursachen sein. Bei Heranwachsenden und Frauen beim Eintritt in die Wechseljahre (siehe Seite 178) können solche Zyklusschwankungen normal sein. Das Ausbleiben der Regelblutung (Amenorrhoe) bei erwachsenen Frauen außerhalb der Schwangerschaft, Stillperiode und Wechseljahren kann durch viele Faktoren verursacht werden. Hierzu zählen Blutarmut, Mangelernährung, Mißbildung

oder Unterentwicklung der Gebärmutter, Schädigung der Gebärmutterschleimhaut, z. B. als Folge einer schweren Entzündung, hormonelle Störungen wie Über- und Unterfunktion der Schilddrüse sowie die Einnahme von hormonellen Kontrazeptiva (Anti-Baby-Pille), allgemeine Erkrankungen wie Infektionen, Leberentzündung (siehe Seite 155), Zuckerkrankheit, Tumore sowie genetische Defekte. Streßsituationen, wie Prüfungsvorbereitungen oder familiäre Konflikte, können die Amenorrhoe hervorrufen. Dabei wird die Produktion der Hypophysenhormone, die die Funktion des Eierstocks anregen, unterdrückt. Man bezeichnet dieses Ausbleiben der Regelblutung als Notstandsamenorrhoe.

176

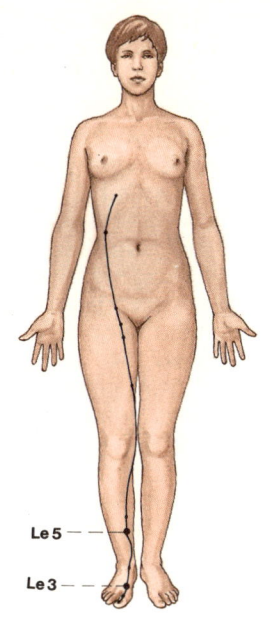
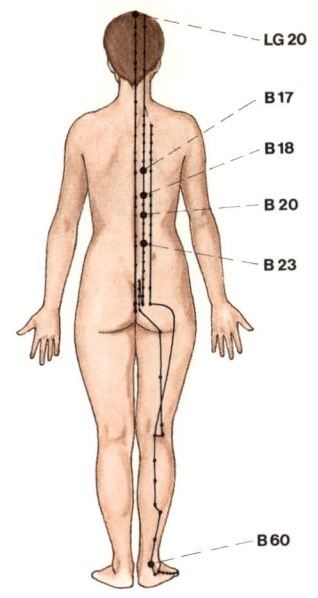
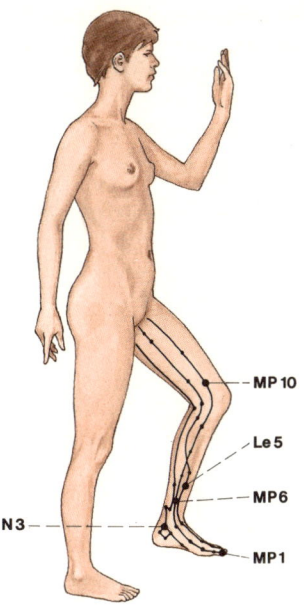

LG 20
B 17
B 18
B 20
B 23
B 60

MP 10
Le 5
MP 6
MP 1
N 3

Le 5
Le 3

Akupressurpunkte bei Zwischenblutung

Massage:
➟ An-Drücken und Rou-Friktion: MP 6, MP 9, MP 10, B 17, B 18, B 20, B 23, B 27, B 28
➟ Qia-Tiefdrücken und Rou-Friktion: Ma 36
➟ Qia-Tiefdrücken und Tui-Schieben: Le 3
➟ An-Drücken, Rou-Friktion und Mo-Kreisend reiben: KG 3, KG 4, KG 6, Ma 28, Ma 29, PaM 49, Kreuzbein
➟ Na-Greifen und Rou-Friktion: Di 4, G 21
➟ An-Drücken und Mo-Kreisend reiben: Unterbauch (mit der Handfläche)
➟ An-Drücken und Tui-Schieben: Innenseite des Oberschenkels (mit der Handwurzel)

Anmerkung:
● Grundsätzlich sollten Sie bei jeder Art der Zyklusstörung oder beim Ausbleiben der Regelblutung zum Arzt gehen, insbesondere dann, wenn die erste Regelblutung nach dem 18. Lebensjahr noch nicht eingetreten ist, wenn die Wechseljahre bevorstehen, wenn die Regelblutung unregelmäßig wird und wenn ein Müdigkeits- und Krankheitsgefühl auftritt.
● Sind psychosoziale Faktoren für Zyklusstörungen oder Amenorrhoe verantwortlich, sollten Sie versuchen, die Ursachen herauszufinden und zu verarbeiten und eventuell eine Lösung zu finden. Manchmal hilft auch ein Gespräch mit einer Vertrauensperson. Entspannungsübungen können ebenfalls zur Streßbewältigung beitragen.

Zwischenblutung

Zusätzliche Blutungen außerhalb des Menstruationsrhythmus können Entzündungen wie Eileiter- oder Eierstockentzündungen (siehe Seite 170), Tumore oder Polypen als Ursachen haben. Bei Tumoren und Polypen können die Blutungen durch mechanische Reizung oder Verletzungen, z. B. bei Scheidenspülungen und beim Beischlaf, auftreten. Hormonelle Störungen des Eierstocks (dysfunktionelle Blutungen) sind häufigere Ursachen. Dazu gehören Blutungen bei heranwachsenden Frauen nach der ersten Regelblutung, bei Frauen kurz vor den Wechseljahren, nach der Geburt oder nach der Sterilisation sowie zum Zeitpunkt des Eisprungs.
Eine stärkere Blutung einige Wochen nach der letzten

Regel kann bei geschlechtsreifen Frauen ein Zeichen für
eine Fehlgeburt sein. Frauen,
die eine Intrauterinspirale
benutzen oder die Anti-Baby-
Pille nehmen, können ebenfalls Zwischenblutungen
bekommen. Wenn diese sehr
stark sind und lang andauern,
spricht man von einer
Metrorrhagie.

Massage:
➠ An-Drücken und Rou-Frik-
tion: B 17, B 18, B 20, B 23,
MP 1, MP 6, MP 10, Le 5,
LG 20
➠ Qia-Tiefdrücken und Tui-
Schieben: Le 3
➠ Na-Greifen und Rou-
Friktion: N 3 zusammen mit
B 60

Anmerkung:
● Grundsätzlich sollten Sie bei
jeder Art der Zwischenblutung zum Arzt gehen, um die
Ursachen herauszufinden und
eine geeignete Behandlung
einzuleiten. Besonders wichtig ist der Arztbesuch, wenn
die Zwischenblutung stark ist
und lang andauert, wenn sie
nach dem Beischlaf, nach den
Wechseljahren und auch bei
Einnahme der Anti-Baby-Pille
auftritt.

Beschwerden in den Wechseljahren
(Klimakterische Beschwerden)

Als Wechseljahre (Klimakterium) bezeichnet man die
Phase im Leben einer Frau, in
der die Fortpflanzungsfähig-
keit erlischt. In dieser Zeit
bauen die Eierstöcke allmählich, aber kontinuierlich ihre
Funktion ab, Östrogene (weib-
liche Sexualhormone) zu pro-
duzieren. Dadurch treten
Schwankungen in der Regelblutung hinsichtlich der Häufigkeit, Dauer und Blutmenge
auf. Schließlich erlischt die
Regelblutung ganz. Mit der
letzten Regelblutung (Menopause) endet das Klimakterium. Gewöhnlich tritt die
Menopause zwischen dem
45. und 55. Lebensjahr ein.
Bei der Menopause vor dem
40. Lebensjahr spricht man
vom vorzeitigen Klimakterium
(Klimakterium praecox). Nach
operativer Entfernung der
Eierstöcke oder radioaktiver
Behandlung des Unterleibs
kann auch eine künstliche
Menopause eintreten.
Außer den oben genannten
Störungen der Regelblutung
bzw. Dauerblutungen vor der
Menopause können bei
manchen Frauen wechselnde
Beschwerden besonders
nach der Menopause auf-
treten: Hitzewallungen, Kälte-
schauer, Schweißausbrüche,
Schwindel, Herzklopfen,
Schlafstörungen, Vergeßlich-
keit, körperliche und psychische Unbelastbarkeit,
Antriebsschwäche, Reizbarkeit,
Depressionen, Angstgefühle
und Stimmungsschwankungen;
in seltenen Fällen Dauerblutungen, Juckreiz und weiß-
liche Verdickung des Schei-
densekrets, ferner auch

Verengung (besonders bei
Frauen ohne Geburt) und
Trockenwerden der Scheide.
Das ruft beim Geschlechtsverkehr Beschwerden bzw. ein
unangenehmes Gefühl hervor.
Die zurückgehende Hormon-
produktion kann über verschiedene Regelmechanismen im
Körper die oben genannten
körperlichen, vegetativen und
psychischen Störungen verursachen. Sie sind aber auch
bedingt und geprägt durch
den Stellenwert, den die
Menopause, die eine ein-
schneidende Veränderung im
Leben einer Frau darstellt,
einnimmt und durch die Einstellung, sexuelle Erfahrungen
und Vorstellungen, die die
Frau davon hat. Rat- und Ver-
ständnislosigkeit des Partners
wirken belastend auf diese
wichtige Veränderung im
Leben der Frau.

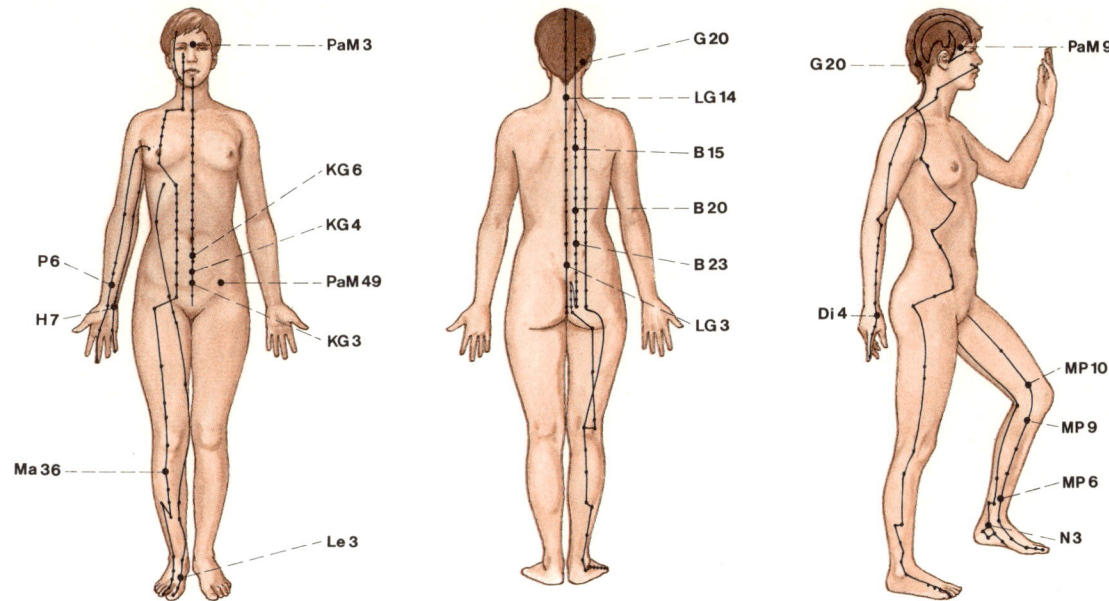

Image labels:

Front view: PaM 3, KG 6, KG 4, PaM 49, KG 3, P 6, H 7, Ma 36, Le 3

Back view: G 20, LG 14, B 15, B 20, B 23, LG 3

Side view: G 20, PaM 9, Di 4, MP 10, MP 9, MP 6, N 3

Akupressurpunkte bei Beschwerden in den Wechseljahren

Massage:

➡ An-Drücken und Rou-Friktion: PaM 3, PaM 9, G 20, B 15, B 20, B 23, Ma 36, MP 6, MP 9, MP 10, N 3, H 7

➡ Na-Greifen und Rou-Friktion: Di 4

➡ An-Drücken, Mo-Kreisend reiben und Rou-Friktion: KG 3, KG 4, KG 6, PaM 49, LG 3, LG 14

➡ Qia-Tiefdrücken und Tui-Schieben: Le 3, P 6

➡ An-Drücken und Ca-Hin-undherreiben: Kreuzbein (mit der Handkante oder der Handfläche)

➡ An-Drücken und Tui-Schieben: Stirn, von innen nach außen (mit den Fingerflächen)

Anmerkung:

● Manche klimakterische Beschwerden lassen sich schnell durch Akupressur lindern, andere brauchen eine längere Behandlungsdauer.

● Schonen Sie sich, und vermeiden Sie nach Möglichkeit konfliktreiche Situationen, bis Sie sich wieder wohl fühlen.

● Sprechen Sie mit Ihrem Partner und anderen Familienangehörigen über Ihre neue Situation bzw. Ihre Schwierigkeiten. So können Sie Verständnis und Hilfe erhalten.

● Benutzen Sie Gleitsalbe (in der Apotheke erhältlich), wenn die Scheide verengt oder trocken ist, so können Sie ein unangenehmes Gefühl oder Beschwerden beim Geschlechtsverkehr vermeiden.

● Treffen Sie weiterhin Maßnahmen zur Schwangerschafts-verhütung bis mindestens ein Jahr nach der letzten Regelblutung.

● Gehen Sie bei stärkeren Beschwerden auf jeden Fall zu Ihrem Frauenarzt. Möglicherweise brauchen Sie vorübergehend eine Hormonbehandlung, die Sie nach Absprache mit dem Arzt nach ein paar Monaten wieder absetzen können. Bei Dauerblutungen oder Blutungen nach der Menopause sollten Sie stets zum Frauenarzt gehen. Gehen Sie auch zum Arzt, wenn Blutungen nach einem Zeitraum von sechs Monaten erneut auftreten oder nach dem Geschlechtsverkehr auftreten.

● Bei stark ausgeprägten psychischen Beschwerden kann die Hilfe eines Psychotherapeuten oder Psychiaters notwendig sein.

Männliche Geschlechtsorgane

Potenzstörungen beim Mann

Die männlichen sexuellen Funktionsstörungen, wie Libidostörungen, Impotenz und Ejaculatio praecox (vorzeitiger Samenerguß), haben mit der Zeugungsunfähigkeit (Sterilität) nichts zu tun. Unter Libidostörungen versteht man Hemmungen der sexuellen Begierde bzw. fehlendes Sexualverlangen. Sie werden häufig durch Langeweile in der Zweierbeziehung, aber auch durch Depressionen sowie bestimmte Medikamente, z. B. Psychopharmaka, Antihypertonika (Mittel gegen Bluthochdruck), verursacht. In seltenen Fällen können traumatische Erlebnisse in der Kindheit oder Jugend wie Unterdrückung der sexuellen Phantasie oder ein zu niedriger Spiegel an männlichen Sexualhormonen (Testoteron) im Blut dafür verantwortlich sein.
Unter Impotenz versteht man die Unfähigkeit, das für den Geschlechtsverkehr notwendige Steifwerden des Glieds zu erlangen bzw. aufrechtzuerhalten. Organisch kann dies durch verschiedene Ursachen bedingt sein: Diabetes mellitus, Lebererkrankungen, Fettsucht, Unterfunktion der Hypophyse (Hirnanhangsdrüse), der Schilddrüse und der Nebennieren, verschiedene Erkrankungen und Störungen des Gehirns und des Rückenmarks wie Lähmungen, Verletzungen, Multiple Sklerose und Tumore, Durchblutungs-

störungen im Beckenbereich, entzündliche Erkrankungen der Geschlechtsorgane, bestimmte genetische Störungen, Hodeninsuffizienz, Medikamente wie Beruhigungs- und Bluthochdruckmittel, Abhängigkeit von Drogen wie Alkohol, Nikotin, Kokain und Morphium, Vergiftungen (Blei und organische Verbindungen) und nach chirurgischen Eingriffen (z. B. perineale Prostataoperation).
In den meisten Fällen sind Erektionsstörungen jedoch psychisch bedingt (Schuldgefühle, Depressionen, Angst und gestörte Selbstachtung), besonders dann, wenn morgendliche bzw. nächtliche Erektionen oder Erektionen bei der Selbstbefriedigung auftreten können. Bei Jugendlichen mit ersten sexuellen Erfahrungen können Aufregung und Angst vor dem ersten Mal oder Angst vor dem Gestörtwerden, z. B. Anwesenheit der Eltern in derselben Wohnung, eine Rolle spielen. Diese vorübergehenden Störungen braucht man nicht zu beachten, sie werden meist im Laufe der nächsten sexuellen Kontakte von alleine verschwinden. Bestimmte Faktoren, wie Ort, Zeit, Partner, Erwartungen und sexuelle Praktiken, können entscheidend sein. Manchmal kann eine latente oder verdrängte Homosexualität die Ursache für Erektionsstörungen eines Mannes beim Geschlechtsverkehr mit einer Frau sein.
Ejaculatio praecox bedeutet vorzeitigen Samenerguß (Ejakulation) vor dem oder unmittelbar nach dem Geschlechtsakt. Ein biologisch normaler Ejakulationsdrang kann inner-

halb von zwei Minuten nach Penetration auftreten. Allerdings ist die Zeitdauer bis zum Samenerguß bei Männern ebenso unterschiedlich wie die Häufigkeit des Geschlechtsverkehrs und die Anzahl der Orgasmen während eines Beischlafs. Ein vorzeitiger Samenerguß ist nach längerer sexueller Enthaltsamkeit oder bei starker sexueller Begierde und bei Jugendlichen nicht ungewöhnlich. Je häufiger der Geschlechtsverkehr nacheinander ausgeübt wird, desto länger braucht der Mann, um zum Orgasmus zu kommen. Auch bei Frauen dauert es unterschiedlich lange, bis der Orgasmus beim Geschlechtsverkehr oder durch andersartige Stimulierung der Klitoris erreicht wird. Daher ist es sehr schwierig generell von einem vorzeitigen Samenerguß zu sprechen. Es richtet sich unter anderem nach den sexuellen Gewohnheiten und Interessen beider Partner. Ideal ist es, wenn beide Partner einen möglichst ähnlichen sexuellen Rhythmus haben. Die meisten Männer müssen jedoch lernen, die Ejakulation zu verzögern, da nur wenige Frauen innerhalb kurzer Zeit einen Orgasmus erreichen. Ejaculatio praecox wird wie die Erektionsstörungen überwiegend psychisch verursacht. Vor allem spielen hier Angst, Schuldgefühle, Leistungsdruck und Beziehungsprobleme eine Rolle. Nur in seltenen Fällen können Übererregbarkeit des vegetativen Nervensystems, Neuritis (Nervenentzündung) und Prostatitis die Ursachen sein.

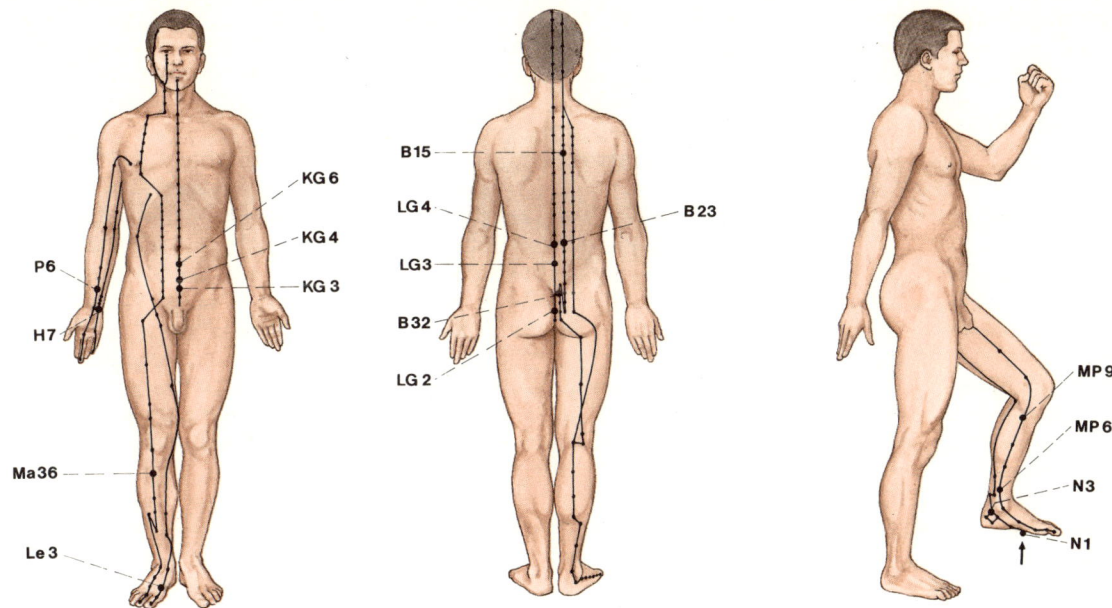

Massage:
➽ An-Drücken und Rou-Frik-
tion: MP 6, MP 9, Ma 36, B 15,
B 23, B 32
➽ An-Drücken und Tui-
Schieben: Le 3
➽ An-Drücken, Mo-Kreisend
reiben und Rou-Friktion:
KG 3, KG 4, KG 6, Kreuzbein
➽ An-Drücken, Rou-Friktion
und Tui-Schieben: Innenseite
des Unterschenkels hinter
dem Schienbein (= Milz-Pan-
kreas- und Lebermeridian)
➽ Qia-Tiefdrücken und Rou-
Friktion: H 7, P 6, N 1, N 3,
KG 3, KG 4, LG 2, LG 3, LG 4

Anmerkung:
● Meiden Sie Alkohol, Nikotin
und andere Rauschgifte
(Kokain, Morphium). Alkohol
baut zwar Hemmungen ab
und kann daher in kleinen
Mengen ratsam sein, größerer
Alkoholkonsum erschwert
jedoch die Erektion.
● Finden Sie mögliche psychische Ursachen für Ihre
Potenzstörungen, wenn möglich zusammen mit dem Partner, heraus. Versuchen Sie,
den Erwartungs- bzw. Lei-
stungsdruck, das Angstgefühl
vor dem Versagen oder der
Enttäuschung des Partners
abzulegen. Verzichten Sie auf
Maßnahmen, die die sexuelle
Erfüllung erschweren. Hierzu
zählen auch bestimmte Ver-
hütungsmethoden wie Coitus
interruptus (vorzeitiges Unterbrechen des Geschlechtsverkehrs vor dem Samenerguß),
Anlegen von Kondomen und

Beschränkung auf risikofreie
Tage. Bei Verträglichkeit sind
„Pille" und Spirale in diesem
Fall günstiger.
● Sprechen Sie ganz offen mit
Ihrem Partner über sexuelle
Praktiken oder Positionen.
Eventuell überlegen Sie auch,
ob eine neue Umgebung, ein
neuer Ort und eine andere
Tageszeit die langjährige
Sexualbeziehung auffrischen
können. Auch über mögliche
Konflikte sollten Sie sich mit
Ihrem Partner mit Offenheit
auseinandersetzen – dies
kann allerdings unter Umstän-
den zu einer vorübergehen-
den oder endgültigen
Trennung führen.
● Alle Sexualpraktiken, auch
Reizung der Klitoris mit dem
Mund und dem Finger, die zu
einem Orgasmus des Partners
führen, können ohne Bedenken angewandt werden. Zärt-
lichkeitsaustausch, wie

Streicheln und Küssen, vor der Penetration und nach dem Samenerguß kann beiden Partnern helfen, sexuelle Erfüllung zu erlangen. Gelassenheit und eine entspannte Atmosphäre helfen, die Potenzstörungen gemeinsam zu meistern.

• Bei vorzeitigem Samenerguß sollten Sie ruhig bleiben und nach einer kurzen Pause einen erneuten Versuch unternehmen. In der Regel dauert es beim zweiten Mal länger, bis Sie einen Orgasmus bekommen.

• Sie können die Kontrolle über den Orgasmus durch bestimmte Übungen, Stop-und-Start-Technik, erlernen. Der Penis wird vom Partner zuerst manuell, später während des Geschlechtsverkehrs bis kurz vor den Zeitpunkt des Samenergusses stimuliert. Nach einer Pause von etwa einer halben Minute kann erneut stimuliert werden, und drei- bis viermalige Wiederholung darf bis zum Orgasmus stimuliert werden.

• Änderung der Positionen und gedankliche Ablenkung während des Geschlechtsverkehrs können den Samenerguß verzögern. Jedoch sollte die Ablenkung und die Unterbrechung durch Positionswechsel nicht soweit führen, daß die Erektion nachläßt.

• Bei psychisch bedingten Potenzstörungen kann eine aufklärende Beratung beim Arzt, Eheberater oder Psychotherapeuten nützlich sein, dabei soll der Partner möglichst einbezogen werden. Unter Umständen kann die dreistufige Behandlungsmethode nach Masters und Johnson helfen (zuerst Stimulation ohne, dann mit Geschlechtsorgan und zum Schluß Geschlechtsverkehr ohne Leistungsdruck).

• Tai-Ji-Quan (chinesisches Schattenboxen) und Qi-Gong (chinesische Atemübungen) und andere Entspannungsübungen, wie Yoga und autogenes Training, können bei Potenzstörungen mit psychischen Ursachen eine Hilfe sein. Qi-Gong-Übungen und Beckenbodengymnastik können die Behandlung bei Ejaculatio praecox und Erektionsstörungen, bedingt durch Durchblutungsstörung, sinnvoll ergänzen.

• Wenn Sie die mögliche Ursache nicht selbst herausfinden können, sollten Sie zum Arzt gehen, um sich beraten und eventuell untersuchen zu lassen, damit eventuelle organische Ursachen ausgeschlossen werden können.

• Bei Vorliegen einer Grundkrankheit (z. B. Diabetes mellitus) müssen Sie sich entsprechend behandeln lassen.

• Beruhigungsmittel sollten Sie nur nach Verordnung Ihres Arztes einnehmen.

• Liegt Homosexualität vor, ist das Bekenntnis dazu, eventuell mit Hilfe einer Psychotherapie, besser als die Verdrängung, um selbst zu eigener sexueller Erfüllung zu gelangen.

眼睛的
預防按摩

Vorbeugemassage für die Augen

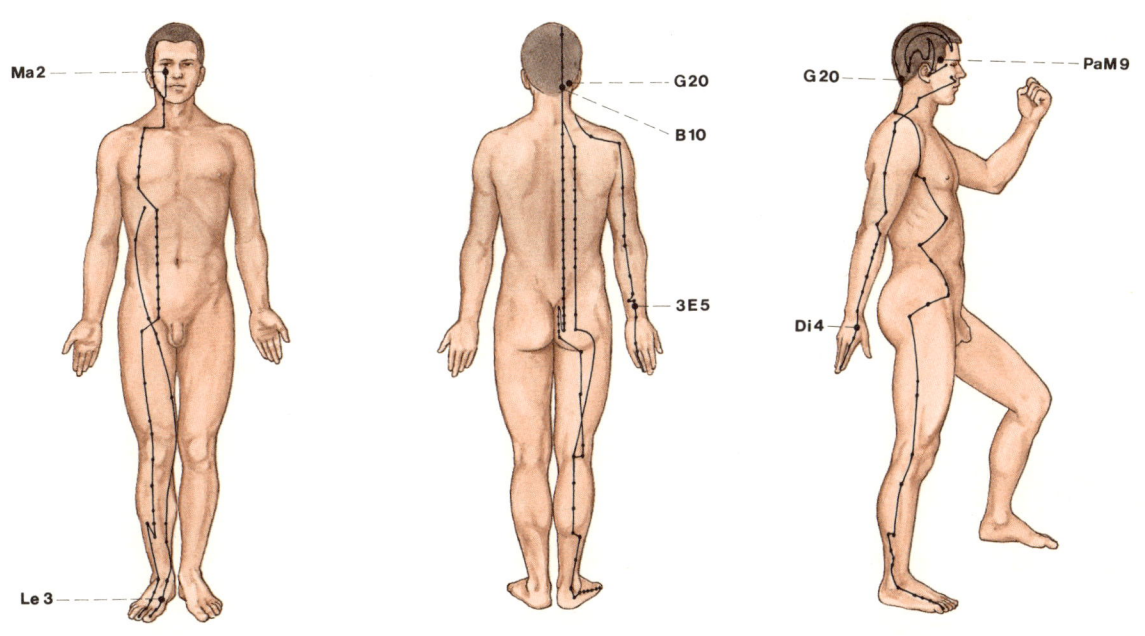

Akupressurpunkte bei der Vorbeugemassage für die Augen

Massage:

➠ An-Drücken und Rou-Friktion: PaM 9, Ma 2, „Augenpunkt" (am inneren Augenwinkel, direkt an der Nasenwurzel, oberhalb von B 1)

➠ An-Drücken, Rou-Friktion und Tui-Schieben: Knochenkante der Augenhöhle (mit der vorderen Innenseite des Zeigefingers)

➠ An-Drücken und Tui-Schieben: seitliche Gegend (Augennähe) des Nasenbeins (mit Daumen und Zeigefinger zusammen)

➠ Qia-Tiefdrücken und Rou-Friktion: G 20, B 10, 3E 5

➠ Qia-Tiefdrücken und Tui-Schieben: Le 3

➠ Na-Greifen und Rou-Friktion: Di 4

Anmerkung:

● Die oben genannte Massage ist eine wirksame vorbeugende Maßnahme gegen viele Erkrankungen des Auges. Sie hilft, die Sehkraft zu behalten. Die Vorbeugemassage sollte zweimal täglich, am besten jeweils morgens nach dem Aufstehen und abends vor dem Schlafengehen, durchgeführt werden. Bei Bedarf, wenn Sie z. B. längere Zeit lesen, am Bildschirm oder mit der Lupe arbeiten, können Sie zwischendurch, etwa nach ein bis zwei Stunden, wieder massieren.

● Die Punkte im Augenbereich sind in der Regel druckempfindlich, deshalb sollten Sie am Anfang ganz leicht und kurz massieren; später, wenn Sie sich daran gewöhnt haben, können Sie stärker und länger massieren. Auf jeden Fall sollte die Massage keine Schmerzen oder ein unangenehmes Gefühl im Augenbereich verursachen.

● Bei entzündlichen Erkrankungen des Auges und Augenlids dürfen die Punkte direkt am Auge nicht massiert werden. Die übrigen Punkte können Sie jedoch weiter massieren. Sie fördern die Heilung.

● Die Hände sollten Sie vor der Massage waschen.

预防按摩

Allgemeine Vorbeugemassage

1. Reiben Sie als erstes Ihre beiden Hände gegeneinander bis sie warm sind.
2. Mit den warmen Handflächen reiben Sie kreisend Ihr ganzes Gesicht, sechs- bis achtmal.
3. Massieren Sie, mit den Fingern schiebend, die obere und untere Augenkante, von innen nach außen, sechs- bis achtmal.
4. Massieren Sie den Punkt PaM 9, mit dem Daumen drückend und kreisend-reibend, etwa zwölfmal.
5. Massieren Sie die ganze Stirn mit vier Fingern, von der Mitte zur Seite wischend, etwa zwölfmal.
6. Massieren Sie die seitliche Kopfgegend über dem Ohr mit der Handwurzel, von vorne nach hinten schiebend, etwa 20mal.
7. Massieren Sie G 20, LG 16 und LG 20 mit einem Finger drückend und kreisend-reibend, je eine halbe bis eine Minute.
8. Legen Sie die beiden Hände so auf die Ohren, daß sich die Finger am Hinterkopf treffen, und pumpen Sie mit den Händen rhythmisch und relativ schnell 30- bis 40mal auf die Ohren.
9. Dann legen Sie die Hände relativ fest auf die Ohren, legen die Zeigefinger auf die Mittelfinger und lassen dann die Zeigefinger auf den Hinterkopf schnalzen, so daß es gut zu hören ist, etwa 20mal.
10. Klopfen Sie leicht mit lockeren Hohlhänden Ihre ganze Brust und den Rücken, soweit die Hände reichen, sechs- bis achtmal an jeder Stelle. Dabei atmen Sie ruhig und tief ein und aus.
11. Reiben Sie mit beiden Handwurzeln die Rippenbögen hin und her, 20- bis 30mal.
12. Legen Sie die beiden Hände auf dem Bauch übereinander, und massieren Sie kreisend, 30- bis 40mal.
13. Machen Sie Fäuste, und massieren Sie mit der Seite von Daumen und Zeigefinger die Nierengegend neben der Lendenwirbelsäule auf dem Rücken auf und ab, 30- bis 40mal.
14. Klopfen Sie mit lockeren Fäusten, ebenfalls mit der Seite von Daumen und Zeigefinger, den Rücken neben der Wirbelsäule und das Kreuz nach oben auf und ab, so weit Sie können, drei- bis viermal.
15. Massieren Sie beide Oberschenkel, mit den Handwurzeln hin und her schiebend, jeweils 30- bis 40mal.
16. Kneten Sie die Wadenmuskeln bis zur Achillessehne mit den Fingern drei- bis viermal auf und ab.
17. Reiben Sie mit der Handkante den Punkt N 1 (in der Mitte des oberen Drittels der Fußsohle) relativ kräftig, 30- bis 40mal, bis es heiß wird.

Anmerkung:
- Zur Vorbeugung bzw. zur Besserung der Konstitution sollten Sie wie oben beschrieben täglich einmal, morgens nach dem Aufstehen oder abends vor dem Schlafengehen, massieren.
- Bei Bedarf können Sie bestimmte Körperstellen intensiver massieren, z. B. bei erhöhter Anfälligkeit oder Erkrankungen im Kopf, Gesichts-Bereich (wie Erkältung und Kopfschmerzen, und Sie können die Massage in diesem Bereich öfters und länger durchführen.
- Natürlich können Sie diese Vorbeugemassagen durch Massieren von anderen Punkten, die in diesem Buch erwähnt sind, bei Bedarf ergänzen; so z. B. bei nervösen Magen-Darm-Beschwerden: P 6, H 7, Ma 36, MP 6.

全身按摩

Ganzkörpermassage

Der Patient sitzt aufrecht auf einem Stuhl, der Masseur steht hinter ihm und wärmt die Hände vor Beginn der Massage durch Reiben.

1. Es wird mit der Kopfmassage begonnen. An-Drücken und Rou-Friktion, eine halbe bis eine Minute: PaM 3 (zwischen den Augenbrauen)
2. Rou-Friktion und Tui-Schieben, drei- bis fünfmal: Augenbrauen, von innen nach außen
3. An-Drücken und Rou-Friktion: PaM 9 (in der Schläfengrube)
4. Tui-Schieben (mit beiden Zeigefingern abwechselnd), etwa zehnmal: von PaM 3 (Stirnmitte) bis zum Haaransatz
5. Zuerst Rou-Friktion und Tui-Schieben, dann Ma-Wischen (mit vier Fingern ohne Daumen), jeweils drei- bis fünfmal: ganze Stirn von der Mitte zu den Schläfen, danach seitliche Kopfpartie über dem Ohr zum Nacken
6. Qia-Tiefdrücken und Rou-Friktion, relativ intensiv, etwa eine Minute: G 20 (unter der Schädelbasis zwischen dem Nacken und dem Halsmuskel)
7. Rou-Friktion, Nie-Kneten und Tui-Schieben: entlang des Nackenmuskels (Trapezmuskels) zur Schulter

8. An-Drücken, Rou-Friktion, Zhen-Vibrieren, Na-Greifen, etwa eine Minute: verspannte Muskeln auf der Schulter, entspricht oft G 21
9. An-Drücken, Rou-Friktion, Tui-Schieben und Nie-Kneten: Schultergelenk, Deltamuskel und Rückseite des Ober- und Unterarms, von Handrücken zu den Fingern, und zwar zuerst den daumenseitigen Bereich bis zum Daumen (entspricht etwa dem Verlauf des Dickdarmmeridians), dann die Seite des kleinen Fingers bis zum kleinen Finger (Dünndarmmeridian)
10. An-Drücken, Rou-Friktion, Tui-Schieben und Nie-Kneten: Vorderseite, beginnend mit den Halsmuskeln (Kopfwender, hier jedoch sanft massieren), über das Schultergelenk, den Deltamuskel und die Innenseite des Ober- und Unterarms und den Handteller bis zu den Fingern, hier zuerst den daumenseitigen Bereich (entspricht dem Lungenmeridian), dann die Seite des kleinen Fingers (entspricht dem Herzmeridian)
11. Anschließend rüttelt und zieht man die einzelnen Finger mit Daumen und Zeigefinger
12. Nach der Massage des Kopfs und des Arms bringt

der Patient die Hände vor die Brust, dabei richten sich die Handflächen zum Boden, alle Finger werden locker zusammengehalten. Die Hände, Arme und die Schultern bilden eine Waagerechte. Während die Hände zur Brust gebracht werden, atmet der Patient ganz aus; während die Hände zur Seite gestreckt werden, atmet er tief ein. Die Übung wird drei- bis fünfmal wiederholt
13. Jetzt legt sich der Patient auf den Bauch, möglichst auf eine stabile Unterlage, die nicht allzusehr nachgibt. Der Masseur steht links oder rechts neben ihm
14. Tui-Schieben, An-Drücken, Rou-Friktion, Zhen-Vibrieren, Nie-Kneten, eventuell auch Na-Greifen, etwa fünfmal auf und ab: Rücken, vom Nacken bis zum Kreuzbein, neben der Wirbelsäule (entspricht dem Harnblasenmeridian)
15. Tui-Schieben, Rou-Friktion und An-Drücken: mittlerer Bereich der Rückseite vom Oberschenkel, über die Kniekehle (B 40), den Unterschenkel bis zur Ferse (entspricht dem Harnblasenmeridian)
16. Nach der Massage der Rückseite dreht sich der Patient um und liegt nun auf

dem Rücken. Die Vorderseite des Beins wird jetzt massiert.

17. An-Drücken und Ma-Wischen: Darmbein, vom Gesäß bis zur Leistenbeugefalte

18. Tui-Schieben, An-Drücken und Rou-Friktion: mittlerer Bereich des Oberschenkels (entspricht dem Magenmeridian), übers Kniegelenk, links und rechts an der Kniescheibe vorbei, dann zuerst die Außenseite des Unterschenkels über das Fußgelenk, dem -rücken zum fünften Zeh (entspricht dem Gallenblasen- bzw. dem Magenmeridian), danach die Innenseite des Oberschenkels über das Fußgelenk, den -rücken zum großen Zeh (entspricht dem Milz-Pankreas- bzw. dem Lebermeridian)

19. Jetzt greift der Masseur mit Daumen und Zeigefinger den Fuß des Patienten zwischen der Achillessehne und dem inneren bzw. äußeren Knöchel an der Stelle, wo N 3 auf der Innenseite und B 60 auf der Außenseite liegen. Er bringt das Bein in eine Beugestellung und greift mit der anderen Hand den Vorderteil des Fußes und bewegt das Fußgelenk kreisend in beide Richtungen, jeweils etwa fünfmal

20. Danach legt der Patient das Bein wieder herunter, und anschließend rüttelt und zieht der Masseur die einzelnen Zehen mit Daumen und Zeigefinger

21. Nach der Massage der beiden Beine bringt der Patient im Liegen die beiden Knie so nahe wie möglich zum Bauch heran, um sie gleich wieder auszustrecken. Er atmet ganz aus, wenn die Knie zum Bauch gebracht werden und atmet tief ein, wenn die Beine ausgestreckt werden. So wiederholt er die Übung drei- bis fünfmal

22. Der Patient bleibt weiterhin auf dem Rücken liegen, jetzt werden Bauch und Brust massiert. Mo-Kreisend reiben (mit den Handinnenflächen), jeweils etwa zwölfmal: ganzen Bauch um den Bauchnabel herum in beide Richtungen. Dann die Brust, beginnend am oberen Bereich des Brustbeins, nach unten, dann zum linken Brustteil, seitwärts über dem Rippenbogen, weiter nach oben und zurück zur Brustmitte, danach ebenso nach rechts herum. Die Handbewegung führt etwa eine quergestellte 8 aus

23. Mit der Brustmassage wird die Ganzkörpermassage beendet, anschließend bleibt der Patient für eine Weile (fünf bis zehn Minuten) ruhig, mit einer warmen Decke bedeckt, liegen.

Anmerkung:

● Die chinesische Ganzkörpermassage bewirkt nicht nur eine allgemeine Entspannung, sondern auch eine Belebung des Organismus. Sie reguliert die Funktion der inneren Organe ebenso wie die des Nervensystems.

● Diese Massage eignet sich aufgrund dieser allgemeinen aufbauenden Wirkung zur Behandlung von vielen Erkrankungen, insbesondere bei geschwächtem Allgemeinzustand (schwache Konstitution und Abwehrkraft, Anfälligkeit für bestimmte Erkrankungen), Überanstrengung sowie bei nervös bedingten Beschwerden (Schlafstörungen und vegetative Dystonie).

● Auch als einleitende Massage zur Behandlung von verschiedenen Erkrankungen ist sie ideal. Außerdem können auch nur Teile davon, je nach Notwendigkeit der Behandlung, eingesetzt werden.

● Im allgemeinen dauert eine Ganzkörpermassage, je nach Routine, zwischen 45 bis 90 Minuten. Eine Mindestdauer von 45 Minuten sollte jedoch nicht unterschritten werden, sonst wäre die positive Wirkung beeinträchtigt. Eine Massagedauer mehr als 90 Minuten ist nicht nötig.

附 录
Anhang

Literaturverzeichnis

Deutschsprachige Literatur:

Bandick, Jürgen, Höder, Jürgen: Rheuma und Gicht. FALKEN Verlag, Niedernhausen 1985

Beske, Fritz, Cranz, Hubertus, Jork, Klaus: Krank was tun? Bibliographisches Institut, Mannheim, Wien, Zürich 1986

Faller, Rolf: Autogenes Training. FALKEN Verlag, Niedernhausen 1986

König, Georg, Wancura, Ingrid: Neue chinesische Akupunktur. Maudrich-Verlag, Wien 1981

Leibold, Gerhard: Heiltees und Kräuter für die Gesundheit. FALKEN Verlag, Niedernhausen 1987

Lie, Foen Tjoeng: Chinesische Naturheilverfahren. FALKEN Verlag, Niedernhausen 1986

Lie, Foen Tjoeng, Skopek, Heidemarie: Chinesische Punkt- und Meridianmassage. Maudrich-Verlag, Wien 1988

MSD Sharp & Dohme GmbH, München: MSD-Manual der Diagnostik und Therapie. Verlag Urban & Schwarzenberg, München, Wien, Baltimore 1984

Rumpler, Bettina, Schutt, Karin: Massage. FALKEN Verlag, Niedernhausen 1986

Schenk, Christoph: Streß bewältigen durch Entspannung. FALKEN Verlag, Niedernhausen 1986

Schmidt, Wolfgang: Asthma, Pseudokrupp, Bronchitis und Lungenemphysem. FALKEN Verlag, Niedernhausen 1987

Steffens, Kurt: Darmleiden. FALKEN Verlag, Niedernhausen 1986

Steffens, Kurt: Gallenleiden. FALKEN Verlag, Niedernhausen 1985

Strauß, Volkward E.: Selbstdiagnose / Handbuch der Gesundheit. Mosaik-Verlag, München 1986

Zebroff, Karen: Yoga für jeden. FALKEN Verlag, Niedernhausen 1977

Chinesische Literatur:

An-Hui, Yi-Xue-Yuan Fu-Shu Yi-Yuan Yun-Dong Yi-Xue-Ke (Abteilung der physikalischen Therapie der Universitätsklinik, An-Hui): Tui-Na Liao-Fa Yu Yi-Liao Lian-Gong (Heilmassage und Heilgymnastik). Volksgesundheits-Verlag, Peking 1982

Bai, Xiao-Man, Li, Ye-Fu: Zi-Wo Bao-Jian Xue-Wei Tui-Na (Selbstbehandlung mit Punkt-Massage / Akupressur). Verlag für Wissenschaft und Technik, An-Hui 1983

Bei-Jing Yi-Xue-Yuan Zhong-Yi Ling-Zheng Ji-Chu Bian-Xie-Zu (Autorengruppe der Akademie für chinesische Medizin, Peking): Zhong-Yi Ling-Zheng Ji-Chu (Klinische Grundlagen der chinesischen Medizin). Volkserziehungs-Verlag, Peking 1976

Guang-Dong Zhong-Yi Xue-Yuan Deng (Akademie für chinesische Medizin, Guang-Dong u. a.): Xin-Bian Zhong-Yi-Xue Gai-Yao (Neugefaßte Grundlagen der chinesischen Medizin). The Commercial Press, Hongkong 1973

Jia, He-Xian u. a.: San-Bao He-Bi (Krankheitsbehandlung mit Heilkräutern, Akupunktur und Massage). Verlag für Wissenschaft und Technik, Chung-King 1984

Ma, Xiu-Tang: Dian-Xue Liao-Fa (Heilbehandlung mit Punkt-Massage). Verlag für Wissenschaft und Technik, Xi-An 1981

Yan, Ming-Sen: Jian-Yi Zi-Wo An-Mo Liao-Fa (Heilbehandlung durch Selbstmassage). Verlag für Wissenschaft und Technik, Fu-Zhou 1985

Zeng, Jue-Ren: Tui-Na Liao-Fa (Heilmassage). Verlag für Wissenschaft und Technik, Guang-Dong 1986

Zhang, Zhen-Yu: Shi-Yong Zhong-Yi Ji-Chu Li-Lun-Xue (Praktische Grundlagen der chinesischen medizinischen Theorien). Verlag für Wissenschaft und Technik, Shan-Dong 1985

Zhao, Zheng-Shan: Jian-Yi Tui-Na Liao-Fa (kurzgefaßtes Lehrbuch der Massage). Volksgesundheits-Verlag, Peking 1981

Wörterbücher:

Bei-Jing Wai-Gua-Yu-Xue-Yuan De-Yu-Xi, „Xin-Han-De Ci-Dian" Bian-Xie-Zu (Redaktionsgruppe der deutschen Fakultät der Akademie für Fremdsprachen, Peking): Xin-Han-De Ci-Dian (Das Neue chinesisch-deutsche Wörterbuch). The Commercial Press, Peking 1985

„De-Hua Biao-Zhun Da-Zi-Dian" Chu-Ban-She (Verlagsredaktion des Deutsch-Chinesischen Standard-Handwörterbuchs): De-Hua Biao Zhun Da-Zi-Dian (Deutsch-Chinesisches Standard-Handwörterbuch). San-Lian-Shu-Dian Verlag, Hongkong 1979

Pschyrembel klinisches Wörterbuch, Walter de Gruyter, Berlin, New York 1986

Tabelle zur Aussprache

Buchstaben/ Silben	Aussprache in Lautschrift	Buchstaben/ Silben	Aussprache in Lautschrift
b	[p]	ê	[ɛ]
p	[p']	er	[ər]
m	[m]	ai	[ai]
f	[f]	ei	[ei]
d	[t]	ao	[au]
t	[t']	ou	[əu]
n	[n]	an	[an]
l	[l]	en	[ən]
g	[k]	ang	[aŋ]
k	[k']	eng	[əŋ]
h	[x]	ong	[uŋ]
j	[tɕ]	ia	[ia]
q	[tɕ']	ie	[iɛ]
x	[ɕ]	iao	[iau]
z	[ts]	iu, iou	[iəu]
c	[ts']	ian	[ian]
s	[s]	in	[in]
zh	[tʂ]	iang	[iaŋ]
ch	[tʂ']	ing	[iŋ]
sh	[ʂ]	iong	[yŋ]
r	[ʐ]	ua	[ua]
y	[j]	uo	[uə]
w	[w]	uai	[uai]
a	[a]	ui, uei	[uei]
o	[o]	uan	[uan]
e	[ə]	un, uen	[uən]
i	[i]	uang	[uaŋ]
u	[u]	üe	[yɛ]
ü	[y]	üan	[yan]
-i	[ɿ] [ʅ]*	ün	[yn]

*-i wird wie [ɿ] nach z, c und s gesprochen; wie [ʅ] nach zh, ch, sh

Register